AF455119

TRANSPORT
PAR CHEMINS DE FER
DES
BLESSÉS ET MALADES
MILITAIRES

RAPPORT

PRÉSENTÉ A L'ADMINISTRATION DES CHEMINS DE FER DE L'ÉTAT

PAR

LE Dr PAUL REDARD

LAURÉAT DE L'INSTITUT,
ANCIEN CHEF DE CLINIQUE CHIRURGICALE DE LA FACULTÉ,
MÉDECIN EN CHEF DES CHEMINS DE FER DE L'ÉTAT,
MÉDECIN-MAJOR DE LA 9e SECTION TECHNIQUE DE CAMPAGNE, ETC.

AVEC TRENTE-SIX PLANCHES

PARIS
OCTAVE DOIN, ÉDITEUR
8, PLACE DE L'ODÉON, 8

1885

TRANSPORT PAR CHEMINS DE FER

DES

BLESSÉS ET MALADES MILITAIRES

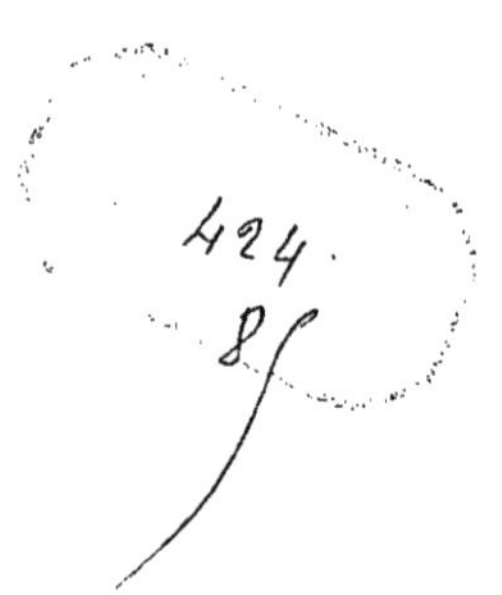

TRANSPORT

PAR CHEMINS DE FER

DES

BLESSÉS ET MALADES

MILITAIRES

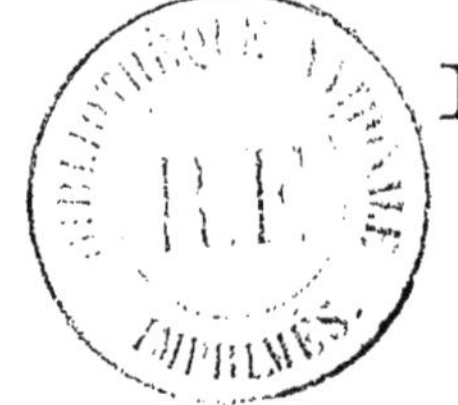

RAPPORT

PRÉSENTÉ A L'ADMINISTRATION DES CHEMINS DE FER DE L'ÉTAT

PAR

LE Dr PAUL REDARD

LAURÉAT DE L'INSTITUT,
ANCIEN CHEF DE CLINIQUE CHIRURGICALE DE LA FACULTÉ,
MÉDECIN EN CHEF DES CHEMINS DE FER DE L'ÉTAT,
MÉDECIN-MAJOR DE LA 9e SECTION TECHNIQUE DE CAMPAGNE, ETC.

AVEC TRENTE-SIX PLANCHES

PARIS
OCTAVE DOIN, ÉDITEUR
8, PLACE DE L'ODÉON, 8

M DCCC LXXXV

PRÉFACE

Notre Rapport sur le Transport des blessés et malades militaires par chemins de fer a été présenté, il y a trois ans, à l'Administration des Chemins de fer de l'État.

Nous donnions en même temps un modèle de wagons à marchandises transformé d'après notre système avec la collaboration de M. L. Chevallier.

Après études et quelques modifications de notre projet, faites sous la direction de M. Parent, ingénieur chef des services techniques des Chemins de l'État, MM. les membres du Conseil d'administration et M. le Directeur ont bien voulu présenter notre Rapport et deux wagons à marchandises transformés à M. le Ministre des Travaux publics.

L'Administration des Chemins de fer de l'État, en présentant nos modèles de wagons, indiquait que la transformation proposée pour le service du transport des blessés n'avait aucun inconvénient pour les transports ordinaires ; elle offrait, si le projet était adopté, de construire ses wagons d'après les modèles indiqués.

M. le Ministre des Travaux publics communiqua notre travail à M. le Ministre de la Guerre.

Les wagons furent soumis à l'appréciation de la commission militaire supérieure des Chemins de fer et de M. le Directeur du service de santé.

Plusieurs sous-commissions vinrent examiner nos wagons dans les ateliers d'Ivry.

A la date du 12 avril 1884, M. le Ministre des Travaux publics écrivait à M. le Président du Conseil d'administration des Chemins de fer de l'État ;

« M. le Président, suivant le désir exprimé par le Conseil d'administration des Chemins de fer de l'État, j'ai communiqué à M. le Ministre de la Guerre l'étude présentée par M. Redard, médecin en chef desdits chemins, sur l'organisation des trains sanitaires et sur les différents systèmes usités dans les armées étrangères.

« Mon Collègue vient de m'informer que, d'après l'avis émis par la commission militaire supérieure qu'il a consultée à ce sujet, il avait adopté le principe de l'organisation des trains sanitaires pour le transport des malades et des blessés en cas de guerre.

« Ces trains pourront être installés d'après le type proposé par M. le docteur Redard, en ce qui touche l'aménagement proprement dit des wagons et notamment la communication à établir d'un bout à l'autre du train. Quant à la suspension des brancards, il y a lieu de s'en tenir au système précédemment adopté et suivant lequel un grand nombre d'appareils s'exécutent actuellement.

« Toutefois, avant de prescrire l'établissement des trains dont il s'agit, il a paru indispensable à M. le Ministre de la Guerre d'être fixé aussi exactement que possible sur le montant de la dépense à engager.

« Je vous prie, en conséquence, de vouloir bien faire établir, d'urgence, un devis exact pour l'organisation d'un train sanitaire complet, composé de 35 wagons à marchandises aménagés d'après le système proposé par M. Redard, avec suspension des brancards suivant le procédé de M. le colonel Bry.

« Vous voudrez bien également faire connaître le temps qu'il faudrait employer, au minimum, pour procéder à l'installation d'un train établi dans les conditions ci-dessus indiquées, en cas d'urgente nécessité.

« Je vous serai obligé de vouloir bien me faire parvenir ces renseignements le plus tôt possible, afin que je puisse les transmettre à M. le Ministre de la Guerre.

« Veuillez d'ailleurs m'accuser réception, dès maintenant, de la présente communication.

« Recevez, etc.... »

Récemment (12 novembre 1884), une sous-commission, composée de MM. les colonels Morlière, Leplus, commandant Sabou-reau, docteur Robert, Clairault (des Chemins de fer de l'Ouest), a fait un voyage d'expériences de Paris au Havre dans le but d'étudier la valeur comparative des systèmes proposés pour le transport des blessés en chemins de fer et de régler l'organisation des trains sanitaires.

Notre système de communication de wagons à wagons, de suspension des brancards ont été soumis à l'expérience.

Nous ne connaissons pas encore les conclusions de la sous-commission, mais tout nous fait espérer que l'on adoptera sous peu des mesures définitives qui permettront l'organisation définitive des trains sanitaires.

Nous devons remercier M. le Président, le Conseil d'administration, M. le Directeur des Chemins de fer de l'État de la bienveillance qu'ils nous ont témoignée.

Nous adressons aussi tous nos remerciement à M. Parent, chef des services techniques, pour les conseils et l'aide qu'il n'a cessé de nous prodiguer.

Le 25 avril 1885.

P. REDARD.

INTRODUCTION

Le rôle des chemins de fer, dans la stratégie moderne, consiste principalement à concentrer avec rapidité les troupes qui doivent entrer en campagne, à transporter les armes, les munitions, les approvisionnements.

L'organisation de cette partie du service des transports a attiré l'attention de tous les gouvernements qui possèdent actuellement des Règlements complets sur les Commissions militaires des lignes et des étapes, sur les itinéraires, etc.

Le Règlement Français, paru en 1874 et complété en 1878, indique les détails des transports des troupes en cas de mobilisation et de concentration de l'armée. Les wagons à marchandises de toutes nos grandes Compagnies de chemins de fer sont prêts à subir une transformation extrêmement simple, rapide et ingénieuse qui permet le transport d'un grand nombre d'hommes. — De ce côté tout a été prévu, tout est organisé.

Il n'en est malheureusement pas de même pour le transport des blessés et des malades militaires, et il est à remarquer que les grandes nations de l'Europe ne se sont occupées de cette importante question que dans ces derniers temps.

La France en particulier, *quatorze ans après une guerre* qui a démontré la nécessité absolue d'un service bien réglé des évacuations des blessés et malades militaires, ne possède aucun matériel, aucune organisation pour ses trains sanitaires.

L'exemple de nos guerres modernes a cependant montré les funestes effets de l'encombrement. Tous les chirurgiens militaires, après Larrey, Laveran, Chenu, ont décrit les conditions désastreuses, les foyers d'infection, les maladies épidémiques, résultant de la multiplicité des blessés autour des champs de bataille, de l'insuffisance d'espace et des moyens de secours.

Tout le monde reconnaît aujourd'hui la nécessité *d'évacuer*, de disséminer les blessés et malades à de grandes distances et de se servir dans ce but des chemins de fer.

Un grand nombre de travaux ont paru dans ces dernières années sur les trains sanitaires, des règlements très étudiés sur cette question ont été publiés à l'étranger.

Il nous a paru utile d'examiner dans leur ensemble les différents systèmes soumis a l'expérience, les modèles de wagons proposés, et de comparer les divers projets, afin d'arriver à des conclusions qui servent à adopter en France des moyens de transport des blessés simples et pratiques.

Nous insisterons dans ce travail sur la nécessité de préparer *d'avance* un certain nombre de wagons servant en temps de paix au service ordinaire des transports, mais pouvant se transformer rapidement et fonctionner comme wagons-ambulances au moment de la déclaration de guerre, pour les évacuations primitives.

Nous chercherons à démontrer que les trains *improvisés* au moment du combat, formés avec des wagons transportant à l'aller des troupes, et que l'on a par conséquent en tous temps sous la main, devront surtout servir à évacuer les blessés du champ de bataille jusqu'à un endroit plus ou moins rapproché. Les trains sanitaires *spéciaux*, préparés à l'avance, plus confortablement aménagés, peuvent ensuite prendre les blessés et les conduire dans l'intérieur du pays.

Nous étudierons surtout le matériel qui convient pour cette variété de trains sanitaires et la façon de se procurer des wagons-ambulances confortables en quantité suffisante et sans dépenses exagérées.

Dans une *Première partie*, nous examinerons les services rendus par les trains sanitaires dans les principales guerres ; nous citerons les mesures prises, les systèmes adoptés en Europe ; nous donnerons les Règlements des nations militaires. Cet exposé démontrera l'importance et l'utilité des hôpitaux roulants et la nécessité d'adopter en France des ordonnances semblables à celles des autres peuples.

Dans une *Deuxième partie*, nous exposerons les divers modèles de wagons ambulances adoptés à l'étranger.

Nous examinerons :

1° S'il faut utiliser le matériel ordinaire des chemins de fer sans lui faire subir aucun aménagement antérieur (avec paille, paillasses, brancards suspendus, supports élastiques, cadres de transformation, etc.) ;

2° S'il faut se servir de wagons spéciaux, ne pouvant servir qu'au transport des blessés.

3° S'il faut adopter des wagons construits sur un modèle donné devant servir principalement comme wagons-ambulances, mais pouvant être utilisés en temps de paix pour les transports ordinaires ;

4° Si l'on doit recommander le système de la transformation rapide du matériel existant.

Nous dirons enfin quel est le système qui nous paraît le meilleur et nous établirons les conditions que doit remplir un wagon-ambulance et les moyens pratiques de résoudre le problème avec le matériel actuel de nos chemins de fer français.

Nous aurons soin d'indiquer le matériel qui convient pour les évacuations *à de longues distances*, celui qui nous paraît devoir être employé pour les évacuations à de *courtes distances* (*évacuation primitive*).

Nous indiquerons dans quelques propositions ce qu'il nous paraît urgent de faire en France pour qu'à la prochaine guerre les trains sanitaires soient convenablement organisés.

Nous donnerons quelques brèves indications sur la composition des trains sanitaires, le triage et le classement des blessés, la ventilation, le chauffage, l'éclairage, la désinfection des wagons à blessés.

Dans une *Dernière partie*, nous décrirons le modèle que nous proposons.

Notre modèle de wagon a été fait en collaboration avec M. Ludovic Chevallier (d'Orléans), qui nous a prêté son concours et nous a fait bénéficier de sa grande expérience de la question.

L'Administration des Chemins de fer de l'État a bien voulu faire construire un deuxième modèle de ce wagon, avec quelques modifications importantes indiquées par M. Parent, ingénieur des Services Techniques des Chemins de l'État.

Nous devons remercier les Médecins en chef des armées étrangères et les Présidents des Sociétés de secours aux blessés (France, Allemagne, États-Unis, Russie, Autriche, Suisse, Suède, Danemark, Turquie, Roumanie, etc.) qui nous ont communiqué des documents précieux.

Nous souhaitons que l'État accueille favorablement nos propositions et prescrive promptement des mesures pour assurer le transport des blessés en cas de guerre.

Il importe de prendre une détermination rapide et d'adopter un projet définitif.

C'est en effet *pendant la période de paix* qu'il faut préparer les moyens d'évacuation des malades et des blessés. La guerre de 1870-1871 nous a prouvé ce qu'il faut attendre de l'improvisation.

C'est surtout pour le service des trains sanitaires qu'il faut une organisation préalable, et il est d'une absolue nécessité pour une grande nation de posséder un matériel roulant soigneusement adapté au transport des blessés, préparé d'avance et prêt à entrer en action.

C'est à cette seule condition que le transport des blessés peut se faire dans de bonnes conditions et que l'on peut éviter les funestes conséquences de l'encombrement près des champs de bataille.

PREMIÈRE PARTIE

CHAPITRE Ier

EMPLOI DES CHEMINS DE FER

POUR LE

TRANSPORT DES BLESSÉS ET MALADES MILITAIRES

HISTORIQUE

Mesures et Règlements adoptés en Europe.

Ce fut pendant la guerre de Crimée, en 1859, que l'on se servit pour la première fois des chemins de fer pour le transport des blessés et malades militaires. — Mais c'est principalement en Amérique que cette question a d'abord été étudiée, d'une façon sérieuse, pendant la guerre de Sécession.

ÉTATS-UNIS

Pendant la guerre de Sécession américaine, un grand nombre de blessés furent évacués par chemins de fer. Au début, les moyens de transport furent insuffisants, mais bientôt des trains sanitaires, véritables hôpitaux roulants, se créèrent, construits avec tout le luxe et le confort désirables.

Après l'action de Wilson's Creek et des engagements de moindre importance dans le Missouri, en août 1861, les blessés dont l'état était grave tombèrent aux mains de l'ennemi; ils furent concentrés à Rolla, partie terminale sud-ouest du chemin de fer de Saint-Louis, où deux cents blessés, moins gravement atteints et transportés en arrière par l'armée en retraite, avaient été déjà évacués par précaution.

Là, des wagons à marchandises servirent à transporter cette grande quantité de blessés à l'hôpital Saint-Louis. Plusieurs systèmes furent employés pour adapter les wagons au transport des différentes catégories de blessés. — Dans plusieurs cas on employa un système analogue à celui de M. Zavodowsky. (Voir Pl. XXII.)

Dès le mois de juin 1863, le docteur J. Lettermann, opérant sur le Potomac, ayant à évacuer 925 blessés de Frederisburg à Washington, établit des trains sanitaires entre cette dernière place et le port d'Aquia Creek où stationnaient des navires hôpitaux.

L'année suivante, lorsque l'armée fut massée devant la ligne retranchée à Petersburg, un grand hôpital-central fut créé à City-Point, base des approvisionnements, à la jonction des fleuves James et Appomattox. Ce centre fut réuni aux positions de plusieurs corps d'armée par un chemin de fer avec embranchements; les blessés et les malades furent transportés de l'hôpital de la division au dépôt, principalement dans les wagons qui avaient servi aux approvisionnements, et, de là, aux navires hôpitaux. Un certain nombre de blessés furent retenus à City-Point pour subir un traitement, sous la direction du chef des transports, le chirurgien E.-B. Dalton. On transforma un grand nombre de wagons de voyageurs en wagons-hôpitaux, en plaçant des barres auxquelles les lits furent suspendus par des anneaux en caoutchouc. — Chaque wagon était disposé pour trente blessés couchés. — On se servit aussi de wagons de marchandises avec portes de communication aux extrémités pour neuf blessés couchés, jamais pour plus de vingt blessés. — Lorsque le plancher était couvert de paille, sur lequel on pouvait étendre des matelas, les chocs étaient tellement amortis qu'ils pouvaient être supportés même par les blessés gravement atteints. On reconnut de grands avantages à transporter les blessés sur des brancards et des lits à travers les larges portes des wagons à marchandises. — Il fut cependant très difficile d'obtenir une suffisante provision de paille ou de foin, et après un engagement général, les trains se succédant rapidement, on eut recours, pour faire une litière, à des feuilles sèches ou à des branches vertes. — Dans un des rapports du médecin en chef, T.-A. Mc Parlin, on voit qu'il fut nécessaire de vider les paillasses des ambulances pour obtenir une litière suffisante pour les wagons de marchandises d'un train de blessés.

Après l'été et l'automne de 1862, et durant les deux saisons suivantes, quatre brigades qui étaient à New Berne furent atteintes de malaria qui prit une telle extension qu'on dut établir de grands dispensaires à Carolina City, près le fort Macon, ce dernier relié à New Berne par un chemin de fer de quarante milles. — Les malades furent transportés dans des wagons de marchandises qui ne reçurent aucun aménagement. — Le plancher fut recouvert avec des branches de pin sèches et de la paille ou du foin, lorsqu'on pouvait s'en procurer. — Les patients furent en outre étendus sur des paillasses, et les plus malades furent transportés ainsi assez confortablement.

D'après l'Inspecteur médical, E.-P. Vollum, après la bataille de Gettysburg, 1-3 juin 1863, plus de 15,000 blessés furent renvoyés des ambulances, presque tous par les chemins de fer, à Baltimore, York, Harrisburg et Philadelphie. Un grand nombre furent transportés dans les wagons de marchandises des trains d'approvisionnement. Chaque wagon contenait de la paille et des objets de première nécessité. — Après la bataille de Olustee, le 20 février 1864, il y eut plus de 1,100 blessés. Le chirurgien assistant, John H. Janeway, raconte que les cas de fractures graves, compliquées de blessures pénétrantes des cavités, et les blessés les plus sérieusement atteints furent transportés dans des wagons de marchandises, couchés sur des branches de pin et un peu de paille, et recouverts avec des couvertures. Le train se dirigea rapidement de Sanderson à Jacksonville, le long de la côte, à une distance de près de cinquante milles, et les patients qui avaient subi une amputation et reçu des blessures sérieuses se plaignirent peu de cette méthode primitive de transport.

Dans la campagne de Chattanooga, le médecin en chef, G.-E. Cooper, rapporte que dans des cas pressants, lorsque les trains réguliers sanitaires manquaient, on se servit souvent de wagons de marchandises avec des litières de feuilles sèches.

Dans une lettre adressée au chirurgien général, datée de Philadelphie, 7 janvier 1863, le chirurgien A.-K. Smith décrit un nouveau système de wagon pour le transport des blessés. L'arrangement interne est semblable à celui des Sleepings-Cars, avec cette différence que les lits sont de confortables brancards. — Ce train sanitaire contenait cuisine, water-closets, etc. Le directeur du chemin de fer (Philadelphia Railroad Company), M. Felton, déploya un grand zèle pour la construction de ce train ; le plan était dû en grande partie à M. William Welsh. — Plusieurs trains spéciaux semblables servirent sur les chemins de fer reliant le théâtre des hostilités à Baltimore, Harrisburg, Philadelphie et New-York. — Tous ces trains n'étaient pas construits sur le même modèle, mais tous donnaient des moyens confortables de transport des blessés. Ils rendirent de très grands services en permettant les évacuations des ambulances encombrées. — Un modèle de wagon fut adopté par la commission sanitaire des États-Unis, sur les propositions d'Elisha Harris. Dans ce modèle de wagon que nous décrivons plus loin, les lits sont superposés et suspendus par des anneaux en caoutchouc. (Voir Pl. XIII et XXVI, fig. 1 et 2.)

Lorsque l'armée de Potomac s'avança sur la ligne de Rapidan, le Directeur médical de Washington, le chirurgien Robert O. Abbott, demanda qu'un certain nombre de wagons pour blessés, pour approvisionnements, pour les médecins, etc., soient construits sur les plans du surintendant militaire J. Mc Crickett.— Les wagons étaient admirablement aménagés et rendirent de grands services. Ils avaient coûté un prix élevé. (Voir Pl. XIV.) Il fut convenu que ces trains sanitaires feraient le service entre l'armée avancée, près Culpeper, et les hôpitaux placés à l'arrière à Alexandrie et Washington, et seraient ajoutés aux wagons de marchandises aménagés dont on s'était servi jusque-là, ou les remplaceraient. — Le chirurgien général et le quartier-maître général approuvèrent ce projet, et plusieurs trains sanitaires semblables furent utilisés.

Dans l'armée de Cumberland, dont J.-H. Thomas était le général et E. Cooper le médecin en chef, la ligne de communication étant éloignée de plusieurs milles de la base d'approvisionnement, on vit bien clairement l'utilité des transports par chemins de fer qui allégeaient l'armée des hommes non valides. — On se servit souvent de wagons de marchandises, mais plusieurs trains sanitaires spéciaux furent construits pour les blessés couchés. En 1864, il y eut trois trains sanitaires, composés chacun de dix ou douze wagons de marchandises ou de transport qui relièrent l'armée avancée à Nashville et Louisville. — Tous les jours un train s'éloignait des ambulances de première ligne. Dans chaque train, un wagon était exclusivement réservé à la cuisine et aux approvisionnements, un autre au dispensaire médical, avec une grande provision de médicaments, appareils, etc. — Le chirurgien E. Cooper raconte qu'à son arrivée au ministère, un train de voyageurs aménagé pour le transport des malades et des blessés par le chirurgien assistant J.-P. Barnum, servait déjà sur la ligne sur une distance de cent quatre-vingt-cinq milles, entre

Louisville et Nahsville. Le train avait été préparé à Nashville, sous la direction de la Commission sanitaire de l'Ouest. Barnum estime que le nombre des blessés transportés fut de 20,472.

Les wagons ainsi aménagés, ceux dans lesquels les lits étaient suspendus par des anneaux en caoutchouc à des anneaux situés sur des bancs, de même que dans les trains sanitaires de l'Est, furent désignés dans le Sud sous le nom de *Wagons d'Harris.*

F.-L. Town, dans un rapport au chirurgien assistant général Wood, donne la description des wagons qu'il a inspectés, et dit que les trains sanitaires ont rendu des services signalés.

E. Cooper et les chirurgiens O.-O. Herrick, L.-J. Dixon, E.-J. Darken, présidèrent à l'organisation des wagons de l'armée de Cumberland. — Dans un grand nombre de cas, les wagons à voyageurs furent employés. On doit remarquer, du reste, que ces wagons américains, larges, avec portes de communication aux extrémités, se prêtent admirablement à la transformation.

Les médecins américains constatent, dans tous leurs rapports, la difficulté de faire arriver jusque sur le champ de bataille, en raison de l'encombrement des voies ferrées au moment du combat, les trains sanitaires spéciaux.

Les wagons qui se prêtaient à une transformation rapide leur rendirent au contraire de grands services en leur permettant d'évacuer immédiatement, dans des ambulances peu éloignées du théâtre de la guerre, les soldats très gravement atteints qui n'auraient pu, sans inconvénients, faire de longs voyages, ceux très légèrement blessés qui pouvaient reprendre leur service au bout de quelques jours.

D'après cet exposé, on voit avec quelle activité et quel succès les Américains organisèrent les trains sanitaires pendant la guerre de Sécession. Plus de quatre-vingt millions de dollars, dus en grande partie à des contributions volontaires dans tous les États de l'Union, furent consacrés à cette partie du service médical.

En 1875, le docteur G.-A. Otis consacra un intéressant rapport à cette question des trains sanitaires et apprécia les différents systèmes en usage aux États-Unis et en Europe.

Aujourd'hui, les États-Unis possèdent de nombreux trains sanitaires et des wagons prêts à être transformés rapidement, qui, dans le cas d'une nouvelle guerre, leur donneraient les mêmes résultats que ceux obtenus pendant la guerre de l'Indépendance.

ALLEMAGNE

En 1860, le gouvernement Prussien mettait à l'étude la question du transport des malades et blessés militaires sur les voies ferrées et nommait une commission chargée d'expérimenter les projets du docteur Gurlt. Le transport par hamacs que proposait ce chirurgien fut rejeté, et le moyen adopté fut de placer une couche de paille sur le plancher du wagon ou d'étendre les blessés sur des paillasses.

Une instruction du Ministère de la guerre Prussien, en date du 1er juillet 1861, réglait le transport des blessés et malades sur les chemins de fer. Voici quelques articles importants de ce Règlement :

1° Les blessés peu gravement atteints, ceux en particulier dont les blessures siègent aux membres supérieurs, seront placés dans les wagons de 1re, 2e ou 3e classe, selon la gravité du cas et aussi suivant le grade du militaire ; l'on aura soin, dans tous les cas, de les faire asseoir de façon que la plaie soit dirigée du côté de l'intérieur du compartiment, afin que l'homme puisse confortablement s'appuyer dans un coin.

2° Les blessés graves, ceux atteints de plaies des membres inférieurs, seront placés dans des fourgons à bagages que l'on matelassera avec de la paille.

3° Chaque fourgon doit recevoir six à huit blessés, trois couchés de chaque côté dans le sens de la longueur et deux dans les intervalles. L'espace laissé libre entre les litières est réservé aux gens de service.

4° La désignation de ce personnel doit être laissée au médecin ; mais, en principe, pour cent malades graves, il n'y aura pas moins de un ou deux médecins et quinze aides de santé. L'on ne devra remplacer les infirmiers par des soldats des compagnies sanitaires que dans les cas d'urgence et lorsque leur retour sera assuré ; enfin il est bon d'employer toujours les mêmes agents pour le service.

5° Les voitures occupées par les blessés doivent tenir le milieu du train, afin d'éviter le mouvement de lacet. Le transport s'effectuera à grande vitesse ; l'on ne s'arrêtera que pour prendre de l'eau ou dans des cas exceptionnels. Les fenêtres resteront ouvertes sous le vent, pour donner l'air et la lumière. Les médecins doivent être munis de tous les objets nécessaires pour faire des pansements, arrêter des hémorrhagies et faire face à des besoins imprévus. Les infirmiers obéiront absolument aux instructions que donneront les médecins; dans un cas grave, ils pourront faire arrêter le train en hissant sur le wagon un drapeau spécial.

6° Les Compagnies de chemins de fer et les chefs de gare seront prévenus de l'arrivée du train, afin de prendre leurs dispositions, faire procéder rapidement au déchargement des malades, et renvoyer sans délai au point de départ le personnel et le matériel du train sanitaire.

Dans la guerre du Schleswig-Holstein, en 1864, des trains sanitaires servirent à l'évacuation des malades et blessés sur Rendsburg et Kiel.

Ces trains étaient imparfaitement organisés. Lücke et Heine signalèrent à ce moment les dangers de ces transports, principalement dans les cas de fractures.

Les blessés qui ne pouvaient voyager que couchés étaient placés dans les fourgons de bagages, sur le plancher desquels on avait superposé sept ou huit paillasses avec traversins; ces paillasses avaient à chacun de leurs côtés trois boucles dans lesquelles on pouvait passer les hampes des brancards. Dans quelques cas on se contentait de la paille seule étendue sur le plancher du wagon.

En 1866, la Prusse, mettant à profit l'enseignement donné par la guerre de Bohême, chargea le professeur Esmarch d'étudier la transformation des wagons de 4e classe, de nouvelle construction, pour le transport des blessés en temps de guerre.

Sur le rapport d'Esmarch, appuyé par l'impératrice Augusta, le Ministre des Travaux publics, comte d'Itzenplitz, ordonna que soixante wagons de 4e classe fussent aménagés suivant le projet du professeur.

Mais ces trains étaient encore imparfaits, mal disposés pour le transport des blessés graves.

En 1867, le Comité Badois exposa, à Paris, des modèles de brancards construits par M. Fischer et qui furent jugés d'une façon favorable par les commissions.

Le 20 février 1868 et le 29 avril 1869 parurent en Allemagne des circulaires réglant cette partie du service médical des armées en campagne, donnant en détail toutes les dispositions qui doivent régir le service des évacuations, le choix du personnel, de façon à ne rien laisser à l'imprévu.

En 1868, les wagons Wurtembergeois et Hanovriens furent disposés pour la transformation en wagons d'ambulance *en vue d'une guerre prochaine*, et on adopta la communication de wagon à wagon et les modes de suspension que nous décrivons plus loin.

Déjà à cette époque, deux cents wagons environ étaient tout prêts à être aménagés et transformés.

Pendant la guerre de 1870-1871, l'Allemagne eut un service d'évacuation admirablement organisé. Pendant cette guerre, vingt et un trains sanitaires furent mis en mouvement : neuf trains prussiens, un saxon, un hanovrien, un rhénan (de Cologne), un hessois (de Mayence), quatre bavarois, deux wurtembergeois, un badois et un hambourgeois. Les trains furent organisés pour la plupart par l'Administration militaire, en partie par les Sociétés de secours qui étaient absolument soumises au commandement militaire.

Le prix de revient d'un train prussien, c'est-à-dire la somme nécessaire pour la transformation du matériel était de 2,900 thalers (10,875 francs).

Les évacuations sanitaires, conformément au règlement, étaient placées sous la direction générale du médecin en chef des étapes de l'armée, mais l'importance du service avait nécessité la création de commissions spéciales d'évacuation à Wissembourg, à Forbach et Épernay.

Les trains sanitaires allemands se composaient de vingt-sept wagons, comprenant vingt wagons pour blessés, un wagon de voyageurs, un wagon pour provisions, un wagon cuisine, deux wagons pour les bagages, un wagon plate-forme pour chauffage.

Les vingt wagons prussiens pouvaient transporter 196 malades couchés.

Le train sanitaire saxon se composait de dix-neuf wagons à marchandises transformés pour huit lits, trois wagons de voyageurs de 4e classe disposés d'après le système de Gründ, un wagon-cuisine, un wagon de provisions et de bagages et un wagon plate-forme pour le chauffage ; il manquait de wagons pour les aides. Il put transporter 182 patients.

Le train de Bade consistait en deux wagons de 1re et deux de 2e classe pour les blessés assis, un wagon pour cuisine et provisions, un wagon-salon et de repos pour les aides, quatorze wagons pour les blessés couchés d'après le système d'Heildelberg et d'autres wagons empruntés aux lignes de Wurtemberg. 220 blessés assis et 140 couchés furent transportés.

Le mode d'aménagement des deux trains de Wurtemberg sera décrit plus loin. Ce train était pourvu de wagons pour la cuisine, les provisions et les médecins. Il pouvait contenir 120 blessés. Il transporta, pendant la durée de la guerre, 4,303 blessés, et traversa quatre mille cent quatre-vingt-dix-sept milles.

Le train rhénan (de Cologne) était composé de trois wagons de voyageurs pour blessés assis, trois wagons pour aides, trois pour provisions et cuisine, seize wagons de huit lits chacun, suspendus avec des anneaux élastiques. Il pouvait transporter 152 blessés couchés et 96 convalescents ou blessés légèrement.

Le train de Hesse (de Mayence) était composé à peu près de la même façon, avec vingt lits suspendus pour blessés couchés.

Plusieurs trains purent venir sans arrêt du lieu du combat à Berlin.

Un personnel suffisant, composé de médecins, d'aides, d'infirmiers accompagnait ces trains.

Il est à remarquer que ce sont les trains composés de wagons que l'on pouvait transformer et aménager rapidement en trains auxiliaires qui servirent surtout pour les évacuations des champs de bataille après de grands combats.

Les trains sanitaires *spéciaux* servirent plus tard, et, en raison de l'encombrement des voies ferrées, ils ne marchaient que très lentement.

Sur la ligne de Nancy, le docteur Peltzer dit que, du 1er octobre 1870 au 5 mai 1871, 15,787 blessés ou malades furent transportés :

6,583	dans les wagons	de Prusse en.....	32	voyages.
3,738	—	de Bavière.......	17	—
2,245	—	de Wurtemberg..	10	—
872	—	de Cologne......	3	—
793	—	de Hambourg....	5	—
520	—	de Saxe.........	3	—
440	—	de Mayence.....	2	—
236	—	de Hanovre......	1	—
200	—	de Bade.........	1	—
160	—	du Palatinat.....	1	—
15,787			75	voyages.

Chaque train contenait en moyenne 210 blessés.

Le docteur Steinberg établit que vingt-six trains sanitaires arrivèrent à Berlin du 28 septembre 1870 au 19 mai 1871, portant 3,255 blessés.

Dans son rapport « Contributions à la Statistique de la guerre de 1870-1871, » le docteur Engel, directeur du bureau statistique royal prussien, établit ainsi le nombre des blessés évacués après les grands combats :

		OFFICIERS.	S.-OFFICIERS.	HOMMES.
2 août	à Wissembourg........	40	109	933
6 —	à Worth................	305	741	6,412
6 —	à Spichern....	134	325	3,173
14 —	à Colombey-Nouilly.....	119	350	3,265
16 —	à Mars-la-Tour-Vionville	381	1,016	8,885
18 —	à Gravelotte............	526	1,363	13,300
13 —	à Noisseville...........	74	191	1,837

D'après Engel, 89,728 malades ou blessés furent transportés par des trains sanitaires.

Après la guerre, le gouvernement allemand ordonna des études dans le but d'améliorer et de régler le transport des blessés par chemins de fer. Nous signalerons, dans le cours de ce travail, les systèmes adoptés en Allemagne et reconnus les meilleurs.

Dans le *Nouveau Règlement sur le Service Sanitaire en campagne* (1878) (Kriegs-Sanitäts-Ordnung), nous trouvons des renseignements précieux, complémentaires de l'instruction du 29 juin 1869, sur l'organisation du service des étapes et des chemins de fer pour le transport des blessés en temps de guerre.

L'Allemagne possède actuellement un Règlement très complet sur l'organisation des trains sanitaires. — La troisième partie du Kriegs-Sanitäts-Ordnung est consacrée entièrement à l'étude de ce sujet. — Nous devons résumer *cette étude capitale*, citant textuellement les termes mêmes des principaux articles du Règlement.

Le premier chapitre traite du service de santé en seconde ligne et de la haute direction du service. Ce service est confié au médecin général des étapes, secondé par les directeurs des lazarets de campagne.

Un second chapitre est consacré au service médical et hospitalier dans le rayon des étapes et particulièrement aux lazarets de guerre (1).

Le service du ravitaillement et du réapprovisionnement des formations sanitaires de première et de seconde ligne fait l'objet du troisième chapitre.

Le Règlement s'occupe enfin du *service des évacuations*.

(1) Aucune armée ne possède une organisation aussi parfaite et aussi complète du personnel des lazarets de guerre.

Le service des évacuations a pour but, en permettant de réaliser la dispersion des malades :

1° De rendre rapidement disponibles pour l'armée de combat les lazarets de campagne, de guerre ou d'étapes;

2° De prévenir tout encombrement de malades et de blessés ;

3° D'assurer aux victimes de la guerre les moyens de guérison plus parfaits qu'offrent les établissements éloignés du théâtre de la guerre (art. 124 de l'instruction).

Le bon fonctionnement du service des évacuations exige, ainsi qu'il résulte de l'examen du Règlement du 18 janvier 1878, trois conditions :

1° Des règles précises au sujet du choix des malades et blessés à évacuer ;

2° Des organes de direction ;

3° Des organes d'exécution.

I. — Le médecin en chef du lazaret désigne les blessés. Le règlement entre dans de grands détails sur les diverses catégories de blessés à évacuer.

Dans le rayon de l'inspection d'étapes, c'est au directeur des lazarets qu'il appartient de désigner les établissements qui doivent être évacués soit progressivement, soit complètement. Dans le rayon de l'armée de campagne, le soin d'organiser ces évacuations incombe au médecin en chef du corps d'armée.

II. — Le service des évacuations est organisé par le chef du service de santé des armées ayant sous ses ordres les médecins généraux et le directeur des lazarets.

III. — Les organes d'exécution comprennent :

1° Les commissions de transport des malades ;

2° Les médecins du service de commandement de ligne ;

3° Les trains d'évacuation.

Nous devons signaler plus spécialement les articles du Règlement allemand qui concernent les trains d'évacuation.

Le Règlement allemand distingue deux grandes variétés de trains d'évacuation :

1° Les trains sanitaires, véritables hôpitaux roulants, spécialement aménagés et dans lesquels les hommes sont couchés et reçoivent, pendant la marche même du train, les secours médicaux, les pansements et les distributions de vivres, tisanes, médicaments, etc.

2° Les convois de malades, qui sont simplement des trains du service général affectés temporairement au transport des hommes atteints de maladies ou blessures légères.

ART. 139.

1° Les trains sanitaires sont divisés en trains sanitaires *réglementaires* et en trains sanitaires *auxiliaires*.

2° Les trains sanitaires *réglementaires* servent exclusivement aux blessés qui doivent voyager couchés et recevoir, pendant la marche même du train, des secours médicaux. Ils sont formés en temps de paix avec un matériel spécial ou des wagons de 4e classe aménagés suivant l'Instruction. (Voir plus loin, p. 19 et 20.)

3° Si la commission de transport décide qu'il y a lieu, en raison de l'affluence des blessés, de se servir de wagons de 3e et 4e classe, aménagés d'après un système uniforme, on donne à ces train un personnel spécial et ils prennent le nom de trains *auxiliaires*.

ART. 141.

Mobilisation. — Distribution du matériel.

1° Après la mobilisation, on a un certain nombre de trains sanitaires qui ont été organisés pendant la paix. Ces trains sont confiés aux chefs de service et distribués, suivant les besoins, entre les inspections d'étapes.

2° Pour la formation de nouveaux trains, on prend l'avis du chef de service, des inspecteurs généraux ; le matériel est livré par le chef du service des chemins de fer en campagne.

3° La mobilisation de ces trains est fixée par une ordonnance.

4° Le matériel nécessaire pour la composition de ces trains est indiqué par l'intendance sur le rapport du médecin en chef. Il est fourni par les Compagnies des chemins de fer, à la charge de l'intendance.

5° Les objets de pansement sont fournis par le commandement général.

6° Les outils, le matériel de serrurerie sont donnés par l'exploitation des chemins de fer qui prête en même temps ses wagons.

7° La mobilisation d'un train sanitaire est ordonné par le médecin en chef ; un serrurier et des aides sont mis à sa disposition.

§ 142.

1° Chaque train sanitaire a un personnel spécial (Lazarethzug-Personal).

2° Il comprend :

Un médecin en chef ;
Des aides-majors ;
Un comptable ;
Des infirmiers-majors ;
Des infirmiers de visite ;
Des agents de l'exploitation et un ouvrier serrurier.

§ 143.

Organisation du personnel.

1° Le personnel, en cas de mobilisation, est organisé par le médecin en chef; les infirmiers, cuisiniers, soldats du train sont désignés par le commandement général.

Les aides-majors sont pris parmi les étudiants de service de santé militaire.

2° Si ce personnel ne suffit pas, le médecin en chef peut requérir des médecins civils choisis avec soin.

3° Dans ce cas, il peut prendre aussi comme assistants des volontaires des Sociétés de secours.

4° Le comptable est nommé par l'intendance du commandement général.

5° Le serrurier est pris dans le régiment des services techniques des chemins de fer, et reste attaché au train sanitaire pendant toute la durée de son fonctionnement.

§ 144.

1° Chaque train sanitaire se compose de trente wagons de malades, avec dix lits de camps pour chaque wagon et onze voitures spéciales. Elles sont rangées de la manière suivante :

1 voiture de bagages, à frein,
1 — de magasin, à frein,
1 — pour médecins,
1 — pour infirmiers, à frein,
8 — pour blessés,
1 — pour vivres, à frein,
1 — pour cuisine,
7 — pour blessés,
1 — pour l'administration et la pharmacie, à frein,
7 — pour blessés,

A rep. 29

Report 29
1 voiture pour cuisine,
1 — pour vivres, à frein,
8 — pour blessés,
1 — pour infirmiers, à frein
1 — pour chauffage, à frein.

41

Le serre-frein des deux wagons pour les aides ne sont employés que dans les pentes ou dans les cas d'accidents.

2° Toutes les voitures, à l'exception de celle des bagages, communiquent entre elles par des plates-formes avec garde-fou.

3° Le wagon des médecins doit être construit d'après le modèle Heusinger V. Waldegg. Quand on ne peut avoir une voiture spéciale, on se sert des wagons de 1re ou 2e classe.

4° Les deux wagons-cuisine servent chacun à alimenter une moitié de train.

5° Chaque voiture est marquée au milieu des deux parois latérales de la croix rouge sur fond blanc (trente à quarante centimètres de rayon) ; le numéro d'ordre de 1 à 30 se trouve sur le front, à l'intérieur et à l'extérieur du wagon.

6° Sous chaque croix rouge se trouve le numéro du train. (L. Z. N°....)

Le wagon du médecin doit être reconnaissable à l'extérieur.

7° Cette ordonnance du train doit être scrupuleusement observée; dès qu'elle est modifiée par un accident quelconque, elle doit être rétablie.

Un wagon ne doit être laissé en arrière que dans le cas d'absolue nécessité.

Les wagons ne servant pas au transport des blessés ne doivent être attachés, sous aucun prétexte, au train sanitaire.

8° On doit choisir des wagons qui peuvent circuler sur les rails des chemins de fer étrangers.

§ 145.

Inventaire du matériel.

1° L'approvisionnement des wagons de malades, d'instruments et d'appareils se fait suivant les tables 5 et 6. Des rayons pour les médicaments sont ménagés dans les wagons-pharmacie.

2° Pour l'aménagement des wagons, on suit les indications des tables 41 et 42.

Les provisions de combustibles et de matériel pour le chauffage sont faites suivant les besoins.

§ 146.

Discipline.

1° Les trains sanitaires sont à la disposition du chef du service des armées, qui agit de concert avec le chef du service des chemins de fer.

2° Le chef du service des armées fixe les étapes et désigne les malades à transporter.

3° La marche des trains est réglée par la direction militaire des chemins de fer (ou le service de commandement de ligne, Linien-Commendantur). Avis de ces dispositions de marche est donné à la commission de transport de malades et aux médecins en chef des trains sanitaires.

4° Le médecin en chef du train sanitaire reçoit ses communications de l'inspecteur des étapes, en même temps que de la commission de transport et d'accord avec les autorités militaires des chemins de fer.

5° Le commandement absolu du train appartient au médecin en chef, qui doit être un officier ou un ancien officier du corps de santé actif. Il a sous ses ordres les aides-majors, les infirmiers, les sous-officiers et soldats qui accompagnent le train.

6° Les rapports du médecin en chef avec le comptable sont établis au paragraphe 60.

7° Dans le cas d'infraction à la discipline, le médecin en chef a le droit de renvoyer le coupable et de le laisser à la première station. Le commandement des étapes statue sur son cas.

Le médecin en chef doit immédiatement faire connaître à l'étape le besoin qu'il a de remplacer tel ou tel agent.

8° Le personnel militaire est responsable vis-à-vis de l'inspecteur des étapes et du chef du service sanitaire.

9° Les médecins assistants sont les supérieurs des aides-majors et des infirmiers. Les cuisiniers ont sous leur direction des aides.

10° Le comptable est sous les ordres du médecin en chef. Les cuisiniers et leurs aides, ainsi que les infirmiers, sont sous les ordres du comptable.

11° Le serrurier est chargé de la partie technique de son service suivant les indications spéciales.

12° Le personnel emprunté au service militaire des chemins de fer (chef de station, chef de train, conducteur, chauffeur, serre-frein) est responsable vis-à-vis de l'autorité militaire à laquelle il est subordonné.

13° Le médecin en chef donne des ordres aux mécaniciens et aux conducteurs afin que le train évite les à-coups à l'arrivée et au départ.

14° En gare, le personnel ne peut quitter le train ou la gare sans une autorisation spéciale du médecin en chef.

15° Des remplacements provisoires du personnel médical et du comptable peuvent être ordonnés par le médecin en chef. Les remplacements définitifs sont indiqués pendant le trajet.

§ 147.

Rapports avec les gares et le service de commandement des étapes.

(RÉSUMÉ.)

C'est l'inspection d'étapes qui, par l'intermédiaire de ses organes techniques (médecin général des étapes, directeur de lazarets, commission de transport de malades) et les autorités du service des chemins de fer militaires entendues, indique aux trains sanitaires l'endroit où ils doivent aller prendre des malades. En gare, le médecin en chef doit se conformer absolument aux ordres du commandant de gare; quand il estime que ces ordres sont contraires au bien des malades, il peut en référer à la direction militaire des chemins de fer, ou au commandant de ligne, selon le cas.

§ 148.

Embarquement et Débarquement des blessés. — Distribution des blessés dans les voitures.

1° Les prescriptions relatives à l'embarquement et au débarquement des malades est contenu dans le supplément 43.

2° Le médecin en chef doit surveiller pendant l'embarquement l'état du malade et le faire placer suivant la nature de sa blessure ou de sa maladie dans les lits supérieurs ou inférieurs.

§ 149.

Service pendant le voyage.

1° Pendant le voyage, le traitement des blessés est dirigé par le médecin en chef, assisté de ses aides.

2° Les médicaments doivent être faciles à préparer et sont distribués par l'aide-major, aidé d'un infirmier supérieur. L'aide-major fait les pansements.

3° Le service des aides et des infirmiers est indiqué par le médecin en chef.

4° Un aide et un infirmier sont chargés du service de deux voitures ; un des deux doit toujours être présent.

5° Le médecin en chef désigne les voitures dans lesquelles il faut veiller la nuit. Dans ce cas, on place pour l'infirmier désigné pour ce service une couchette au milieu du wagon, on peut aussi se servir d'un lit-brancard libre.

6° Le nettoyage et la désinfection des wagons, le soin des closets, des poêles, des brocs, est laissé aux infirmiers.

7° L'aide et l'infirmier portent à leur boutonnière une plaque avec le chiffre du wagon auquel ils appartiennent ; la direction de cette plaque est oblique pour le premier, droite pour le second.

8° Le service des cuisiniers et des aides est dirigé par le comptable.

9° Les rapports au départ et pendant le voyage sont réglés par les paragraphes 176 et 177.

10° Le comptable est chargé de la garde de l'argent et des bijoux des blessés inconscients ou agonisants, il doit inscrire régulièrement ces dépôts ; pendant le voyage, les blessés ont le droit de déposer les valeurs contre récépissés.

Les paragraphes suivants 150 et 151, traitent de questions de détails : Inscription des malades, Rapports, Entretien du personnel, Nourriture des malades, du personnel, Économat, Comptabilité.

§ 160.

Sociétés de secours.

1° Les trains sanitaires des Sociétés de secours sont réglés par les mêmes instructions.

2° L'opportunité de se servir de ces trains dans le but de venir en aide au service militaire est indiqué par l'inspecteur général des étapes et des chemins de fer.

Trains sanitaires auxiliaires.

Les dispositions prescrites pour les trains sanitaires réglementaires sont appliquées aux trains sanitaires auxiliaires. — Les dispositions suivantes leur sont communes :

Quand la commission de transport des malades fait partir un train, elle doit faire connaître aux commandants de gare des stations où s'arrêtera le train et au service du commandement de ligne chargé de faire continuer le voyage l'importance du convoi, les préparatifs à faire pour les distributions, etc.

Si la gare destinataire se trouve encore dans le rayon de la commission de transport de malades, c'est au commandant de cette gare que sont adressés les avis télégraphiques prescrits pour le service de commandement de ligne ; ces avis sont transmis aussitôt par le commandant de la gare à l'hôpital destiné à recevoir les malades.

Lorsque le train est mis en route par les soins d'une section de la commission de transport de malades et que la commission elle-même a son siège entre le point de départ et le point de destination, l'avis télégraphique n'est adressé qu'à la commission et celle-ci se charge du reste.

La commission procède de même quand une de ses sections se trouve sur le parcours entre le siège de la commission et le point de destination.

Les commandants de ligne, aussitôt prévenus, donnent sans retard et télégraphiquement les avis nécessaires aux hôpitaux qui doivent recevoir un convoi.

Aucun train d'évacuation ne peut être mis en route tant que les avis télégraphiques, dont les autorités expéditrices doivent garder copie, n'ont pas été envoyés.

Dès qu'un train est arrivé dans une gare où il a été annoncé, son chef doit se rendre lui-même chez le commandant de la gare, pour lui en donner avis.

Voici le résumé des articles du Règlement concernant les convois de malades :

La destination des convois de malades est double. En temps ordinaire, ils servent à diriger les hommes atteints de maladies ou de blessures légères sur les hôpitaux choisis *ad hoc* dans le voisinage du théâtre de la guerre, par les commissions de transport de malades ou les commandants de ligne. Après les grandes batailles, ils servent aux évacuations en masse, afin de prévenir l'agglomération des blessés.

Les convois de malades peuvent comprendre des voitures de toute classe et de toute espèce. On y place tous les malades ou blessés pouvant voyager assis. Les plus malades ou les plus grièvement blessés sont placés dans les voitures les meilleures. Les wagons sans banquettes reçoivent des paillasses, ou tout au moins sont garnis de paille de couchage. Les couvertures nécessaires sont fournies par la commission de transport de malades, ainsi qu'une lanterne portative par wagon.

Quand le voyage est long, ou doit être fatigant, eu égard à l'état des malades, l'inspection d'étapes, représentée par son médecin général, s'entend avec les autorités des chemins de fer militaires ou le service de commandement des étapes pour organiser sur le parcours du train des dortoirs et des réfectoires.

Dans le tableau de la marche des trains un ou plusieurs des trains retournant vers l'intérieur doivent, une fois pour toutes, être désignés à la commission de transport pour être affectés à l'évacuation normale des blessés et malades peu graves. En principe, il n'est pas attaché de médecin à ces trains. Quelques infirmiers prélevés sur le personnel des sociétés de secours et mis à la disposition des commissions de transport accompagnent le convoi de malades. Deux gendarmes sont embarqués sur le train ainsi qu'un garde de police (un homme par wagon) sous les ordres d'un sous-officier.

Le Supplément, p. 561, contient des détails intéressants que nous traduisons littéralement :

Beil, 42, § 145.

PRESCRIPTIONS POUR L'AMÉNAGEMENT DES WAGONS D'UN TRAIN SANITAIRE.

1° Pour le transport des blessés et des malades, on se sert de wagons de voyageurs de 4e classe, et de préférence de ceux qui ont été aménagés à cet effet en temps de paix. Ces wagons ont leur entrée à chaque extrémité avec des portes à deux battants; on y pénètre au moyen de plates-formes. Ces dernières sont pourvues de galeries coupées dans le milieu et pouvant se rabattre horizontalement sur les tampons. (Voir Pl. XIX, fig. 1 et 2.)

2° Dans l'intervalle de ces galeries se trouve un pont mobile en fer, pouvant se rabattre également et qui est retenu par des chaînettes. On peut, de cette façon, communiquer de plate-forme à plate-forme, et, par conséquent, circuler à travers tout le train, même pendant le trajet.

S'il est jugé nécessaire de rabattre les galeries pour faciliter l'embarquement et le débarquement des malades, on retire les clavettes qui les fixent et on les rabat horizontalement sur les tampons, en ayant soin de rabattre en premier lieu celle qui est pourvue d'un bras.

Tant que les galeries sont rabattues, il est formellement interdit d'exécuter aucune manœuvre de wagons. L'embarquement ou le débarquement terminés, on relève les galeries et on replace les clavettes.

3° Dans l'intérieur du wagon se trouvent dans le sens de la longueur deux rangées de quatre barres verticales chacune; les quatre barres du milieu *a*, *a*, *a*, *a*, sont ordinairement pourvues de crochets fixés à deux hauteurs différentes, et servant à consolider des barrières en planches; les mêmes crochets se trouvent aux barres *b*, *b*, *b*, *b*, et à leurs points correspondants.

4° Pour transformer le wagon en wagon de blessés, on enlève les barrières et on suspend les brancards aux crochets au moyen de ressorts spirales destinés à cet effet. Chaque voiture peut ainsi contenir six brancards le long de chaque paroi. D'un côté toutefois, on ne place que quatre brancards afin de laisser un espace libre pour le poêle en hiver et pour le réservoir d'eau en été.

Au milieu se trouve encore un passage d'environ un mètre de largeur.

Cette disposition est indiquée dans la figure suivante :

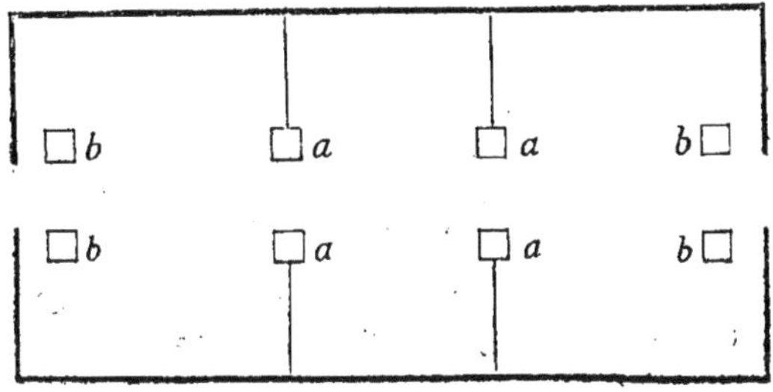

Beil, 42, § 145.

DISPOSITION INTÉRIEURE DES WAGONS

DES TRAINS SANITAIRES.

a. **Wagon de blessés.**

(Voir Pl. XIX, fig. 1 et 2.)

1° Le malade est placé sur un brancard avec des matelas et des couvertures.

2° On place les blessés très gravements atteints sur les brancards inférieurs qui ont dans le sens de la largeur des rallonges de vingt centimètres et des matelas disposés pour cette largeur.

3° Les places que doivent occuper les brancards sont numérotées sur la paroi.

4° L'éclairage du wagon se fait la nuit, au moyen de fortes bougies de stéarine placées dans des lanternes pourvues de rideaux.

Chaque wagon doit être pourvu d'une lanterne à main.

5° Les fenêtres du wagon sont fermées avec des planchettes en bois, afin d'éviter les courants d'air, et elles sont en outre pourvues de rideaux.

6° On place dans les wagons qui n'ont pas de lanterneaux des ventilateurs avec des ouvertures de quatre-vingts millimètres. Les fenêtres et les portes des extrémités que l'on peut ouvrir au degré que l'on veut, grâce à des chaînettes, permettent une ventilation et une aération suffisantes.

7° Le chauffage des wagons se fait au moyen de poêles en fonte entourés d'une sorte de manteau. La ventilation en hiver se fait entre le manteau et le plancher par une petite ouverture de quatre-vingts millimètres, qu'on peut fermer et ouvrir à volonté. — Sur chaque poêle se trouve un vase en fer-blanc contenant de l'eau. — Ce vase est couvert et les infirmiers doivent toujours veiller à ce qu'il soit plein.

8° La température est indiquée par un thermomètre placé près du poêle.

9° On visse à côté du poêle un support carré destiné à porter les tasses, etc. — Chaque wagon a une petite table de soixante-dix centimètres de long sur quarante-cinq de large ; un seau qui contient environ vingt litres d'eau potable. Des deux côtés de la petite table se trouvent les vases à boire. Un siège mobile destiné à l'infirmier est placé sous la table.

10° Chaque voiture a le nombre de vases indispensables. Chaque train a cinq sièges portatifs, placés sur la plate-forme de la dernière voiture, et que l'on apporte dans les wagons suivant les besoins.

11° Les portes de communication ont, à l'intérieur, des rideaux gris. Dans la longueur du wagon se trouve un tapis.

12° Un filet, placé au-dessus de chaque brancard est destiné à recevoir les objets des malades. Le filet est accroché au plafond pour les blessés placés sur les brancards supérieurs, aux parois pour les blessés sur les brancards inférieurs.

Les courroies pour aider les malades à se lever sont placées de la même façon.

13° Dans chaque coin du wagon se trouvent de petites armoires qui servent à l'infirmier et aux blessés.

14° Dans chaque wagon se trouve une échelle mobile pour faciliter l'accès des brancards supérieurs, et un tableau noir placé contre la paroi pour noter les prescriptions.

b. Wagon des médecins.

1° Le wagon des médecins est un wagon de 1re classe avec sofa, table, porte-manteau pour le médecin en chef, des séparations avec lits et porte-manteaux pour trois aides médecins. — Il y a en outre un cabinet d'aisance avec lavabo et une glace.

En hiver, ces wagons sont chauffés.

c. Wagon pour les aides et les infirmiers.

1° Ce wagon est un wagon de 4e classe, disposé comme les wagons de blessés.

2° Les brancards servent aux cuisiniers, aux aides, aux soldats du train, etc., qui sont dans le wagon du bout, et à ceux des aides auxquels le médecin en chef permet de prendre du repos.

d. Wagon-cuisine.

1° Pour le wagon-cuisine, on se sert des wagons de 4e classe, avec portes de communication aux extrémités.

2° Au milieu de l'une des deux parois se trouve un grand fourneau avec rôtissoire et deux marmites avec robinet contenant toujours de l'eau chaude.

3° Du côté opposé au fourneau, on place des crochets pour la vaisselle et de petites tables.

4° A droite du fourneau, un buffet contient les ustensiles nécessaires pour le haut personnel, fourchettes, etc.

Le buffet de gauche est réservé pour la batterie de cuisine.

5° A droite du buffet se trouve un tuyau en zinc, pour l'écoulement des eaux de vaisselle, qui traverse le plancher du wagon.

6° Des vases et des brosses servent à nettoyer la vaisselle.

7° En face du conduit en zinc, un réservoir contient deux mètres cubes d'eau.

8° Les coins opposés des wagons sont occupés, d'un côté par des tables de cuisine, de l'autre par une banquette supportant des vases pour prendre l'eau et deux chaises.

9° A chaque extrémité du wagon-cuisine se trouvent des récipients pour la glace.

e. Wagon pour provisions.

1° Les wagons pour provisions servent soit de garde-manger, soit de lingerie, soit d'office pour la batterie de cuisine, etc.; ce sont des voitures de voyageurs de 4e classe, avec entrée aux extrémités. — On établit au milieu un couloir à l'aide d'une cloison en planches ou de lattes épaisses. Les chambres latérales, ainsi formées, sont à leur tour divisées en plusieurs compartiments; on y accède du couloir central par des portes spéciales pouvant être fermées.

2° D'un côté du couloir, on laisse dans le milieu un espace libre, qui, en hiver, sert à placer un poêle.

3° Il faut veiller à la ventilation convenable de la voiture.

f. Wagon-magasin.

Le wagon-magasin est une voiture de marchandises couverte, ayant des portes latérales de chargement, une porte en bout et une plate-forme, afin que, d'une part, on puisse facilement recevoir les provisions encombrantes auxquelles elle est destinée, et particulièrement les couvertures, le linge, les matelas, etc., dans des caisses, des tonneaux et des sacs; et que, d'autre part, on puisse y arriver pendant le trajet.

g. Wagon pour l'administration et la pharmacie.

1° La voiture pour l'administration se compose d'une voiture de passagers, à couloir central, de 3e ou de 4e classe, que l'on a soin de diviser en deux parties, la plus spacieuse en avant, la plus petite en arrière.

Dans la partie la plus grande, on sépare par des rideaux deux places distinctes, contenant chacune un lit de camp, l'un pour le comptable, l'autre pour l'infirmier en chef qui doit assister le médecin-major dans la préparation des médicaments.

Au-dessus de chaque lit, on adapte une armoire pour l'usage du comptable, et à côté un lavabo.

2° En face des lits se trouve une grande table double, munie de deux tiroirs à serrure. Sur cette table on place un pupitre, une carafe et des verres.

3° Les filets laissés dans la voiture peuvent servir à placer les appareils de pansement.

4° La partie la plus petite de cette voiture est séparée de la grande par une cloison. Cette cloison a une ouverture qui permet au fourneau de cuisine placé dans le grand compartiment de chauffer en même temps le petit. — Ce dernier contient l'armoire aux médicaments et quelques planches.

5° Une autre armoire garnie de rideaux sert à contenir les bandages.

6° A l'extrémité de la voiture se trouve le cabinet d'aisances.

h. **Wagon pour chauffage.**

On se sert pour mettre le combustible de la cuisine et le chauffage des voitures, d'un wagon de marchandises ouvert, avec couverture mobile ; à son extrémité, on place une cuve pour recevoir provisoirement le linge sale, qui doit être désinfecté sur-le-champ.

i. **Wagon des bagages.**

1° Le wagon des bagages, composé d'un wagon à marchandises couvert, contient les outils et les matériaux nécessaires à l'entretien réglementaire du train et à la réparation des avaries qui peuvent survenir.

2° Une place spéciale pourvue d'un lit de camp, et pouvant être chauffée en hiver, est destinée à l'ouvrier serrurier.

3° On réserve pour le conducteur du train un coupé de service complètement séparé.

4° Un cabinet pouvant fermer sert à déposer les hardes, etc.

Beil, 43, § 148, p. 569.

INSTRUCTION POUR L'EMBARQUEMENT ET LE DÉBARQUEMENT DES MALADES ET DES BLESSÉS.

1° L'embarquement et le débarquement des malades et des blessés dans les trains sanitaires ont lieu sous la direction du médecin-major, ou, en cas d'empêchement de ce dernier, de l'aide-major délégué à cet effet. C'est lui qui veille à la répartition des malades dans les différentes voitures.

Avant l'embarquement, l'aide-major doit prendre connaissance de la direction principale du train, en ayant égard aux stations de tête où l'on doit passer. — Les brancards devront, autant que possible, être installés de telle façon que le pied soit tourné vers la queue du train, à moins que la blessure, dont le siège principal doit être dirigé du côté intérieur du wagon, n'exige une autre position.

2° Avant d'embarquer les blessés couchés sur les brancards, dans les voitures à couloir central, on détend suffisamment les chaînes d'attelage des wagons pour qu'il y ait entre les caisses des voitures un espace égal à la longueur du brancard ; les tampons se toucheront à peine. Ensuite, après avoir enlevé les boulons, on rabattra le garde-fou de la plate-forme.

3° Avant de faire entrer les brancards, on les placera auprès du wagon, perpendiculairement à la marche du train, de façon que le pied du brancard vise la plate-forme située entre les wagons (1). Les quatre hommes nécessaires pour faire entrer un brancard seront placés comme suit : le n° 1 sur la plate-forme, les n°s 2 et 3 à droite et à gauche du pied du brancard, le n° 4 à la tête. Au moment d'introduire le brancard, le n° 4 le saisira par la tête, les n°s 2 et 3 le saisiront par les pieds et l'enlèveront en même temps jusqu'à la plate-forme du wagon où le n° 1 le prendra par les pieds, après quoi le n° 2 grimpe sur la plate-forme, prend le brancard à la tête et le fait entrer par les battants ouverts de la porte jusque dans le wagon. Il faut toujours commencer par les brancards supérieurs.

Le débarquement a lieu de la même façon, mais en faisant suivre aux mouvements un ordre inverse (2).

4° On assignera à ceux des blessés, dont les membres supérieurs ou inférieurs sont grièvement atteints, les brancards de dessous qu'on élargira au moyen d'allonges et qu'on garnira de matelas plus larges.

5° En général, il sera utile de placer sur les brancards inférieurs les malades ou blessés capables de se tenir debout.

6° C'est au médecin-major ou à l'aide-major qu'il appartient de décider si le chargement des malades sur les brancards et les matelas du train aura lieu à l'intérieur des wagons, ou, dans certains cas exigeant un plus grand espace, au dehors, sur le quai de la gare, ou bien dans un endroit couvert à proximité. Le médecin-major devra s'entendre avec le commandant de la gare pour obtenir le local nécessaire.

---

(1) Il faut appliquer à l'embarquement des brancards dans les wagons à portes latérales (donnant sur le quai) les mesures prescrites ici pour les wagons qui ont des portes de communication aux extrémités.

(2) Pendant la marche à vide des trains sanitaires, chaque fois qu'on en aura l'occasion, on s'exercera à embarquer et à débarquer des soldats.

Beil, 44, § 163, p. 571.

AMÉNAGEMENT DES WAGONS-AMBULANCES DES TRAINS AUXILIAIRES

(SYSTÈMES DE HAMBOURG ET DE GRÜND.)

(Voir Pl. XX et XVIII, fig. 1 et 2.)

1° Si l'on emploie pour les trains sanitaires auxiliaires des wagons à marchandises couverts, on a soin de choisir ceux qui ont sur les côtés latéraux des portes munies de vasistas, ou des ouvertures garnies de châssis. Pour les wagons ayant une disposition différente, il faut couper dans les portes des ouvertures que l'on ferme au moyen d'un tissu léger, laissant pénétrer la lumière.

2° Ces préparatifs ont lieu en ménageant, autant que possible, le matériel roulant, et en ayant égard aux ouvertures déjà existantes; le but qu'il s'agit d'atteindre est d'avoir de la lumière et de l'air.

3° L'organisation intérieure en vue du transport des malades s'obtiendra en adoptant l'un des deux systèmes suivants :

I. Instruction pour suspendre les brancards d'après le système de Hambourg.

(Voir Pl. XX.)

a. Pour appliquer ce système, on se sert, pour chaque paire de brancards, de quatre crampons particuliers en fer forgé, appelés *teufelsklaue* (griffe du diable). On suspend à leur branche inférieure, au moyen d'anneaux, un appareil à ressorts qui se termine par une chaîne de mailles. Les crampons qui saisissent les travées du plafond, aux endroits voulus, se fixent mieux dans le bois après le chargement des brancards, ils sont pourvus d'une vis qui relie les deux branches inférieures et qui les empêche de s'ouvrir ou de glisser.

Le reste de ce système consiste en quatre tiges de fer pourvues à leurs extrémités d'ouvertures rectangulaires; à leur extrémité supérieure, elles sont munies d'une griffe qui sert à les suspendre à la chaîne de mailles. Les ouvertures rectangulaires servent à soutenir les barres des brancards que l'on suspend les uns au-dessus des autres.

Pour empêcher que les brancards ne penchent de côté, il faut pour chaque brancard deux paires de ressorts à boudins avec courroies, on soulève ceux-ci sur les portants du brancard tournés vers la paroi latérale du wagon et ils sont ensuite suspendus aux crocs de fer qui ont été vissés à cet effet en face, sur le côté longitudinal du wagon.

Au lieu de ressorts à boudins, on peut employer également des anneaux en caoutchouc.

b. On peut suspendre, au moyen de ces appareils, à chaque paroi longitudinale du wagon, de chaque côté des portes, deux rangées doubles de brancards, ce qui fait en tout huit brancards par voiture. Les deux portes latérales restent libres, soit pour pouvoir embarquer ou débarquer à chaque station, selon la situation du quai, pour la montée ou la descente; pour obtenir assez d'air, on laisse ouvert l'un ou l'autre côté, selon la direction du vent, pendant la marche du train.

c. Il faut avoir soin, en suspendant les brancards, que le pied du brancard inférieur ne soit pas à plus de huit centimètres du parquet, et que les brancards soient en équilibre dans les deux directions. Les chaînes reliées aux crampons servent à établir le nivellement. On éloigne les crampons du mur latéral du wagon, de telle sorte que les brancards suspendus soient un peu plus éloignés des cloisons latérales que les ressorts, et afin que ces derniers soient un peu tendus.

Avant d'approprier les wagons de la façon décrite ci-dessus, il faut s'assurer du parfait état des parois du wagon.

II. Système de Gründ.

(Voir Pl. XVIII, fig. 1 et 2.)

Les brancards-couchettes reposent dans ce système sur des ressorts particuliers décrits plus loin.

a. D'après ce système, les ressorts spéciaux, appelés *ressorts à feuilles*, qui supportent les brancards sont maintenus à une de leurs extrémités par une ferrure à quatre pointes, qui fixe leur position sur le parquet du wagon, et à l'autre extrémité par deux roues facilitant l'oscillation du ressort.

b. Les ressorts, indiqués ci-dessus, sont pourvus en haut d'une fourche en fer destinée à recevoir les barres des brancards. Il faut, pour coucher six blessés atteints grièvement, dans un wagon à marchandises, quatre paires de ressorts.

c. On assujettit à chaque angle du wagon une paire de ressorts parallèlement à la paroi longitudinale du wagon. On leur laisse un peu de déclivité. La troisième et la quatrième paires de ressorts sont en regard de la première et de la deuxième, de chaque côté des portes du wagon.

d. On place alors les barres dans les fourches des ressorts situés en face, et on met trois brancards sur ceux-ci, de chaque côté des portes.

Ce système de transport, ainsi que le précédent, permet de conserver une place libre, dans le milieu du wagon de marchandises, utilisé pour les malades. Cette place sert au personnel d'infirmerie, ou à ceux qui accompagnent les malades; elle sert également à placer des ustensiles, etc., et, pendant la saison rigoureuse, un poêle.

Depuis 1878, l'Allemagne n'a pas fait de notables modifications à son service des trains sanitaires. Nous devons cependant signaler une étude très importante parue en Allemagne, en 1882, sur le Transport par chemins de fer des blessés et malades militaires, par M. Julius zur Nieden, en collaboration avec MM. Götting, Hoenika, Niese, Schmidt, Herausgeber.

M. Nieden et ses collaborateurs étudient les différents systèmes proposés pour le transport des blessés par chemins de fer. Ils développent et citent les articles du « Sanitäts-Ordnung. » La conclusion principale de ce mémoire est qu'il faut repousser l'organisation des trains spéciaux, qu'il est nécessaire d'adopter la transformation et l'aménagement des wagons de marchandises et de voyageurs (2e et 3e classe).

Une nouvelle édition du « Der Eisenbahn-Transport verwundeter und erkrankter Krieger » ne contient aucune addition importante.

L'Exposition d'hygiène de Berlin (1883) n'a rien présenté de nouveau concernant les trains sanitaires.

Une nouvelle disposition que nous indiquerons plus loin a été récemment adoptée pour les trains sanitaires bavarois et alsaciens-lorrains.

L'Allemagne possède aujourd'hui une organisation complète et parfaite de ses trains sanitaires et du service des évacuations en temps de guerre. L'Autriche et la Russie ont imité ou copié cette organisation.

AUTRICHE-HONGRIE

Dès le début de la guerre de 1859, les Autrichiens se servirent des chemins de fer pour évacuer leurs blessés sur Vérone et Vicence.

Après Solférino, les trains transportèrent en moyenne de 300 à 500 malades ou blessés, couchés sur des paillasses ou des matelas — 40,000 à 50,000 furent évacués à Vienne et de tous côtés. La pyohémie, la pourriture d'hôpital furent peu fréquentes.

Pendant la guerre de Bohême (1866), l'armée autrichienne avait fait usage de wagons pour le transport des blessés, mais il n'existait à cette époque aucune organisation, aucun matériel spécial. Les blessés étaient simplement placés dans des wagons de marchandises, sur une couche de paille.

Ce n'est que pendant la période de 1870-1882 que le gouvernement s'est occupé de cette importante question.

De nombreuses expériences de tous les systèmes ont été faites sous la direction de commissions militaires, et l'Autriche possède aujourd'hui une organisation complète de ses trains sanitaires.

De même qu'en Allemagne, des règlements officiels émanant du ministère de la guerre indiquent les moindres détails du service.

Dans le *Règlement sur les Transports militaires par chemins de fer dans l'empire Austro-Hongrois* (1870), nous trouvons au chapitre VIII des détails très circonstanciés sur le *Transport des malades et blessés en temps de guerre.* Nous nous contenterons de citer le paragraphe suivant :

b. Hommes gravement blessés ou malades.

298. Wagons de marchandises avec lit de camp. — En règle générale, les wagons de marchandises couverts et à quatre roues serviront au transport des militaires blessés aux extrémités inférieurs ou gravement malades.

Nota. — Les wagons découverts à longerons fixes et élevés ne devront être employés, pour les militaires gravement blessés ou malades, qu'en cas de besoin pendant l'été et à condition d'être munis de couvertures légères propres à les garantir contre le soleil et la pluie.

L'administration militaire fera placer dans les wagons à marchandises des lits de camp conformes au modèle de l'annexe 35.

Annexe 35. — Ces lits de camp se composent de châssis en bois supportés par deux ressorts transversaux. Le châssis est formé de deux traverses longitudinales et de deux barres transversales reliées ensemble ; il est couvert d'une toile tendue sur toute sa surface et terminée par un chevet fixé par des courroies. La toile tient lieu de matelas ; en hiver, elle est garnie d'une couche de paille, de varech ou de crin végétal pour garantir les malades du froid.

En raison du faible poids du lit, on peut l'utiliser aussi comme brancard.

299. Disposition des lits de camp. — On pourra placer sept lits de camp dans un wagon ordinaire long de vingt-six pieds et large de huit.

Pour des wagons de dimensions différentes, le nombre de lits devra être calculé sur des bases analogues. Ils seront placés de manière que les malades aient les pieds tournés vers le milieu du wagon.

L'espace demeuré libre sera destiné au personnel d'escorte, aux aides-chirurgiens, au linge à pansements, aux seaux à glace, etc., et il servira également à tirer les lits vers le centre du wagon, afin de faciliter les soins à donner aux malades.

300. Moyen de suppléer en cas d'urgence au manque de lit de camp. — Les lits de camp disponibles peuvent ne pas suffire en temps de guerre pour les malades et les blessés arrivant en masse ; il est donc nécessaire d'avoir des approvisionnements de paillasses et de traversins légèrement remplis pour servir dans les cas d'urgence au transport des hommes gravement blessés ou malades.

Les coins de ces paillasses devront être laissés vides et seront ficelés de manière à pouvoir servir de poignées.

Dans les wagons, les paillasses seront placées sur une couche suffisamment épaisse de paille, ainsi qu'il est indiqué ci-dessus pour les lits de camp.

Le département de la guerre de l'Empire prendra d'avance, en temps de paix, ses dispositions pour des approvisionnements, aussi considérables que possible, de lits de camp, paillasses et traversins.

Les lits et paillasses, celles-ci vides, ainsi que les traversins, seront fournis en temps utile et en nombre suffisant aux administrations de chemins de fer.

Le paragraphe 62 traite du *personnel d'escorte.*

Le paragraphe 63 s'occupe des *dispositions particulières à observer pour l'expédition et le transport des malades.*

Les paragraphes 64, 65, 66, 67, 68 contiennent des indications importantes sur les *Ambulances aux gares de chemins de fer, la nourriture des malades, le supplément de solde des malades, les allocations au personnel d'escorte, les avis de transport.*

Depuis 1877, d'importantes modifications ont été apportées dans l'empire Austro-Hongrois au service d'évacuation des blessés par les voies ferrées. En 1878 parut le nouveau Règlement sur les transports militaires, en 1879 le *Nouveau Règlement sur le Service de santé en campagne.*

Nous ne citerons que le résumé des principaux articles de ces règlements qui se rapprochent de ceux déjà cités du règlement allemand.

Le nombre des trains sanitaires à mettre en circulation, en cas de guerre, a été fixé par des conventions intervenues entre le Ministère de la guerre et les Compagnies de chemins de fer austro-hongroises. Tous les chemins de fer de l'empire ont été repartis en douze groupes, composés chacun de lignes d'un certain nombre de compagnies de chemins de fer ou de l'administration des chemins de fer de l'État.

Le parc total des trains sanitaires à former par les compagnies de chemins de fer austro-hongroises se compose de :

530 wagons ;
66 voitures ;
132 escaliers mobiles de chargement.

Le tout constituant trente-trois trains sanitaires.

Chaque train sanitaire est formé de :

13 wagons-ambulances ;
1 voiture pour les médecins ;
1 voiture pour le personnel ;
1 wagon pour la cuisine ;
1 wagon pour les approvisionnements de cuisine ;
1 wagon servant de magasin ;
1 fourgon à bagages.

En tout dix-neuf véhicules.

Les wagons destinés aux malades ne doivent pas être munis de freins ; la voiture des médecins est une voiture de 2e classe, à deux essieux, avec freins, et sans portières latérales (côtés parallèles à la voie).

Le personnel se trouve dans une voiture de 2e classe, à deux essieux, avec freins et sans portières latérales.

Quand à la disposition des voitures et wagons dans un train sanitaire, elle est la suivante, en commençant par le fourgon placé immédiatement derrière le tender de la locomotive :

1 fourgon (wagon de sûreté prescrit par le règlement d'exploitation) avec freins ;
6 wagons-ambulances ;
1 voiture de médecins, avec freins ;
1 wagon de provisions de bouche ;
1 wagon-cuisine ;
1 voiture de personnel, avec freins ;
7 wagons-ambulances ;
1 wagon-magasin, avec freins.

Lorsque les conditions particulières de l'exploitation, sur certaines sections de lignes ferrés, exigent une modification dans la composition des trains sanitaires, on doit toujours faire en sorte que le personnel médical et le personnel de service puissent circuler d'un bout du train à l'autre.

La formation des trains sanitaires, en temps de guerre, a lieu lorsque la concentration des troupes est effectuée. Cette formation doit être très rapide, et, afin d'éviter toute perte de temps, les véhicules affectés au service sanitaire doivent être construits de façon à pouvoir servir en temps ordinaire aux transports des voyageurs et des marchandises, tout en permettant, en cas de besoin, leur prompte transformation en wagons sanitaires. On faït subir à ces wagons deux sortes d'opérations ou de modifications :

1° Les modifications permanentes ;
2° Les aménagements et installation (outillage) définitifs.

1° *Modifications permanentes*. — Tous les véhicules destinés à former des trains sanitaires sont construits de façon à permettre une communication facile d'un véhicule à l'autre.

A cet effet, tous les wagons du train sont munis sur leurs petits côtés (perpendiculaires à la voie), de portes à un battant s'ouvrant, à droite, vers l'intérieur. La hauteur de ces portes est de 1m 80 (dans les wagons qui seront construits dans l'avenir, cette hauteur sera portée à 1m 90) ; leur largeur est de 0m 60. Chaque voiture, chaque wagon du train sanitaire a deux de ces portes, une à chaque extrémité. Par exception, le wagon-magasin qui se trouve en queue du train n'a qu'une porte ; le fourgon en tête du train n'a point de porte.

La fermeture de ces portes est la même pour tout le parc de matériel des trains sanitaires, quelle que soit la compagnie à laquelle appartiennent les véhicules. Tant que les wagons ne servent pas au transport des blessés, ces portes sont fermées.

La communication d'un wagon à l'autre du train sanitaire est établie à l'aide d'un pont mobile fixé à chacune des extrémités du wagon. L'un des deux ponts mobiles de chaque wagon est muni d'un prolongement en tôle qui se rabat sur le pont mobile non muni de prolongement du wagon suivant.

Une chaîne sert de main-courante des deux côtés de chaque pont mobile pour passer d'un wagon à l'autre.

Les voitures et wagons sont pourvus de barres d'attelage.

En ce qui concerne l'ouverture des fenêtres devant éclairer l'intérieur des wagons, le règlement autrichien ne prescrit rien d'absolu ; il veut que la surface totale des fenêtres soit au moins d'un mètre carré. Les fenêtres sont toujours pratiquées ou dans les portes latérales, ou dans les portes frontales des wagons. Les fenêtres des portes frontales (côté perpendiculaire à la voie) doivent être des vasistas.

Chaque train sanitaire est encore pourvu de quatre escaliers portatifs.

Les portes latérales des wagons (grands côtés), qui servent au déchargement et au chargement des marchandises en temps ordinaire, doivent être fermées à l'aide de crochets, de pièces de bois, en prenant les dispositions en usage lors du transport de troupes dans des wagons.

Lorsque le plancher des wagons est à jour, les ouvertures devront être fermées pour empêcher la poussière de pénétrer dans l'intérieur des wagons et les courants d'air de se produire.

Huit forts crochets devront être fixés contre la paroi intérieure du wagon, afin de permettre la suspension des brancards servant de lit aux blessés et aux malades.

En outre, la Croix rouge de Genève est peinte sur chacune des faces latérales des wagons sanitaires.

Aménagement définitif des véhicules. — Lorsque les véhicules destinés au service sanitaire ont subi les modifications permanentes dont nous venons de parler, ils continuent à rester au service des compagnies respectives auxquelles ils appartiennent, au même titre que tout le reste du parc du matériel roulant de ces compagnies. Ce n'est qu'en cas de déclaration de guerre que l'aménagement définitif et la mise en état de ces wagons doivent avoir lieu.

Lorsque l'armée est mobilisée, les wagons sanitaires, désignés par la croix rouge, sont immédiatement dirigés sur les lignes du groupe auquel ils appartiennent, et, de là, envoyés dans les ateliers de réparation du matériel roulant pour y recevoir leur aménagement et leur outillage définitifs.

Le Règlement Ministériel fixe les villes possédant des ateliers de matériels de chemins de fer, dans lesquelles l'aménagement a lieu :

Pour la Gallicie : Lemberg, Stanislaw, Przemysl, Zagorz.

Nord et Nord-Est de la Hongrie : Satorallya, Ujhely, Miskolcz, Szolnok.

Sud-est de la Hongrie : Klausenbourg, Piski.

Centre et Sud de la Hongrie : Buda-Pest, Steinamanger.

Sud de l'Autriche : Marbourg, Knittelfeld, Innsbruck.

Ouest de l'Autriche : Vienne, Linz, Gmund, Pilsen.

Nord de l'Autriche : Vienne (Florisdorf, Jedlersee), Ostrau, Prague, Nimbourg, Reichenberg.

Les travaux d'aménagement et d'installation intérieurs des wagons sont variables suivant la destination de chaque wagon, suivant qu'il doit servir au transport des blessés ou à celui des provisions, ou encore suivant qu'il doit être transformé en wagon-cuisine ou en wagon-magasin.

Aménagement des wagons-ambulances. — Chaque wagon-ambulance est désigné par la lettre K et par le numéro du train inscrit en chiffres romains au-dessus de la croix rouge peinte sur les deux grands côtés du wagon.

Les ressorts des wagons sont remplacés par des ressorts correspondants à une charge totale de 2,500 à 3,000 kilogrammes. La puissance des ressorts des wagons à marchandises des chemins de fer correspond, en général, à une charge de 10,000 kilogrammes. Ces ressorts donneraient lieu, pendant la marche du train, à des réactions trop dures et insupportables pour les blessés. De là vient la nécessité de les changer.

Huit brancards-lits sont disposés dans un wagon-ambulance ; quatre d'entre eux reposent sur le plancher du wagon ; les quatre autres sont suspendus à l'aide de courroies aux huit crochets fixés d'une façon permanente dans l'intérieur du wagon.

Un lavabo, un water-closet, une caisse à ordures, un tabouret, un thermomètre, la couchette roulée de l'infirmier, l'escalier mobile, le poêle et les tuyaux, les lanternes fixées contre les parois du wagon, les fenêtres, les rideaux, les portes de communication, les chaînes de main-courante forment le reste des objets ou appareils nécessaires à l'aménagement d'un wagon-ambulance.

Wagon-cuisine. — Il porte les lettres Kch et le numéro du train en chiffres romains au-dessus de la croix rouge. Les ressorts du wagon-cuisine ne sont pas changés.

L'installation intérieure d'un wagon-cuisine se compose de :

Un âtre avec un tuyau de cheminée isolé; l'âtre repose sur une plaque en tôle qui est séparée de la paroi verticale du wagon par une autre plaque en tôle;

Armoires pour le dépôt de bois et de charbon ;

Ustensiles de cuisine ;

Table de cuisine ;

Armoire-réservoir d'eau ;

Table-évier et tuyau de déchet ;

Lanternes, fenêtres, rideaux, ponts de communication, chaînes de sûreté.

Wagons pour les provisions de bouche. — Ces wagons sont désignés par la lettre V et par le numéro du train inscrit en chiffres romains au-dessus de la croix rouge.

Aucune modification n'est apportée aux ressorts du wagon. L'intérieur du wagon est divisé en compartiments, communiquant entre eux et avec le couloir, coupant le wagon en deux dans le sens de la longueur. Quelques-uns de ces compartiments sont munis de rayons.

Il renferme également deux tonneaux posés sur des pièces de bois les empêchant de rouler, une caisse à charbon, une armoire pour la glace, un appareil réfrigérant, des lanternes fixées contre la paroi du wagon. Il possède des fenêtres, des rideaux, deux ponts mobiles de communication et leurs chaînes de sûreté.

Wagon-magasin. — Il est désigné par la lettre M et par le numéro du train sanitaire en chiffres romains au-dessus de la croix de Genève.

L'intérieur du wagon-magasin est composé d'un lit de camp, d'un lavabo, d'un pupitre, d'un water-closet, d'un crachoir, d'un escabeau, d'un thermomètre, d'un poêle avec tuyaux isolés, de lanternes fixés au wagon, des fenêtres, des rideaux, des pièces de bois servant de fermeture aux portes latérales du wagon.

Voiture des médecins et voiture du personnel. — La voiture des médecins porte la lettre A et le numéro du train en chiffres romains au-dessus de la croix de Genève.

Les sièges de l'intérieur de la voiture ont été enlevés, à l'exception de trois, ainsi que les filets, à l'exception de ceux qui se trouvent au-dessus des trois sièges laissés.

Le mobilier de la voiture se compose d'une armoire avec pupitre, d'une table, d'un lavabo, d'un crachoir, d'un water-closet, d'un lit de camp, d'un thermomètre, d'une glace, d'un poêle avec tuyaux isolés.

Quand à la voiture destinée au personnel chargé de surveiller les blessés et les malades, elle porte la lettre P et le numéro du train sanitaire en lettres romaines au-dessus de la croix Rouge. On ôte tous les sièges, sauf ceux d'un compartiment, et on installe dans l'intérieur de la voiture un lavabo, un poêle, sept matelas avec des oreillers, des couvertures, des draps et les menus ustensiles.

Obligations des Compagnies de chemins de fer. — Les dépenses entraînées par les travaux d'installation des véhicules destinés au service sanitaire sont de deux espèces :

Celles correspondant à des travaux de modifications permanentes des wagons cités plus haut ;

Celles répondant à l'aménagement définitif, à la mise en état des véhicules, à leur outillage, immédiatement avant la formation des trains sanitaires.

Les premières dépenses sont à la charge des Compagnies de chemins de fer pour tous les véhicules que chacune d'elles est obligée de fournir; les secondes sont payées par le Ministre de la guerre. L'autorité militaire fournit les objets et appareils nécessaires à l'aménagement; les ateliers des Compagnies de chemins de fer mettent à la disposition de l'autorité militaire, moyennant le paiement des dépenses qui en résultent, les ouvriers et les matières nécessaires à l'installation définitive des wagons. Les agents du service de santé militaire aident également à cette installation.

Commandement des trains sanitaires. — Dès qu'un train sanitaire est formé, il est considéré comme livré à l'autorité militaire. Le nettoyage, l'éclairage, le chauffage du train, la surveillance des véhicules, la fourniture des matières de consommation incombent à l'administration militaire.

Le graissage des essieux et l'éclairage des signaux des trains sont à la charge de la Compagnie de chemins de fer sur les rails de laquelle circule le train sanisaire.

Prescriptions diverses. — En temps de paix, les objets destinés à l'aménagement des wagons-ambulances, etc., sont déposés dans les gares où se trouvent les ateliers de mise en état de ces wagons.

Le Ministre de la guerre a obtenu également des Compagnies de chemins de fer de l'Autriche-Hongrie la constitution future d'un parc supplémentaire s'élevant à 5 pour 100 du parc total de wagons couverts, et pouvant servir à composer des trains sanitaires nouveaux venant augmenter les trente-trois trains déjà fournis par ces compagnies. Ce parc supplémentaire doit être formé à l'aide du matériel neuf acheté ou construit, dans l'avenir, par les administrations de chemins de fer.

Le *Nouveau Règlement* contient en plus des renseignements précieux sur le service des évacuations :

I. LE TRANSPORT DES MALADES SUR L'ARRIÈRE ;
II. LA DISPERSION DES MALADES SUR LES DERRIÈRES DE L'ARMÉE.

a. Les autorités chargées de l'exécution des évacuations sont :

a. Les commissions d'étapes ;
b. Les commissions de ligne.

a. Commissions d'étapes. — Les commissions d'étapes sont instituées aux gares d'embarquement et de débarquement, aux gares où se font les distributions de vivres, à celles où les malades peuvent reposer, enfin aux principales bifurcations : ces commissions sont chargées de régler en détail tout ce qui a trait à l'exactitude de la marche, aux distributions, aux abris et à l'assistance des malades.

En général, une commission d'étape se compose d'un officier supérieur ou d'un capitaine, président de la commission et chargé de la direction des affaires ; d'un officier chargé du détail et de la suppléance du président ; d'un agent des chemins de fer et d'un autre agent suppléant ; enfin, dans certains cas, d'un employé de l'intendance ou de l'administration civile.

Dans les stations d'évacuation, les commissions d'étapes sont renforcées d'un médecin militaire du cadre actif, ayant l'expérience du service de santé militaire et chargé de régler le service des évacuations.

La commission d'étape de la station d'évacuation a pour mission, en ce qui concerne ce service, et indépendamment du *triage des malades :*

1° D'assurer les approvisionnements en denrées et autre matériel des trains sanitaires (ou bateaux-ambulances) et les rechanges de matériel hors de service et de linge sale ;

2° D'aménager pour le transport des « grands malades ou grands blessés » les moyens de transport disponibles ; le matériel nécessaire est mis à la disposition de la station d'évacuation par le *General-Kommando* de l'armée ;

3° De remplacer, au plus tôt, par demandes adressées aux dépôts de campagne, le matériel consommé pour ces aménagements ;

4° De constituer les personnels d'escorte à affecter aux transports ;

5° De rectifier ou changer les feuilles de route, quand des blessés ou malades sont éliminés des transports envoyés par les hôpitaux ou quand ces transports sont scindés.

Toutes les affaires concernant le service des évacuations sont traitées, de concert avec les autres membres de la commission, par le médecin militaire, lorsqu'elles intéressent la partie technique du service ; par l'intendant, lorsqu'elles touchent à l'administration.

Dans le cas où le *General-Kommando* de l'armée n'aurait pas mis à la disposition de la station d'évacuation le personnel et le matériel nécessaires pour la constitution des transports, le commandement d'étape adresserait les réquisitions nécessaires à l'hôpital de réserve du lieu. Si le personnel devait rester détaché quelque temps, l'hôpital de réserve en demanderait le remplacement au *General-Kommando* de l'armée.

b. Commissions de ligne. — Les commissions de ligne, agissant par délégation de la direction des chemins de fer de campagne, sont appelées à concourir au service des évacuations, dans la limite des pouvoirs qui leur sont conférés et seulement pour ce qui concerne la marche des trains, chaque fois que ces commissions disposent de trains militaires affectés à l'évacuation réglée des malades. C'est à elles qu'il appartient, dans ce cas, de diriger sur les points désignés les trains nécessaires aux transports de malades annoncés et ensuite de faire arriver ces trains jusqu'à la station de transition.

Les commissions de ligne se composent d'un officier d'état major, commandant de ligne, et d'un fonctionnaire supérieur des chemins de fer.

L'article *Triage des malades* a une importance capitale, nous le traduisons littéralement :

Les malades destinés à l'évacuation sont triés par le médecin en chef de l'hôpital.

Il tient compte, dans cette désignation, de l'état des forces, de la nature de la blessure ou de la maladie, de la distance de la station d'évacuation ou de l'hôpital collecteur, enfin des ressources en abris et en secours qu'offre la route.

En ce qui concerne les blessés, on observera rigoureusement les principes suivants dictés par l'expérience :

Le transport des blessés est relativement peu dangereux avant le début de la période de réaction ;

Pendant cette période, on ne doit s'y décider que dans les cas d'extrême urgence ;

Les blessés atteints de coups de feu pénétrants de la tête, du thorax ou de l'abdomen, de fracture de la cuisse, de lésions du bassin ou du genou, doivent être transportés le moins possible et le moins loin possible ;

Les blessés atteints de fracture de la jambe, du pied ou des extrémités supérieures peuvent, à la condition d'être munis de bons appareils, supporter un transport relativement long.

Dans les lieux où règne le choléra, la fièvre typhoïde ou la dyssenterie, on ne peut évacuer les malades atteints de diarrhée que tout à fait exceptionnellement et en prenant des mesures de précaution toutes spéciales.

Les hommes atteints d'affections inflammatoires ou infectieuses (fièvres éruptives, diphtérie, dyssenterie, choléra, fièvre typhoïde, pourriture d'hôpital), ceux qui sont très épuisés et ceux qui sont atteints de manie aiguë ne peuvent, dans aucun cas, être évacués.

Les hommes atteints d'ophtalmie granuleuse, de syphilis, ou soupçonnés de simulation, doivent être dirigés sur des établissements hospitaliers importants placés sous la direction de médecins militaires.

Les malades et blessés de l'ennemi, qui ne paraissent pas devoir guérir au cours de la campagne ou qui sont devenus impropres pour toujours au service de guerre, doivent, quand le théâtre de la guerre se trouve sur le territoire ennemi, être remis aux autorités locales, lorsque celles-ci peuvent assurer la suite du traitement.

Les « petits blessés et petits malades » dont la guérison paraît prochaine ne peuvent être évacués que sur les infirmeries de campagne.

Dans le choix des lignes d'évacuation et des hôpitaux destinés à recevoir les blessés et les malades, on veillera, en tenant compte des ressources spéciales qu'offrent certains hôpitaux, à ce qu'on réunisse les malades atteints d'affections de même nature.

Autant que possible, on tâchera de diriger malades et blessés sur leurs foyers.

A la station d'évacuation, les blessés et malades rassemblés sont soumis, avant d'être évacués plus loin, à un nouveau triage opéré par la commission d'étapes avec le concours du médecin militaire qui y est attaché.

Les malades et blessés désignés pour être évacués sont groupés, d'après les principes exposés ci-dessus, en trois catégories, savoir :

a. Grands blessés et *grands malades* à transporter par trains sanitaires ou bateaux-ambulances, ou exceptionnellement par des trains ordinaires ou des embarcations quelconques pourvus de moyens de couchage convenables ;

b. Malades et blessés pouvant être transportés *assis* dans des trains ordinaires ou sur des bateaux de voyageurs ;

c. Petits blessés et *petits malades* à évacuer à petite distance, en raison de leur prochain rétablissement.

Dans les avis télégraphiques, ces diverses catégories sont désignées par les lettres *a*, *b*, *c*. On télégraphiera par exemple : 15 août, prêts pour l'évacuation, *a* 25, *b* 65, *c* 82.

L'article *Exécution de l'évacuation* contient l'indication des règles à suivre pour le transport des blessés et malades par voie ferrée.

Le chapitre II, Dispersion des malades, indique les *Principes de la dispersion*, l'exécution *des opérations de dispersion, le régime des établissements de santé vers lesquels les blessés sont évacués* et quelques autres dispositions et annexes de moindre importance.

Nous devons signaler enfin l'admirable organisation, en Autriche, des trains sanitaires de l'Ordre des Chevaliers de Malte qui se composent de cent soixante-six wagons fournis par les Compagnies, munis de portes aux extrémités et qui permettent la communication facile de wagon à wagon.

L'organisation des trains-ambulances des Chevaliers de Malte est due en grande partie à notre maître et ami, le savant professeur baron Mundy.

Ces trains se composent de wagons spéciaux disposés avec

tout le luxe et le confort désirables, et aussi de wagons au nombre de cent soixante-six, cédés par les Compagnies, transformés et aménagés, par les soins de l'Ordre, pour le transport des blessés militaires.

Pendant la dernière guerre de Bosnie et de l'Herzégovine, l'Ordre des Chevaliers de Malte mit à la disposition du gouvernement ses trains ambulances, qui rendirent de grands services.

« En moins de quatorze jours, d'après le baron Mundy, deux trains furent complètement prêts dans la station du nord de Vienne, ils furent visités dans les premiers jours d'avril par le Ministre de la guerre, accompagné par le Grand Prieur et les Chevaliers de l'Ordre.

Le premier train sanitaire A était le train école, appartenant à l'Ordre, dirigé par le commandeur Francesco Meraviglia Crivelli, qui alla à *Strakonitz*.

Le second train B, sous la direction du commandeur Carlo Thunn Hohenstein, se rendit directement à *Trieste*.

Le service de ces trains commença le 4 août et finit à la fin d'octobre.

Les docteurs Redtenbacher et Finees, sur le train A, et les docteurs Grünner et Steck, sur le train B, remplirent les fonctions de médecins avec la plus rare capacité et un grand zèle.

Pendant trois mois et sans interruption, sans repos de jour ni de nuit, les deux trains firent à peu près cent voyages, parcoururent plusieurs milliers de kilomètres et évacuèrent un très grand nombre de blessés et de convalescents sur les hôpitaux militaires de Croatie et d'Istrie, et ensuite à Körten, Krain, en Hongrie, spécialement à Buda-Pest et même aussi à Vienne.

Pendant tout ce temps, il n'y eut dans les trains aucun cas de mort et aucune négligence ne dût être reprochée au personnel qui accomplit son devoir avec zèle et activité.

« Si on considère, en outre, dit le baron Mundy, que tout le matériel des voitures, spécialement les roues et les ressorts, de même que l'agencement intérieur, les moyens de chauffage, se maintinrent en bon état, qu'il n'y eût aucune rupture et qu'il ne fut nécessaire de rien modifier, on peut se faire une idée exacte des résultats pratiques de cette œuvre humanitaire des Chevaliers de Malte, qui donnait à l'Autriche, pour la première fois, ses trains sanitaires, organisés définitivement depuis quelques années. »

De cet exposé on peut conclure :

L'empire Austro-Hongrois possède actuellement une organisation complète et parfaite de son service d'évacuations des blessés et malades militaires par voies ferrées.

RUSSIE

Dès 1866, le gouvernement Russe s'occupa de la question des transports des blessés militaires par chemins de fer.

En 1869, il faisait expérimenter un système composé de perches transversales suspendues aux côtés latéraux des wagons, au moyen d'anneaux en caoutchouc garnis d'une courroie circulaire qui reposaient sur des crochets fixés aux parois du véhicule. On posait sur ces perches transversales douze civières dans chaque wagon.

En même temps, d'accord avec le Ministre des travaux publics, on donna aux administrations des chemins de fer l'ordre de tenir toujours prêtes un certain nombre de voitures aménagées pour le transport des malades et blessés, savoir :

Pour les chemins de fer de	150 verstes de longueur,		1	wagon.
—	de 150 à 200	—	3	—
—	de 250 à 500	—	6	—
—	au-dessus de 500	—	9	—

En outre, pour avoir, en très peu de temps, pendant la guerre, la quantité nécessaire de wagons aménagés d'après ce système, on ordonna aux chemins de fer de préparer des anneaux en caoutchouc et toutes les pièces en fer pour le nombre suivant de wagons sanitaires :

Les chemins de fer de	150 verstes de longueur, pour		10	wagons.
—	150 à 200	—	25	—
—	250 à 500	—	50	—
—	au-dessus de 500	—	75	—

On prescrivit aux officiers chargés du transport des troupes et aux inspecteurs des chemins de fer de visiter et d'examiner, une fois par an, les objets nécessaires à l'aménagement des véhicules, pour les conserver en bon état et pour en posséder toujours le nombre indispensable. Il fut décidé que les Compagnies de chemins de fer prendraient à leur charge l'installation de tous les objets nécessaires à l'arrangement des wagons sanitaires, excepté celle des civières, des anneaux en caoutchouc, des seaux, ainsi que les dépenses relatives à l'aménagement même des véhicules ; quant à la fabrication de ces divers objets, elle devait s'effectuer aux frais du Ministère de la guerre, mais d'après la commande des Compagnies de chemins de fer.

Cependant, en Russie et à l'étranger, on inventait toujours des systèmes nouveaux pour l'aménagement des wagons sanitaires. Dans le but de mettre à l'épreuve ces systèmes, les différentes Compagnies de chemins de fer exposèrent, par ordre du gouvernement, à Saint-Pétersbourg, au printemps de l'année 1873, des wagons aménagés pour le transport des malades et des blessés, au moyen de perches transversales, d'étais, de crochets, d'anneaux, de courroies, de brancards, etc., suivant l'arrangement que chaque Compagnie jugeait préférable. On composa, avec les vingt-huit wagons ainsi obtenus, un train militaire sanitaire, dans lequel une commission présidée par le chef de l'état-major, le comte Heyden, fit, sur le chemin de fer Nicolaï, le voyage, aller et retour, de Saint-Pétersbourg à la station Alexandrovskaïa.

A la suite de cette épreuve, on détermina :

1° La disposition que doivent avoir les wagons destinés aux trains sanitaires ;

2° Le mérite des différents systèmes d'aménagements ;

3° La façon de disposer des malades et des blessés dans les wagons ;

4° Le nombre du personnel indispensable à chaque train ;

5° La quantité nécessaire de denrées alimentaires et de médicaments ;

6° La manière de transporter les malades et les blessés dans le wagon, de les embarquer et de les débarquer.

Une commission particulière composa, d'après ces données, l'*Instruction pour le transport, par voies ferrées, des malades et des blessés*. Cette instruction fut définitivement approuvée par le Ministre de la guerre, le 10 juillet 1875, et, le 6 février 1876, une circulaire du Ministère des travaux publics prescrivit à tous les chemins de fer de s'y conformer exactement.

Voici la traduction des parties principales de cette Instruction :

§ 1er. Le transport par voies ferrées des malades et des blessés se divise en deux catégories :

a. Le transport du champ de bataille aux hôpitaux les plus proches ou jusqu'aux endroits où les malades peuvent être placés dans des trains sanitaires aménagés et préparés d'avance.

b. Le transport ou l'évacuation des malades et des blessés de ces hôpitaux ou de ces endroits dans l'intérieur du pays.

§ 2. Pour les transports de la première catégorie, on se sert ordinairement de wagons à marchandises couverts, aménagés d'après le système de l'ingénieur Zavodowsky. On amène ces wagons, munis de tous les objets d'aménagement intérieur, et qui servent, à l'aller, au transport des troupes, des provisions et des armes, le plus près possible de la base d'opérations. En cas d'urgence, on transporte les malades et les blessés dans des wagons à marchandises couverts, sans aménagements spéciaux, garnis seulement d'une couche épaisse de paille ou de foin.

§ 3. Pour les transports de la seconde catégorie, ou pour l'évacuation des malades et des blessés en deçà de la base d'opérations, on emploie des trains sanitaires spéciaux composés de wagons sanitaires spécialement aménagés dans ce but; on installe de préférence dans ces trains les malades et blessés qui sont dangereusement atteints et qui doivent être transportés immédiatement dans l'intérieur du pays.

L'Instruction contient des détails très précis sur la manière dont doit s'effectuer le transport dans le train sanitaire, elle règle les détails du personnel médical, des infirmiers, de la cuisine, des médicaments, des approvisionnements, de la formation des trains sanitaires, des mesures à prendre pendant le trajet, des moyens d'opérer la désinfection des wagons sanitaires. Une liste des médicaments et des provisions de bouche nécessaires à chaque train est annexée à l'Instruction.

Le système du transport des malades et des blessés du champ de bataille à diverses destinations, proposé par le Chef des transports militaires par voies ferrées, fut examiné sous tous les points de vue, en décembre 1876, au comité de mobilisation, pendant la session spéciale de la Société de la Croix rouge, et fut accepté à l'unanimité.

Au commencement de l'année 1877, pour compléter l'organisation du service du transport des blessés militaires par chemins de fer, l'État-major composa et le décret Impérial du 23 avril approuva l'*Instruction pour les commandants des trains sanitaires*, instruction qui détermine nettement les devoirs et les droits de ces fonctionnaires. Il faut encore ajouter que, depuis 1877, l'état-major prépare deux fois par an, au printemps et à l'automne, des itinéraires spéciaux pour les trains sanitaires; ces itinéraires, accompagnés d'une circulaire, sont transmis à tous les chemins de fer par le Comité temporaire exécutif.

Aussitôt après la déclaration de la guerre Turco-Russe, un ordre du Tzar prescrivit la formation de quatorze trains sanitaires ainsi composés :

Vingt-deux véhicules disposés dans l'ordre suivant, à partir de la locomotive :

1° Un wagon de dépôt et de magasin ;
2° Un wagon de cuisine ;
3° Neuf voitures de 3e classe pour les hommes atteints de blessures ou de maladies graves ;
4° Deux voitures de 2e classe pour le chef du train, le délégué de la Société de la Croix rouge, les médecins, le pharmacien, les sœurs de charité, etc. ;
5° Huit voitures de 3e classe pour les hommes blessés légèrement, capables de rester assis ou couchés ;
6° Un wagon pour le linge sale et les morts.

En même temps que le Tzar ordonnait la mise en service des quatorze trains sanitaires, le Ministre de la guerre prenait un arrêté réglant :

1° L'aménagement intérieur des véhicules pour le transport des blessés ;
2° La confection de l'outillage nécessaire aux trains sanitaires. tels que brancards, instruments de chirurgie, pharmacie, etc. ;
3° L'installation des wagons servant de cuisine ;
4° L'ameublement des compartiments destinés au personnel de service ;
5° Enfin, le prix de location des véhicules, payé aux Compagnies propriétaires, à savoir :

4 roubles par jour par voiture de 3e classe, à quatre essieux ;
3 roubles par voiture à trois essieux ;
1,50 roubles par wagon à marchandises.

Les Compagnies de chemins de fer russes, après avoir enlevé tous les sièges qui se trouvaient dans l'intérieur des voitures affectées au service sanitaire, mirent ces véhicules à la disposition du Ministre de la guerre. Celui-ci fit aménager et outiller ces voitures, composer les trains et ranger les véhicules dans l'ordre indiqué plus haut.

Ces trains furent livrés à la Société de secours aux soldats blessés et malades, qui pourvut les trains du personnel nécessaire, et envoya quatre de ces trains en Roumanie pour y laisser leur outillage. Les dix autres trains sanitaires restèrent en Russie.

L'écartement de la voie russe étant supérieur à celui adopté, en général, en Europe, le matériel roulant de la Russie ne pouvait pas passer sur les lignes ferrées de la Roumanie.

En Roumanie se trouvaient cinq trains sanitaires qui avaient été composés en Allemagne.

Le nombre des trains circulant en Russie dut bientôt être porté de dix à dix-huit. De sorte que le nombre total des trains sanitaires, tant en Russie qu'en Roumanie, s'éleva à vingt-trois, dont dix-huit formés de matériel roulant à la largeur de la voie russe, et cinq ayant du matériel à la largeur de la voie ordinaire. Chacun des dix-huit trains sanitaires de la Russie portait un nom qui, en général, était celui de la personne ou du comité qui avait fait aménager et outiller le train. Voici quels étaient les noms de ces trains et les lignes de chemins de fer par lesquelles le matériel roulant avait été fourni :

NOMS DES TRAINS :	TRAIN FORMÉ PAR LE CHEMIN DE FER :
1° Impératrice	Nicolaï.
2° Grande-Duchesse Alexandra Pétrowna	De la Baltique.
3° Princesse Eugénie d'Oldenbourg	Nicolaï.
4° Grand-Duc héritier	Moscou-Rjasan.
5° Duchesse d'Édimbourg	Moscou-Kursk.
6° Prince Dolgoroukow	Nischni-Novogorod.
7° *Idem*	Odessa.
8° Polyakow	Kursk-Charkow-Azow.
9° Prince Jussupow	Kiew-Brest.
10° Comité des dames de Varsovie	Varsovie-Therespol.
11° Comité de Woronesch	Koslow-Woronesch-Rostow.
12° Grande-Duchesse Marie Paulowna	Libau-Romny.
13° Grande-Duchesse Xenia Alexandrowna	Ryaschk-Wjasma.
14° Grande-Duchesse Alexandra Josephowna	Moscou-Brest.
15° *Idem*	Koslow-Woronesch-Rostow.
16° Comité des dames de Tambow.	Tambow-Koslow.
17° Société de la Croix rouge de Moscou	Moscou-Jaroslaw.
18° *Idem*	Orel-Witesbsk.

Quant aux trains sanitaires de la Roumanie, leur nombre s'éleva bientôt à six. Trois d'entre eux avaient été loués à Berlin et un à Stuttgart. La colonie russe de Berlin avait formé le cinquième, et celle de Dresde le sixième.

Commissions d'évacuations. — *Quatre Commissions d'évacuation*, dont la mission était de répartir sur toute la surface de l'empire russe les malades et les blessés venant de Turquie, furent nommées.

La première de ces commissions avait son siège à Jassy ; elle envoyait les blessés dans les hôpitaux situés le long des chemins de fer des commandements militaires de Kiew, Charkow et Odessa.

La commission d'évacuation de Wladikawkas s'occupait des troupes venant du Caucase, et les distribuait sur les lignes jusqu'aux gares de Rostow, de Woronesch, de Tambow et jusque sur le chemin de fer de Griasi-Zarizinsch.

La troisième commission, établie à Kiew, rayonnait sur les districts militaires de Varsovie, de Wilna et sur le district sud de Moscou.

Enfin la quatrième commission, installée à Moscou, expédiait les malades dans les hôpitaux des districts de Moscou et de Saint-Pétersbourg.

Des dix-huit trains sanitaires mis en service sur le territoire russe,

9 dépendaient de la commission de Jassy ;
5 — — Kiew ;
3 — — Wladikawkas ;
1 — — Moscou.

1° De dix wagons munis de brancards d'un type particulier, inventés par l'ingénieur Zavodowsky, et qui devaient servir au transport des soldats grièvement blessés ;

2° De cinq voitures de 3e classe dans lesquelles les malades pouvaient s'asseoir ou se coucher ;

3° De dix wagons munis seulement de bancs pour s'asseoir.

De ces quatorze trains sanitaires, neuf furent envoyés à la commission d'évacuation de Jassy, quatre à celle de Kiew, et un à Charkow. A l'approche de l'hiver, on échangea, dans la limite du possible, les wagons contre des voitures à voyageurs qu'on pouvait chauffer.

Le personnel militaire, administratif et médical de ces trains, ainsi que les instruments, les médicaments, etc., furent fournis, en partie par le Ministère de la guerre, en partie par les Sociétés ou Comités de secours.

Sur le nombre de 190,915 blessés et malades évacués jusqu'au 1er janvier 1879, 3,218 hommes seulement, c'est-à-dire 1,9 pour 100, furent transportés, au commencement de la guerre turco-russe, dans des trains ordinaires; les 187,697 autres furent évacués dans des trains sanitaires.

Des trente-deux trains sanitaires Russes, celui qui a produit le plus faible travail utile est le train n° 16 du comité des dames de Tamboff. Cependant, du 29 septembre 1877 au 28 décembre 1878 (quinze mois), il a fait vingt voyages, parcourant 49,189 verstes, c'est-à-dire qu'en un mois, il n'effectuait pas moins d'une fois le transport des malades, et en trois mois il n'accomplissait pas moins de quatre voyages.

Le second train, dont le travail utile n'a pas été satisfaisant, est le train n° 3, Princesse-Eugénie d'Oldembourg; il a accompli trente-un voyages et parcouru 52,985 verstes en quatorze mois, du 12 juillet 1877 au 3 septembre 1878; par conséquent, il a fait, avec les malades, au moins deux voyages en un mois, et, en cinq mois, il en accomplissait onze.

Ce furent les trains *à improvisation rapide*, composés de wagons de marchandises ou de voyageurs, qui rendirent le plus de services.

Les trains *spéciaux*, préparés d'avance, firent, d'après les rapports officiels, peu de travail utile, principalement en raison de l'encombrement de la voie qui devait servir *d'abord* au transport des troupes et des munitions.

Il est à remarquer que malgré le nombre assez grand des trains sanitaires russes ils furent encore insuffisants, notamment pour le transport des nombreux malades et blessés de Plewna.

Après la guerre de 1877 parut en Russie le *Nouveau Règlement du service de santé dans les armées russes en campagne.*

Ce Règlement contient l'Instruction suivante sur le *service des évacuations* que nous croyons utile de traduire.

Cette Instruction présente de nombreuses analogies avec les prescriptions sur le service des évacuations et des étapes de l'armée allemande.

RÈGLEMENT SUR LE SERVICE DES ÉVACUATIONS.

Instruction relative à l'évacuation des malades et des blessés de la région occupée par l'armée d'opérations dans les gouvernements intérieurs de l'Empire. (Approuvée par le comité d'études médico-militaires.)

1° L'évacuation des militaires de la région occupée par l'armée d'opérations dans les gouvernements intérieurs de l'Empire doit avoir pour but les trois objets suivants, qui sont d'une égale importance :

a. Débarrasser les armées d'opération des hommes devenus, par suite de maladies ou de blessures, temporairement ou définitivement impropres au service.

b. Procurer aux malades et blessés, pour une guérison prompte et radicale, et aux convalescents, pour le rétablissement de leurs forces, les plus grandes ressources possibles.

c. D'un côté, préserver les armées d'opération des maladies contagieuses ou épidémiques, engendrées par l'agglomération d'hommes atteints de blessures graves ou de malades frappés d'affections infectieuses, et de l'autre, garantir les provinces intérieures de l'Empire contre les dangers d'une contagion générale.

2° Il ne sera possible d'atteindre les buts indiqués ci-dessus, qu'autant que les malades soumis aux évacuations seront réunis par groupes suivant les affections dont ils sont frappés, et que ces groupes seront rigoureusement dirigés sur leurs régions d'évacuation respectives. La première de ces opérations est laissée à l'entière responsabilité du service médical, la seconde, au personnel administratif des commissions d'évacuation, celle de Jassy en particulier.

3° Les militaires destinés à être évacués de la région occupée par l'armée d'opération dans les localités de l'intérieur de l'Empire doivent être groupés de la manière suivante :

a. Les convalescents, c'est-à-dire les hommes dont le rétablissement sera ralenti par l'anémie consécutive aux maladies et blessures ; les hommes épuisés par un séjour prolongé dans des localités malsaines, par un service trop pénible ou par une nourriture insuffisante et dont les forces ne peuvent revenir qu'après un repos de longue durée ;

b. Les malades atteints d'affections fébriles aiguës, d'inflammations des voies respiratoires, de péritonite, de rhumatisme articulaire aigu, etc. ;

c. Les malades atteints de maladies infectieuses (typhus abdominal, pétéchial et récurrent, dyssenterie et diarrhée dyssentériforme, fièvres éruptives et intermittentes, etc.) ;

d. Les malades affectés d'ophthalmies simples ou purulentes.

e. Les syphilitiques et les vénériens ;

f. Les militaires atteints de maladies chroniques (phthisie, maladies du cœur, cachexie paludéenne, scorbut) ;

g. Les blessés.

4° Les individus qui, sans présenter des symptômes de maladies déterminées, souffrent d'un affaiblissement général, doivent être évacués de l'armée d'opérations sur les circonscriptions voisines de Kiew et d'Odessa et répartis dans les compagnies de convalescents organisées à cet effet auprès des hôpitaux et des lazarets. Les médecins de la commission d'évacuation de Jassy doivent, en choisissant les lieux de destination des hommes de cette catégorie, tenir compte du degré d'affaiblissement et ne diriger ceux dont le rétablissement paraît plus ou moins prochain que sur des localités voisines du théâtre de la guerre.

5° Les malades atteints de maladies inflammatoires sont transportés seulement dans les hôpitaux voisins de la frontière Roumaine, à savoir ceux de Kichinew, Tiraspol, Bender, etc.

6° Les malades atteints de fièvres infectieuses aiguës doivent être évacués sur les établissements sanitaires situés sur les voies ferrées de Birsoula à Kharkow d'où ils sont dirigés, en cas de besoin, vers l'est jusqu'à Slaviansk, et vers le nord jusqu'à Koursk inclusivement.

7° Les malades souffrant d'ophthalmies simples ou purulentes sont expédiés dans des stations sanitaires spécialement organisées pour cette catégorie de malades dans la circonscription militaire d'Odessa.

8° Les syphilitiques et les vénériens doivent être répartis dans les hôpitaux des circonscriptions militaires d'Odessa, de Kiew et de Kharkow. Les envoyer plus au nord de la zone tempérée serait désavantageux aussi bien sous le rapport de la dépense que sous celui du traitement médical.

9° Les militaires atteints de maladies chroniques sont dirigés sur Kiew et répartis par la commission d'évacuation de cette ville entre les établissements sanitaires de sa région, en tenant compte, autant que possible, des conditions climatériques des localités choisies.

10° Parmi les blessés et les opérés, ceux qui sont incapables de supporter un long trajet sont évacués sur Kichinew et Odessa. Au fur et à mesure de l'amélioration de leur santé, ou quand leur état demande soit un climat plus doux, soit l'air de la mer, les blessés sont envoyés par chemin de fer dans les hôpitaux de l'ouest et du midi, et de préférence dans ceux de la Crimée.

Les blessés et les opérés en état de supporter le transport à grande distance sont expédiés à Kiew, d'où la commission siégeant dans cette ville les évacue, selon l'état de leur santé, sur les hôpitaux des circonscriptions militaires de Varsovie, Moscou, Wilna, Kharkow et Saint-Pétersbourg. En procédant à cette répartition, les commissions de Kiew et de Moscou doivent faire en sorte de diriger, autant que possible, les blessés sur les localités dont ils sont originaires ou qu'ils habitaient antérieurement ; elles auront soin, en outre, de diriger de préférence ceux d'entre eux dont la guérison exige un traitement chirurgical spécial sur les deux capitales et les villes universitaires (Saint-Pétersbourg, Moscou, Varsovie, Dorpat, Kharkow).

11° Sont exclusivement transportés dans les trains sanitaires pourvus de matériel de couchage ainsi que d'appareils de cuisine pour la préparation des aliments, et accompagnés de médecins et de sœurs de charité, tous les blessés (à l'exception de ceux qui le sont légèrement) et les malades affectés de fièvres aiguës et infectieuses. Les malades des autres groupes ne doivent être admis dans les trains sanitaires qu'autant que leur état exige qu'ils soient couchés pendant le trajet.

12° Les malades des autres catégories, qui peuvent sans inconvénient supporter le transport dans la position assise, sont expédiés dans les trains militaires appropriés à cet effet, au moyen de wagons de 3e classe, et, à leur défaut, au moyen de wagons de marchandises aménagés, ou même dans les trains militaires vides qui ont servi au transport des troupes. Dans tous les cas, chacun de ces trains doit renfermer un certain nombre de places munies de paillasses destinées aux malades qui ont besoin d'être couchés. En organisant ces trains, on devra prendre toutes les mesures nécessaires pour préserver les malades des atteintes du froid et de l'humidité. On désignera chaque fois à l'avance et avec précision les points où devront déjeuner et dîner les malades transportés par les trains militaires et par ceux des trains sanitaires dépourvus d'appareils de cuisine.

13° Les malentendus qui peuvent surgir dans les opérations d'évacuation, et que la présente instruction n'est pas à même de prévoir, doivent être résolus par les commissions d'évacuation ; de même que les difficultés momentanées qui peuvent se présenter par suite de l'accroissement extraordinaire de certains groupes de malades ; les commissions, néanmoins, tiendront rigoureusement la main à ce que les malades atteints d'affections locales accompagnées de fièvre et les blessés incapables de supporter un long trajet ne soient pas envoyés au loin (§§ 5 et 10), à ce que les malades atteints d'ophthalmies soient uniquement évacués sur la circonscription d'Odessa (§ 7), à ce que les malades affectés de fièvres infectieuses soient évacués dans la direction prescrite (§ 6) et située en dehors de l'artère principale du mouvement des troupes, et qu'ils ne soient jamais dispersés, pas plus que les syphilitiques, sur toute la surface de l'empire (§ 8), enfin à ce que les blessés soient transportés par trains sanitaires, bien entendu, dans les deux capitales et les villes universitaires (§§ 10, 11, 12).

L'Inspecteur médical militaire en chef,

KOZLOW.

Règlement du Ministère de la guerre en date du 2 juillet 1878.

Actuellement les trains sanitaires sont formés par le Ministère de la guerre, après accord avec le Ministère des travaux publics.

L'entretien de ces trains, au nombre de trente, est à la charge de l'autorité militaire.

Les trains sanitaires sont, pendant leur circulation, sous la dépendance de l'état-major général. Chaque train doit contenir 250 malades et blessés, dont un nombre déterminé doit pouvoir être transporté étant couché.

Le concours de l'initiative privée ou des comités de secours ne peut avoir lieu qu'après le consentement du Ministère de la guerre.

Chaque train sanitaire est désigné par un numéro d'ordre.

En temps de paix, on doit, en vue d'une composition rapide de trains sanitaires, tenir toujours prêts :

a. Les itinéraires de ces trains avec l'indication des gares de formation;

b. Les règlements relatifs au matériel roulant ;

c. Les états du personnel qui doit faire partie des cadres de l'état-major général et de l'administration médicale ;

d. Les approvisionnements, matières et médicaments nécessaires ;

e. L'aménagement intérieur des wagons, des cuisines, outillage, brancards.

Les objets nécessaires à l'aménagement des véhicules doivent être déposés entre les mains des administrations de chemins de fer, qui les garderont dans les gares de formation des trains sanitaires.

Le personnel d'un train sanitaire doit comprendre :

1 officier d'état-major ;
1 officier supérieur ;
2 médecins ;
20 infirmiers ;
8 sœurs de charité.

La Russie possède actuellement une organisation complète du service sanitaire pour le transport des blessés et, en cas de guerre, elle dispose en quelques jours, d'un matériel bien organisé et qui lui permet d'évacuer rapidement un grand nombre de malades et blessés militaires.

SUISSE

La Suisse ne possède un règlement officiel sur le transport des malades et blessés militaires que depuis 1878.

Nous croyons utile de donner le texte de ce Règlement conçu dans un excellent esprit :

RÈGLEMENT

CONCERNANT

L'AMÉNAGEMENT DES VOITURES DE CHEMINS DE FER

POUR LE TRANSPORT DES MILITAIRES MALADES

(27 août 1878.)

Le Conseil fédéral suisse.

Sur l'invitation de l'Assemblée fédérale des 24 et 25 septembre 1873;

En vertu des articles 24 et 29 de la loi fédérale sur les chemins de fer du 23 décembre 1872,

Arrête :

§ 1er. — Toutes les voitures à voyageurs de 3e classe que les administrations de chemins de fer suisses feront construire à neuf, ainsi que celles dans lesquelles le nombre des sièges de 3e classe est supérieur à celui des autres classes, devront être construites de telle sorte que, en cas de besoin, l'espace réservé aux troisièmes classes puisse être transformé en lazaret, sans nécessiter un changement de construction.

En cas de grandes réparations aux caisses de voitures de

3e classe (système américain), on y apportera également les modifications ci-après :

§ 2. — Dans ce but, les voitures dont-il s'agit subiront les changements spéciaux suivants :

1° Toutes les portes et les garde-corps doivent pouvoir s'ouvrir sans difficulté sur une largeur d'au moins 96 centimètres. Les portes peuvent être à vantail brisé ou à deux battants.

2° Dans les voitures à compartiments, les parois intermédiaires doivent pouvoir s'enlever complètement, à moins que les portes ne puissent s'ouvrir dans la mesure indiquée sous chiffre 1.

3° La longueur de chaque compartiment de 3e classe ne doit pas être inférieure à 250 centimètres.

4° Les filets à bagage doivent pouvoir s'enlever facilement.

§ 3. — Pour le chauffage, on n'admettra que les systèmes comportant un renouvellement efficace de l'air. Le Conseil fédéral se réserve de décider sur chaque système en particulier.

§ 4. — L'aménagement des voitures ou des compartiments de 3e classe pour le transport des malades consiste :

1° A enlever les banquettes et les filets à bagages qui pourraient gêner, à ouvrir les portes à deux battants et les garde-corps, et à nettoyer convenablement les voitures ;

2° A faire les installations nécessaires pour coucher et soigner les malades.

Les administrations de chemins de fer doivent prendre à leurs frais les mesures prescrites sous chiffre 1. Celles que nous avons prescrites sous chiffre 2 seront prises aux frais de la Confédération. L'indemnité à payer pour l'emploi du matériel sera déterminée conformément à l'article 24 de la loi fédérale sur les chemins de fer, du 23 décembre 1872.

Les installations mobiles pour le transport des malades seront fournies par la Confédération.

§ 5. — Les détails relatifs à l'aménagement des voitures pour le transport des malades seront fixés par une ordonnance spéciale.

Berne, le 27 août 1878.

Au nom du Conseil fédéral suisse :

Le Président de la Confédération,
SCHENK.

Le Chancelier de la Confédération,
SCHIESS.

ORDONNANCE

SUR

L'ÉQUIPEMENT DES TRAINS SANITAIRES

(27 août 1878.)

I. — VOITURES DE LAZARET

a. Appareils de couchage.

1. Brancards. — Forme et dimensions suivant les figures des planches III et IV.

Les montants (Pl. V) (deux longs et trois traverses) se composent de planches en sapin, rabottées et sciées dans le sens des fibres du bois, et ont 27 à 30 millimètres d'épaisseur. Le bois ne doit contenir ni gros nœuds, ni fentes.

Tous les angles doivent être arrondis.

La toile, en forte toile à voile, doit être fortement tendue et fixée au moyen de clous à tête large en fer, conformément au dessin de la figure 2 de la planche IV. Les têtes des clous, placés à 3 millimètres les uns des autres, sont enchâssées chacune dans un petit morceau de cuir.

Longueur totale des brancards	....	$2^{m}20$
Longueur de la couche	....	1 80
Longueur de chaque poignée	....	0 20
Longueur des brancards	....	0 65
Hauteur —	....	0 10
Poids —	....	9 kilog.

2. Sangles de suspension (Pl. VII). — Elles sont en chanvre très fort de 60 millimètres de largeur. Chaque sangle, en une seule pièce de 2 m. 25 cent. de longueur, est pourvue d'un anneau fermé de 9 millimètres d'épaisseur, en fer forgé, rond, et ayant la forme d'un triangle isocèle. La partie droite de sa branche la plus longue mesure à l'intérieur 65 millimètres et elle est recouverte d'un morceau de même sangle.

La sangle est repliée à ses deux extrémités sur une longueur de 240 millimètres et chaque repli est solidement cousu tout autour. Elle est ensuite repliée de nouveau et le premier repli est solidement cousu à la sangle le long de la première couture. Il en résulte ainsi, à chaque extrémité, un passant de 120 millimètres de longueur qui, par une solide pointe de couture, dans la ligne médiane, en réduit la longueur intérieure de 90 millimètres (1).

La sangle sera ensuite passée dans l'anneau le côté des coutures en bas, c'est-à-dire reposant sur la branche la plus longue recouverte de sangle jusqu'à ce que l'anneau soit à 840 millimètres de l'une des extrémités et à 660 millimètres de l'autre. La sangle sera ensuite solidement cousue sur l'anneau et elle formera ainsi deux bras, le plus long intérieur et le plus court extérieur.

3. *Montants* (Pl. V). — Planches rabottées, en sapin, rectangulaires de 35 millimètres d'épaisseur, 1 m. 98 cent. de long et 20 centimètres de large. La position des crochets et des trous pour le passage des vis doit être exactement pareille aux dimensions du dessin, les vis doivent être noyées des deux côtés.

L'extrémité inférieure des montants doit être sciée très exactement à angle droit et marqué en couleur noire.

4. *Châssis en bois* (planchettes à intercaler). — De même bois que les montants, 20 centimètres et 10 centimètres, pourvus chacun de deux trous pour le passage des vis de 15 millimètres de diamètre.

5. *Crochets* (Pl. VI). — En fer forgé rond, de 14 millimètres d'épaisseur, exactement comme le dessin.

6. *Vis en bois*. — A tête noyée, 100 millimètres de long, 9 millimètres d'épaisseur.

7. *Latte*. — En bois de sapin de 2 m. 3 cent. de long, correspondant exactement à la distance des montants.

8. *Outils*. — *a*. Scies à main ; *b*. Tarière pour les trous de vis de dimension exacte (conforme au pas de vis, soit ainsi de 6 à 6 millimètres et demi) ; *c*. Tourne-vis.

9. *Caisse* à compartiments pour les petites pièces et les outils (2, 4, 5, 6, 8).

b. Inventaire d'une voiture de lazaret.

Le matériel ci-après est nécessaire pour l'aménagement d'une voiture de 3e classe ou d'une voiture à marchandises, à quatre

(1) L'édition allemande de l'ordonnance mentionne 80 millimètres au lieu de 90 millimètres. Ce dernier chiffre est le vrai.

essieux, ou de deux voitures semblables, à deux essieux, destinées au transport des blessés.

1. *Appareil de couchage :*

Brancards	20
Sangles de suspension, 2 par brancards	40
Montants	14
Châssis en bois, 1 par montant	14
Crochets, 4 par montant	56
Vis à bois	64
Latte en bois	1
Scie à main	1
Tarières de 6 et 6 millimètres et demi	2
Tourne-vis	2
Caisse	1

2. *Autre équipement* (à toucher sur les approvisionnements du matériel de l'hôpital, si l'on ne peut pas se le procurer plus simplement ailleurs) :

Matelas	20
Traversins	20
Traversins avec taies	20
Draps de lits	40
Couvertures de laine	40
Petite armoire ou commode	1
Table	1
Chaises ou pliants	2
Chaise percée	1
Cruches à eau	2
Verres dans un verrier (panier à verres)	6
Cuvettes	2
Essuie-mains	2
Urinoirs	5
Tire-bouchon	1
Couteaux, fourchettes et cuillers, chaque	20
Assiettes	20
Crachoirs	4
Vases plats	2
Escabeau	1
Thermomètre de chambre	1
Torchons	2
Balai	1
Lanterne à main	1

Savon, morceaux........................ 2
Bougie de stéarine, un demi-kilogramme . 1

c. Installation d'une voiture de lazaret.

1° Le personnel des chemins de fer pourvoira à ce que les banquettes, les poêles superflus et, si cela est nécessaire, les filets à bagages soient enlevés, et à ce que les portes à deux battants et les garde-corps soient ouverts.

2° Les voitures étant vidées, on distribue les montants en allant de la porte vers le poêle. Le premier montant de chaque côté se place dans le coin, de telle sorte que les trous à crochets les plus bas soient dirigés contre la paroi du fond ; on marque et on perce ensuite les trous à vis dans les traverses de châssis supérieures et inférieures de la voiture, après quoi on visse solidement les montants. Le châssis (planchette à intercaler) sera vissé dans le haut entre le montant et la traverse (mais dans les voitures à quatre essieux seulement).

L'intervalle entre les deux montants doit être parfaitement semblable dans le haut et dans le bas, à la longueur de la latte (latte mesure). Les montants doivent être placés de manière que les trous à crochets de même hauteur dans les deux montants soient exactement en face l'un de l'autre. On ne tient pas compte des fenêtres.

Les montants trop longs peuvent être un peu raccourcis *dans le haut*, mais jamais *dans le bas*. Il est permis d'éviter les poutrelles du plafond, en plaçant les montants un peu plus en avant ou en arrière, de cette manière on évite en outre de scier les trous à vis.

Si l'on manque de place pour la table ou l'armoire, on pourra laisser une longueur de lit libre, ainsi que pour le poêle. Si par la position de ce dernier on était obligé de laisser libre une longueur de lit de trop (comme par exemple dans le milieu de la longueur d'une voiture à quatre essieux), le personnel des chemins de fer placera, si c'est possible, le poêle un peu de côté.

3° Dans chaque trou à crochet, on placera le crochet horizontalement, après quoi on le retournera dans une position verticale.

4° Le reste de l'équipement sera, à l'exception des lits, mis à sa place dans la ou les voitures.

5° Les voitures de lazaret seront accouplées en une ou plusieurs sections dont chacune sera pourvue, à l'avant et à l'arrière, d'un tremplin solide, tenant lieu de rampe, à moins qu'on ne puisse disposer de rampes à portes de front, ou de rampes roulantes à bestiaux. Il est recommandé également de placer des tremplins de voiture à voiture et de la rampe de front dans la voiture.

6° Les brancards chargés de leurs lits et de leurs malades seront transportés du lieu où ils sont à la gare, par série de quatre, dans l'ordre où ils doivent être placés dans les voitures. (Les brancards supérieurs forment la série extérieure, et les brancards inférieurs la série intérieure ; à droite et à gauche, la tête doit être tournée du côté de la porte la plus voisine, le côté blessé en dedans.)

7° Le chargement se fait voiture par voiture, en commençant par les deux extrémités de chaque section du train ; on placera en premier lieu, dans chaque voiture, tous les brancards inférieurs, en commençant par les plus éloignés de l'entrée, un à gauche et un à droite, et l'on continuera ensuite par les brancards supérieurs, en terminant par ceux les plus rapprochés de l'entrée.

Deux hommes chargeurs seront en permanence dans la voiture et deux autres à l'entrée de chaque section du train.

Les brancards seront enlevés, à tour de rôle de chargement, par deux hommes chacun (front contre l'entrée et se servant des sangles de suspension comme bricoles), ils se dirigent contre la voiture et seront aidés à gravir la rampe par les deux hommes qui se trouvent à l'entrée ; après avoir pénétré dans la voiture, ils se dirigent vers les montants où le brancard doit être placé et ils le soulèvent de manière que la sangle ne repose plus que légèrement sur leurs épaules. Chacun des deux chargeurs saisit l'anneau de l'un des porteurs et le suspend au crochet auquel il est destiné ; les porteurs soutiennent le brancard jusqu'à ce qu'il soit convenablement suspendu, après quoi ils sortent de la voiture par la porte opposée à l'entrée et ils vont chercher un autre brancard en se renseignant sur sa destination.

Le déchargement se fait en sens inverse, en commençant par les brancards supérieurs les plus rapprochés de la sortie.

L'aménagement d'une voiture à voyageurs est démontré à la planche I.

Les *voitures à marchandises* seront aménagées de la même manière. L'une des deux portes latérales doit cependant rester libre pour le chargement et le déchargement ; en hiver on place le poêle devant l'autre porte.

Si l'on ne pouvait pas utiliser des rampes latérales élevées, on placera quatre hommes dans la voiture (deux porteurs et deux chargeurs), mais on ne peut plus se servir des sangles comme bricoles.

II. — ÉQUIPEMENT D'UN TRAIN SANITAIRE

Chaque train sanitaire peut servir au transport de 140 à 200 blessés couchés. Il exige le matériel suivant, s'il ne doit circuler que sur le réseau des chemins de fer suisse :

1° Locomotive avec son tender.

2° Un fourgon à marchandises, couvert, à portes frontales, pour le bagage que le personnel transporte et ne prend pas avec lui dans la voiture.

3° Un fourgon à bagages, à portes frontales, ou une voiture postale contenant :

a. Le bureau des médecins et des fonctionnaires avec le matériel nécessaire ;

b. Un approvisionnement d'effets de literie, représentant environ la moitié de l'équipement d'une voiture de lazaret, toutefois avec dix draps de lit, cinq essuie-mains et cinq torchons par voiture ;

c. Une petite pharmacie de campagne, suivant les besoins, contenant aussi du plâtre, destiné à faire des appareils ;

d. Une caisse à pansement semblable à celle des ambulances ;

e. Une réserve d'objets d'équipement : deux brancards, six sangles, six crochets et vingt vis à bois ;

f. Une caisse d'outils contenant, outre la petite réserve d'équipement ci-dessus : une petite hache, deux scies, deux tarières de 10 millimètres, quatre tarières de 6 et 6 millimètres et demi et deux vrilles, deux marteaux, deux pinces coupantes, quatre tournevis, cent clous, cinquante vis à bois de différentes grosseurs ;

g. Une caisse contenant des conserves et des boissons.

4° Une voiture-salon pour médecins et fonctionnaires.

5° Une voiture ou un compartiment de 2e classe pour le reste du personnel du train momentanément inoccupé.

6° Sept à dix voitures de lazaret à quatre essieux ou le double à deux essieux, équipées suivant chapitre A B. En cas de besoin, une partie de ces voitures peut être remplacée par des voitures à voyageurs de 2e ou 3e classe pour le transport des malades ou des blessés légèrement atteints qui peuvent rester assis.

Les voitures mentionnées sous les chiffres 4 et 5 seront réparties

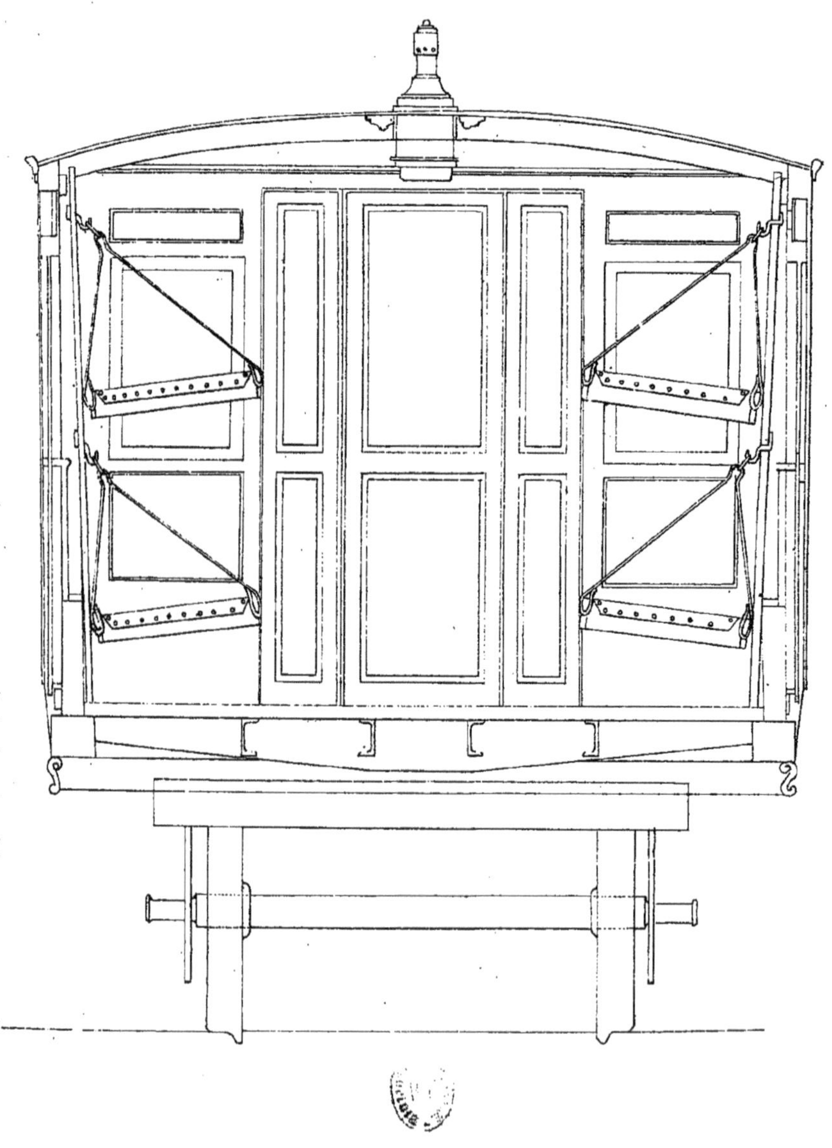

ÉGLEMENT SUISSE

Aménagement des voitures pour malades.
Coupe d'une voiture à 4 essieux.

PLANCHE II

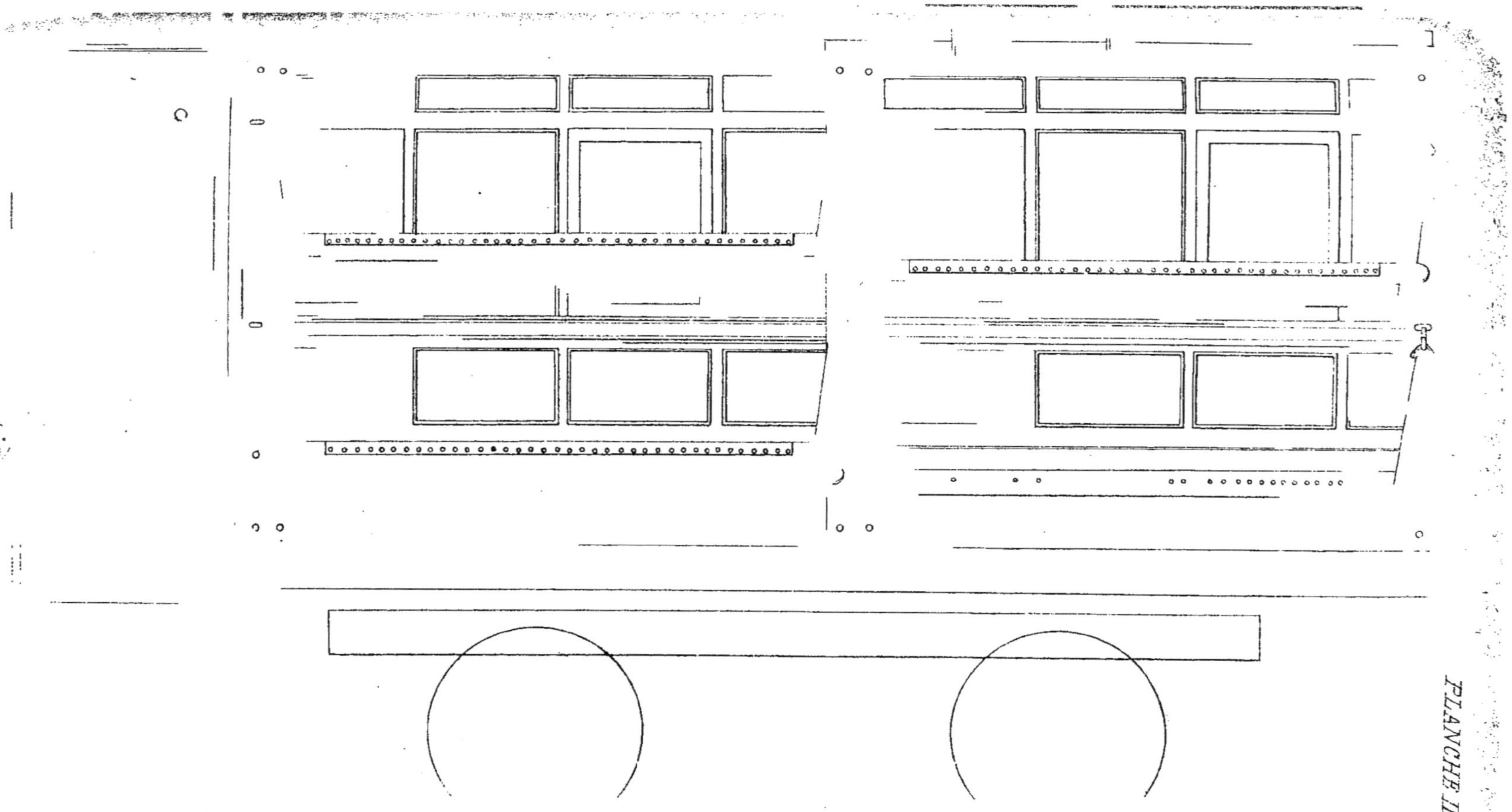

RÉGLEMENT SUISSE   Co e longitudinale d'un wagon our malade

PLANCHE III

Fig. 1

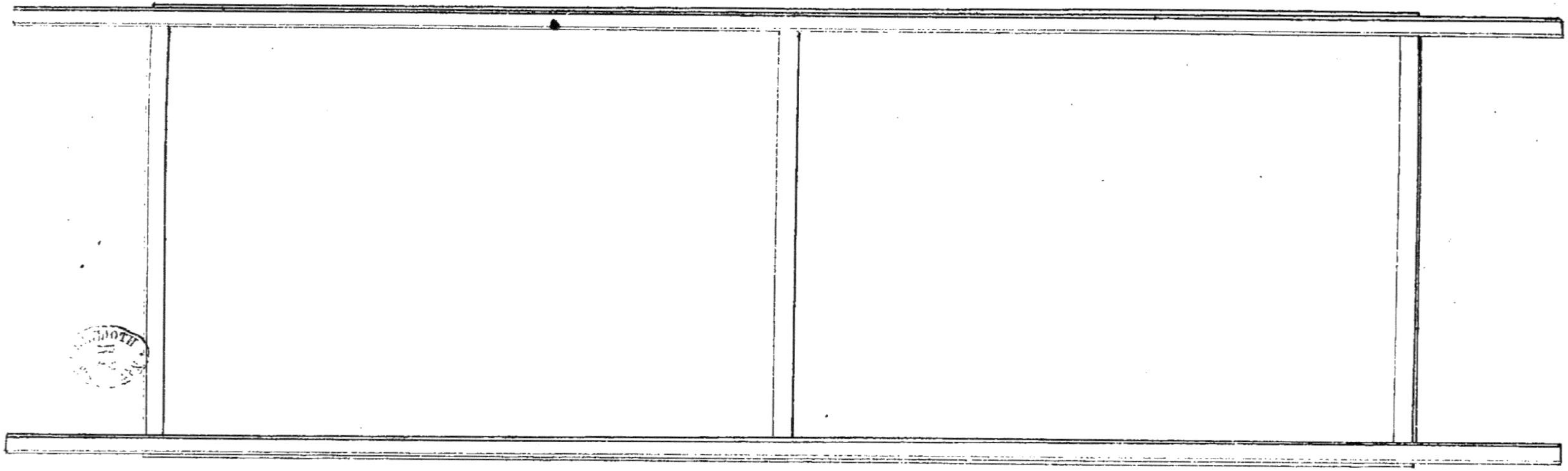

Fig. 2.

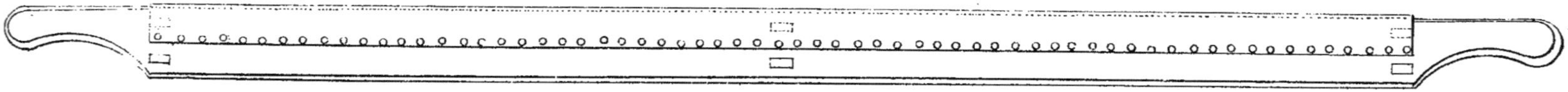

RÈGLEMENT SUISSE

Fig. 1 Brancard Vue de dessous

Fig. 2 —— dº —— Vue de coté

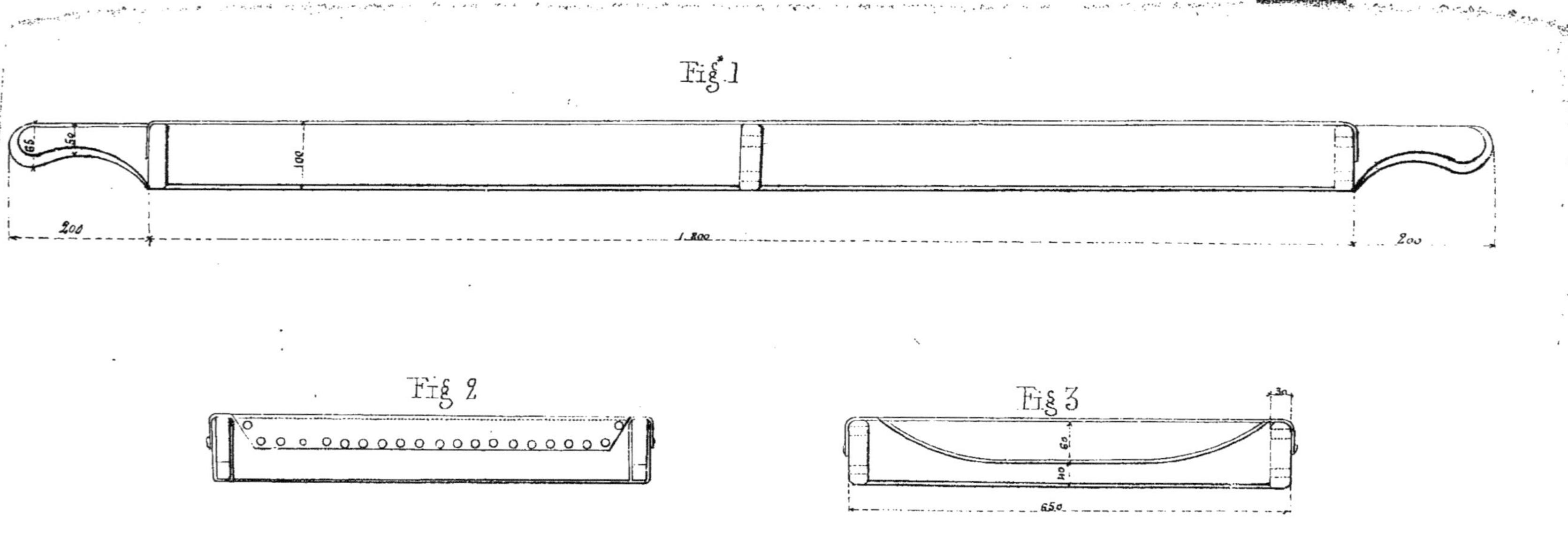

RÉGLEMENT SUISSE

Fig. 1 Brancard — Coupe longitudinale.
Fig. 2. — d° — Vue de face.
Fig. 3. — d° — Coupe transversale.

PLANCHE IV

PLANCHE V

Fig 1

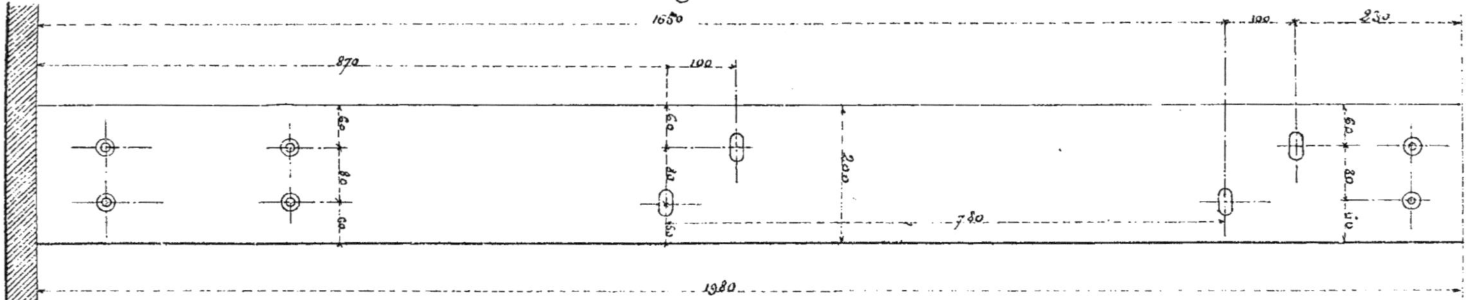

Fig. 2

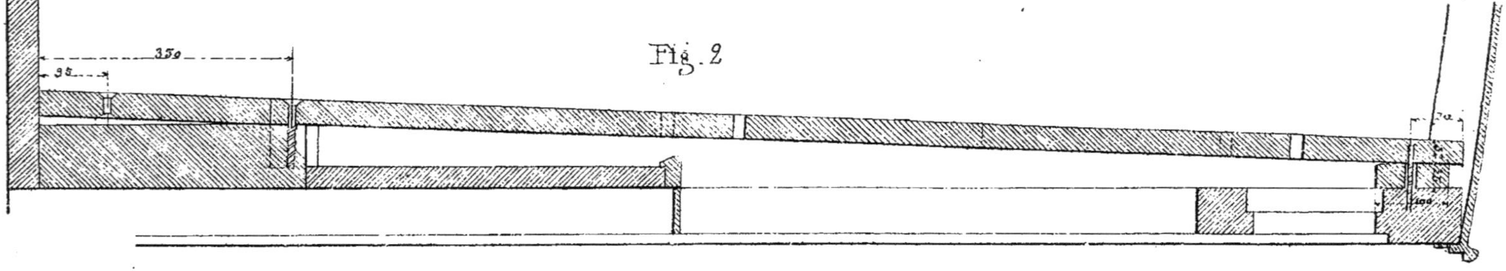

Fig 1. Vue de face

Fig 2. Coupe transversale

RÈGLEMENT SUISSE

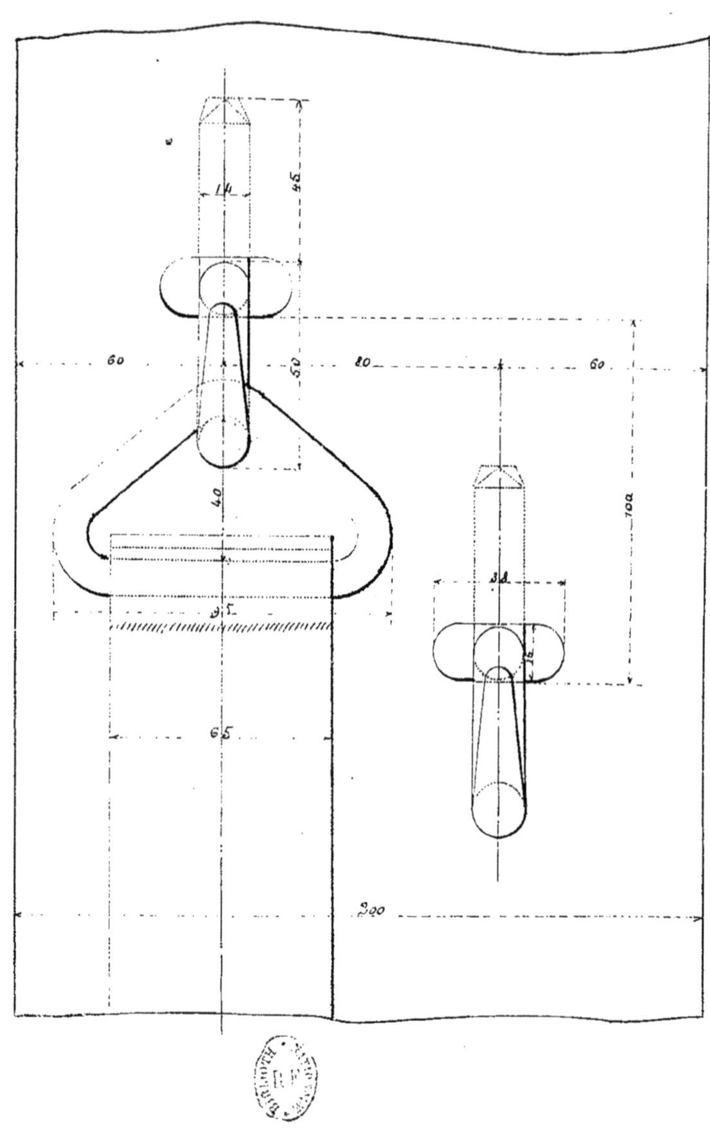

RÈGLEMENT SUISSE

Détail des Crochets.

Vue de face.

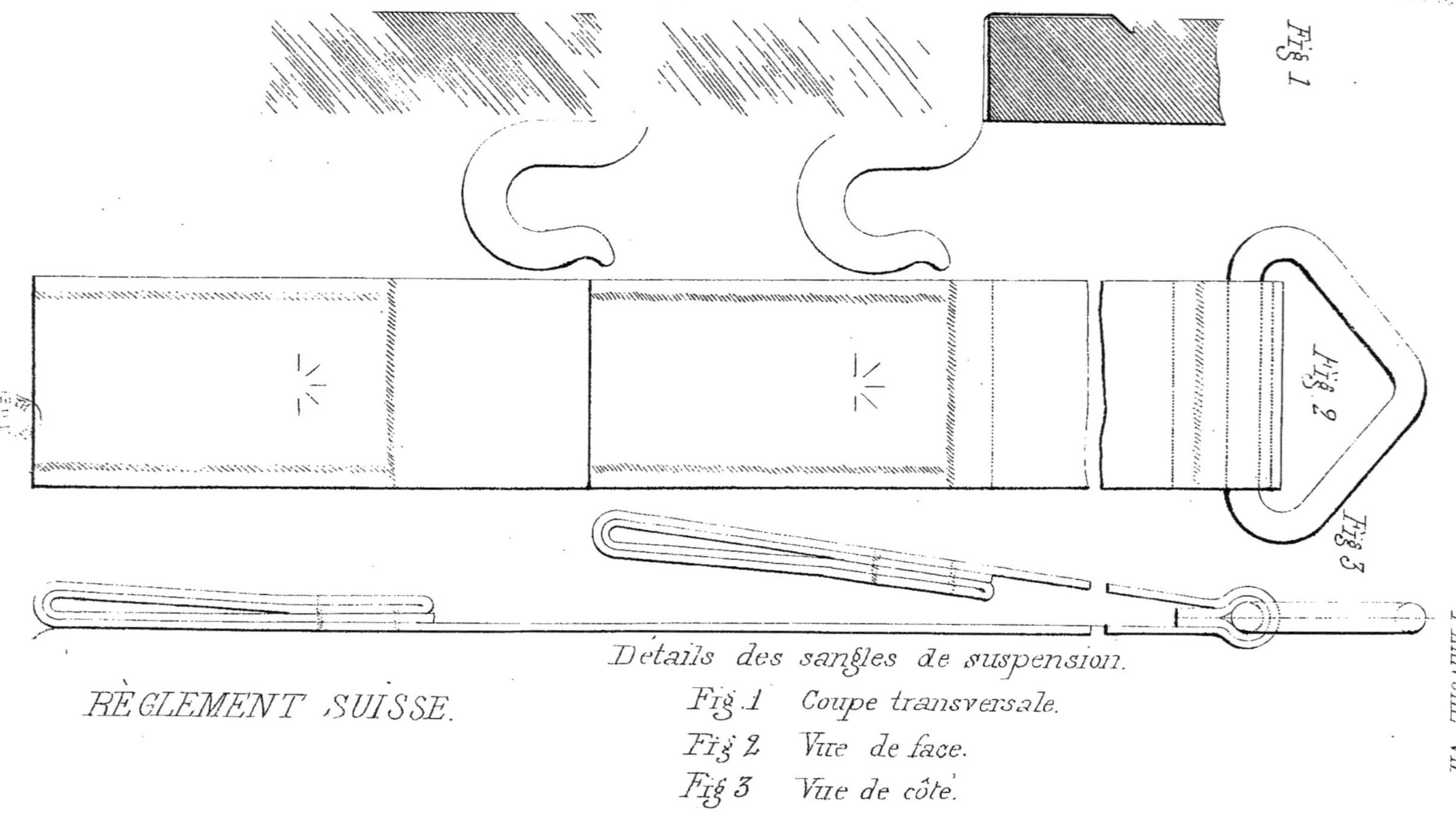

RÈGLEMENT SUISSE.

Détails des sangles de suspension.

Fig 1 Coupe transversale.

Fig 2 Vue de face.

Fig 3 Vue de côté.

entre les voitures du lazaret ; l'un des fourgons mentionnés sous chiffres 2 et 3 est en tête, et l'autre à la queue du train.

Le matériel de chauffage et d'éclairage nécessaire n'est pas mentionné ici, parce que, dans la règle, il fait partie de chaque voiture et qu'il doit être fourni en même temps que celle-ci.

Berne, le 27 août 1878.

Au nom du Conseil fédéral suisse :

Le Président de la Confédération,
SCHENK.

Le Chancelier de la Confédération,
SCHIESS.

ANGLETERRE

Pour la première fois, pendant la guerre des Indes, l'Angleterre eut à se préoccuper du transport de ses malades et blessés par voies ferrées.

En 1867, sur la proposition du médecin-inspecteur général Beaston, le gouvernement colonial chargea la Compagnie des chemins de fer des Indes orientales de construire un certain nombre de wagons pour le transport des blessés. Les wagons construits sur le modèle des wagons à voyageurs ne pouvaient contenir que six malades, et ne présentaient pas de portes aux extrémités pour la communication de wagon à wagon, si nécessaire dans un train sanitaire.

D'après les renseignements qu'a bien voulu nous donner le chirurgien Longmore, il n'y a pas actuellement en Angleterre d'organisation, de règlement, ni un matériel spécial pour les trains sanitaires.

En cas de mobilisation, les compagnies de Chemins de fer, indépendantes de l'État, doivent transformer un certain nombre de leurs wagons, et tout est laissé, jusqu'à ce jour, à l'imprévu.

SUÈDE

En Suède, d'après les renseignements qu'a bien voulu nous fournir le Président de la société Suédoise de secours aux blessés, on a adopté, dans ces derniers temps, un système de transport dans les wagons de 3e classe qui se prêtent très bien à une transformation analogue à celle des trains sanitaires de Wurtemberg.

Chaque wagon peut contenir douze à seize blessés placés sur des brancards suspendus et superposés.

Chaque année les infirmiers font des exercices pratiques pour l'aménagement des wagons, pour le transport et la suspension des brancards.

BELGIQUE

La Belgique n'a pas actuellement de règlement militaire pour le transport des blessés en temps de guerre. Elle ne possède pas de wagons disposés pour la transformation rapide.

ITALIE

Pendant la guerre de Crimée (1859), l'Italie se servit du chemin de fer construit de Sébastopol à Balaclava pour évacuer les blessés. Le transport se fit dans des wagons de marchandises, dont le plancher était recouvert de paille.

Ce n'est que depuis 1870 que cette nation s'occupa sérieusement de cette question. A cette époque, le gouvernement italien nomma une commission dont faisait partie le colonel di Lenna et qui étudia la transformation du matériel pour le transport des blessés et des malades.

Les conclusions de cette commission furent « qu'il fallait se servir des voitures de 3e classe convenablement construites plutôt que des wagons de marchandises. »

La commission exprima le désir qu'on construisit un certain nombre de wagons-hôpitaux sur le modèle des voitures de 3e classe ou qu'on transformât les modèles de ces wagons déjà existants.

Des études furent faites au Ministère de la guerre avec le concours de l'État-major et du service sanitaire, mais aucune décision ne fut prise.

Le général Ricotti, Ministre de la guerre, envoya pendant la guerre franco-allemande deux médecins militaires, le professeur Cortese et Bellina pour étudier l'organisation sanitaire des armées combattantes.

Le docteur Bellina publia, en 1872, un important mémoire sur l'organisation des trains-hôpitaux en Allemagne.

En 1877, le docteur Tosi fut chargé de proposer les moyens les plus pratiques pour la transformation des wagons de marchandises devant servir au transport des blessés.

Les résultats obtenus furent, d'après Di Fede, très satisfaisants, mais aucun projet ne fut adopté et le gouvernement Italien ne prescrivit aucun Règlement spécial, n'adopta aucun matériel particulier, aucun modèle uniforme.

Le docteur Di Fede publia, en 1879, un mémoire résumant l'état de la question en Italie et dans les principaux États de l'Europe. Il fait des vœux pour que l'Italie adopte des mesures analogues à celles de l'Amérique, de l'Allemagne.

En 1881, la Société Vénitienne pour les Travaux publics a publié un mémoire très important, démontrant la nécessité pour l'Italie de construire en temps de paix des trains sanitaires et d'adopter certaines transformations du matériel existant. On trouve décrits dans ce mémoire les différents modèles présentés à la dernière Exposition de Milan. « Il faut, dit l'auteur du mémoire de la Société Vénitienne dans ses conclusions, s'occuper sérieusement d'une question aussi vitale et dont l'importance se manifestera le jour où notre Italie sera engagée dans une guerre.

« Mais pour arriver à des résultats efficaces, les études doivent se faire pendant la paix.

« Le rang de l'Italie dans la civilisation exige qu'elle s'occupe aujourd'hui de cette importante question humanitaire, alors surtout que l'horizon politique se montre sombre. »

TURQUIE

Pendant la dernière guerre d'Orient, le service de transport des blessés s'est à peine étendu jusqu'à Philippopoli. Des chars à bœufs, improvisés sur les lieux du combat, conduisirent les malades et les blessés à la gare d'Andrinople. Après la bataille de Plewna, un grand nombre de blessés furent évacués à soixante verstes, mais dans de mauvaises conditions.

D'après les renseignements qu'a bien voulu nous fournir M. le Président du Comité Central de la Société du Croissant Rouge à Constantinople, on s'est servi principalement, pour le transport des blessés, des wagons de marchandises. Deux brancards mobiles et superposés étaient maintenus par des barres ; un espace suffisant était laissé pour le passage. — Les trains sanitaires se composaient en outre des wagons pour les blessés, de wagons pour les provisions, les objets de chirurgie, les médicaments, le personnel, la cuisine.

FRANCE

En France, on s'est servi avec avantages des chemins de fer pour le transport des malades et des blessés pendant la guerre de Crimée.

En 1857, sur la proposition du baron H. Larrey, l'administration fit établir une sorte de wagon-ambulance pour le transport des malades entre le camp de Châlons et l'hôpital militaire de cette ville. Ce wagon avait cinq banquettes pour cinq blessés assis. Les blessés couchés étaient installés sur un gros matelas ou un brancard avec matelas mis à la place d'une banquette.

Pendant la campagne d'Italie de 1859, un grand nombre de blessés furent évacués par chemins de fer. L'administration n'avait malheureusement pas de wagons spéciaux ou des wagons aménagés à l'avance et préparés avant la guerre, et les blessés étaient placés soit dans les wagons de voyageurs ou couchés sur de la paille ou des matelas reposant sur le plancher des wagons à marchandises. La dispersion se fit difficilement à de grandes distances, néanmoins, ainsi que l'a fait remarquer H. Larrey dans une très intéressante communication adressée à l'Académie de médecine de Paris, les services rendus furent grands et des blessés assez gravement atteints purent arriver à Paris sans accidents sérieux.

Il faut noter avec grand soin la remarque d'H. Larrey, « que si le système des évacuations entre les champs de bataille et les hôpitaux de réserve, c'est-à-dire ceux des grandes villes comme Milan, Brescia, Turin, etc., et entre ces établissements et la France avait été plus largement assuré par des convois de mulets, de cacolets et de litières, ou de voitures bien aménagées, pour les petites distances, par des trains de chemins de fer pour les grandes ; si, en un mot, l'on eût pu disperser davantage, *il n'est pas douteux que les résultats médicaux eussent été supérieurs à ceux que l'on a obtenus.* »

En 1867, une commission, nommée par le Ministre de la guerre, pendant l'Exposition, examina les différents systèmes de wagons pour transports de blessés. Elle reconnut que le meilleur système était celui de garnir les wagons d'épaisses litières de paille, et recommanda les appareils de M. Fischer, les brancards Gauvin.

Des expériences furent faites en 1867 et 1868 sur les chemins de fer de l'Ouest et de l'Est, et indiquèrent les avantages des systèmes Allemands et Américains.

Malheureusement aucune décision ne fut prise par le gouvernement français, aucun modèle ne fut adopté.

« La guerre de 1870-1871, dit le docteur Morache, a surpris l'administration française sans qu'elle eût organisé un service de transport par voies ferrées pour ses malades et ses blessés futurs ; ce fut seulement le 19 juillet 1870 qu'un fonctionnaire de l'intendance fut désigné pour s'entendre pratiquement avec la Compagnie de l'Est au sujet de l'aménagement des wagons (1) ; les ingénieurs de cette Compagnie déployèrent immédiatement une grande activité, et, grâce aux ressources dont disposaient leurs ateliers de Montigny, près Metz, nous pouvions espérer avoir bientôt un matériel important ; malheureusement les cir-

(1) Voyez Ch. Robert, Intendant Général : *Difficultés que rencontre en France l'administration des grandes armées, et moyens pratiques d'y remédier.* Paris, 1871, page 16. — *Journal des Sciences militaires*, livraison de juin 1872, p. 161.

constances de la guerre immobilisèrent bientôt ce matériel, qui fut employé comme ambulances-annexes pendant l'investissement de Metz. Privées dès lors de toute ressource spéciale, les évacuations ne purent s'exécuter qu'avec une extrême difficulté et dans des conditions que les événements de cette malheureuse guerre peuvent faire comprendre. Après Sedan, en particulier, l'autorité allemande, tout en retenant les médecins, les officiers d'administration et les infirmiers, laissa déposer à la gare de Charleville plusieurs milliers de malades et de blessés que l'on dirigea tant bien que mal sur les places du Nord et de l'Ouest. Ils durent être transportés dans les wagons de la Compagnie du Nord, mais sans aucune installation spéciale, sans brancards, sans matériel et presque sans médecins ; car l'on n'avait pour ce service que quelques élèves des hôpitaux de Paris, accourus à la hâte, pleins de zèle, mais sans aucun doute fort peu au courant du service que les circonstances leur imposaient.

« Plus tard, sur la Loire, après nos différents combats, en particulier après la retraite d'Orléans, les blessés et les malades encombraient les villes, les villages et les routes, sans que l'on pût disposer de moyens suffisants pour les enlever ; ils tombèrent à peu près tous au pouvoir de l'ennemi, qui bientôt dédaigna même de les faire prisonniers ou du moins n'en fit pas autant qu'il aurait pu. Ce sont là de tristes souvenirs que ressentent vivement tous ceux qui en ont eu le triste spectacle ; nous n'y insisterons pas et n'y voulons puiser *qu'un enseignement, celui de ne pas retomber dans les mêmes fautes, et, dans nos guerres futures, d'avoir un matériel, une organisation d'ambulances et d'évacuations à la hauteur des besoins.* »

Le 25 décembre 1870, Gambetta, ministre de l'intérieur et de la guerre, ordonna l'aménagement de trains de marchandises pour le transport de 1,200 blessés. Un petit nombre de wagons furent organisés et rendirent cependant des services signalés. Les blessés de l'armée de Chanzy furent promptement éloignés du lieu du combat par les chemins de fer. Après Sedan, plusieurs milliers de blessés furent transportés par les chemins de fer du Nord, sans brancards, ou autre aménagement particulier.

Par les deux circulaires n°s 158 et 176, à la date du 25 décembre 1870 et des 10 et 12 janvier 1871, Gambetta donna des instructions très précises sur l'organisation du service hospitalier à l'intérieur et créa un service médical chargé de l'inspection des lignes d'évacuation des blessés et malades.

Des ambulances provisoires furent établies.

Sept lignes d'évacuation, destinées à desservir les armées de la Loire, de l'Est et des différents corps en campagne, se trouvaient constituées et placées sous l'inspection et la direction d'un médecin inspecteur des évacuations, commissionné à cet effet par le Ministre et placé sous son autorité immédiate.

Ces lignes étaient les suivantes :

1re ligne, Caen et Cherbourg à Brest, par le Mans ;
2e — Vendôme et Quimper à La Rochelle, par Tours et Angers ;
3e — Blois à Bayonne, par Poitiers et Bordeaux ;
4e — Orléans à Perpignan et Tarbes, par Agen et Toulouse ;
5e — Gien et Nevers à Nîmes et Cette, par Clermont-Ferrand ;
6e — Dijon à Besançon, Marseille et Nice ;
7e — réseau du Nord et de la Seine-Inférieure.

Ainsi que le constate le docteur Morache, Inspecteur de la première ligne d'évacuation, ces créations, « imitation des services d'étapes sur chemins de fer de l'armée allemande, » rendirent de grands services, principalement à l'armée du général Chanzy.

Cette organisation ne comprenait pas la transformation des wagons et leur adaptation au service sanitaire, le temps manquait pour cette étude, et les événements de 1870-1871 démontrent la nécessité d'avoir tout prêt en temps de paix un matériel de transport de blessés pour servir utilement pendant la guerre.

Après la guerre de 1870, il faut le constater avec regrets, la question des transports des blessés, par chemins de fer, a peu préoccupé le Gouvernement en France, aucun règlement ne fut adopté, aucune mesure ne fut prise pour mettre à l'abri du défaut d'organisation dont les terribles conséquences étaient apparues dans notre dernière guerre. Les réformes demandées par les docteurs Morache (1872) et Riegert ne furent pas acceptées.

« Si l'on peut obtenir des Compagnies de chemins de fer, disait en 1873 le docteur Morache (1), qu'elles construisent des wagons sur le modèle présenté par M. Bonnefond, ce serait un très grand avantage, et il semblerait logique que le Gouvernement l'imposât aux Compagnies.

« S'il est exact, au contraire, ainsi que ces dernières le prétendent, qu'avec les courbes à court rayon de nos voies et les vitesses

(1) Morache. — Article *Service de santé militaire* du *Dictionnaire Encyclopédique des Sciences médicales*.

exigées sur les lignes françaises, on ne peut adopter des wagons plus larges et plus hauts que ceux existants, force sera bien de se servir du matériel actuel et de le transformer.

« Ce qui importe, du reste, c'est que l'on agisse et que l'administration de la guerre prépare un matériel de trains sanitaires comme elle prépare le matériel d'artillerie ou celui des subsistances, que tout soit calculé pour avoir les trains prêts à rouler peu de jours après la mobilisation de l'armée.

« Ce qui importe, c'est que l'expérience des faits passés ne soit point perdue et que l'on ne s'endorme point dans une fausse sécurité. »

En 1872, M. l'intendant général Vigo-Roussillon fit quelques expériences au camp d'Avor et recommande le système de suspension des brancards dans les wagons de marchandises au moyen d'anneaux en caoutchouc et des supports élastiques placés directement et sans transformation aucune sur le plancher du wagon.

Le Règlement Général du 1er juillet 1875, modifié par décret du 27 janvier 1877 : *Des transports militaires par chemins de fer*, donne quelques indications sur l'emploi du matériel roulant et des wagons à marchandises pour le transport des blessés.

Voici le texte du règlement :

TITRE V

TRANSPORT DES MALADES ET DES BLESSÉS EN ARRIÈRE DE L'ARMÉE

CHAPITRE III

EMPLOI DU MATÉRIEL ROULANT

ART. 160.

Voitures à voyageurs.

Les voitures à voyageurs de 1re, 2e et 3e classe sont réservées aux militaires atteints de blessures légères et pouvant être transportés assis.

Les wagons de 1re et de 2e classe sont affectés aux officiers et aux malades qui ont le plus besoin de ménagements ; ceux de 3e classe servent pour les moins souffrants.

Les voitures à voyageurs ne reçoivent pas d'aménagements spéciaux.

ART. 161.

Wagons à marchandises.

Les wagons à marchandises aménagés pour les transports de troupes ne sont utilisés pour le transport des militaires malades ou blessés pouvant voyager assis que dans les cas d'absolue nécessité, reconnue par le chef de l'ambulance d'évacuation.

Les wagons à marchandises couverts servent au transport des militaires blessés ou gravement malades qui doivent être transportés couchés.

Ces wagons reçoivent des aménagements spéciaux (lits de camp, lits ou brancards suspendus, moyens d'éclairage).

Les lits ou brancards doivent être disposés de manière à laisser entre eux l'espace nécessaire pour faciliter les soins à donner aux malades.

En cas d'urgence, on peut suppléer à l'insuffisance des lits et des brancards par des paillasses et des traversins.

Les paillasses sont placées sur une couche de paille suffisamment épaisse répandue sur le plancher du wagon.

Les coins des paillasses doivent être laissés vides et sont ficelés de manière à pouvoir servir de poignées et à faciliter les mouvements à bras des malades. Le croquis ci-dessous indique la meilleure manière de disposer sur le plancher d'un wagon de dimensions ordinaires sept brancards ou paillasses destinés à des hommes grièvement blessés.

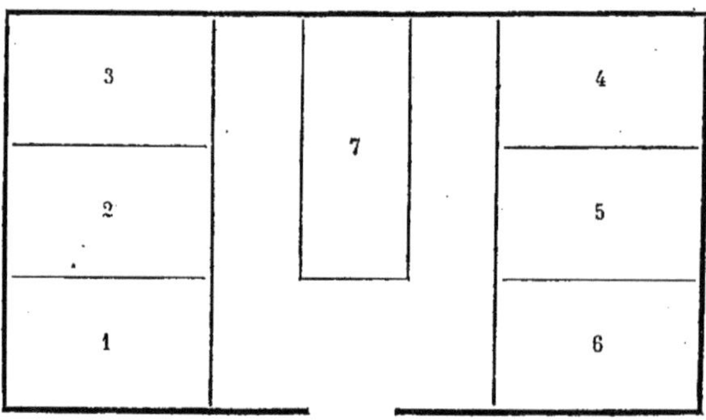

ART. 162.

Wagons chargés de malades couchés.

Les wagons chargés de malades ou blessés voyageant couchés sont placés dans le milieu du train où les secousses et les chocs sont moins sensibles. . . . . .

ART. 163.

Aération des wagons.

Pendant le trajet, les fenêtres des portières et les volets des wagons (quand il y en a) doivent être tenus ouverts, selon les besoins, pour aérer l'intérieur.

Les chapitres Ier, II, IV et V donnent quelques instructions succintes sur la direction du service, les ambulances d'évacuation, les ambulances provisoires de gares, les dispositions propres aux malades, etc.

Les mesures recommandées dans le chapitre III (emploi du matériel roulant) que nous venons de citer nous paraissent insuffisantes; les lits ou brancards, les paillasses placées, ainsi que l'indique l'article 161, sans aménagement antérieur, ont de graves inconvénients qui ont été signalés dans tous les voyages d'expériences.

La Société Française de secours aux blessés s'est occupée à différentes reprises de l'importante question du transport des blessés.

Après la guerre de 1870, elle fit construire un train sanitaire sur le modèle des trains spéciaux Américains et Allemands.

Plusieurs membres de cette société proposèrent des transformations du matériel existant, mais aucun projet n'a encore été adopté par le Gouvernement.

A l'occasion des Expositions françaises, d'intéressantes expériences avec des wagons étrangers et français furent faites.

En 1878, une discussion très importante eut lieu au Congrès International, tenu à Paris, sur le service médical des armées en campagne. Plusieurs membres français, le baron Larrey, les professeurs Léon Lefort, Legouest, les docteurs Riant et Vallin, affirmèrent la nécessité d'une organisation d'un service de transports de blessés par chemins de fer et indiquèrent les meilleurs systèmes à employer.

En 1881 et 1882 parurent les très intéressants mémoires de

MM. Picqué et Gross, que nous aurons à analyser dans le cours de ce travail.

Quelques expériences ont été faites dans ces derniers temps, sous la direction du Ministère de la guerre, et notamment un voyage d'expériences à Brest, pendant lequel différents procédés de suspension ont été étudiés, mais aucun modèle n'a encore été adopté, aucune décision n'a été prise (1).

Les travaux des Commissions Militaires, nommées à différentes reprises depuis 1880, n'ont pas encore été publiés et on n'a pas organisé de service en vue d'une mobilisation possible.

De ce résumé de l'état actuel de la question de transports des blessés par chemins de fer en France, il ressort bien nettement que nous ne possédons pas actuellement une organisation suffisante du service des évacuations dans le cas de guerre.

Nous ne possédons pas de matériel, nous n'avons pas de wagons pouvant s'aménager de façon à transporter les blessés sans dangers, en sorte que, ainsi que nous l'écrit un des plus brillants représentants de la chirurgie militaire « *une nouvelle guerre nous trouverait aussi mal outillés qu'en 1870-1871.* »

---

(1) Le Ministère de la guerre a adopté, il y a quelques mois, le système du colonel Bry. Nous décrivons et apprécions plus loin ce système.

Un nouveau *Règlement sur le service de santé en campagne* est en préparation au Ministère de la guerre.

DEUXIÈME PARTIE

CHAPITRE II

Utilisation du matériel ordinaire des chemins de fer sans lui faire subir aucun aménagement antérieur. — Moyens de transformation immédiate des wagons.

Un très grand nombre de systèmes ont été proposés dans le but d'utiliser le matériel de nos chemins de fer, tel qu'il existe dans nos Compagnies et sans lui faire subir aucun aménagement antérieur.

Parmi les principaux, nous citerons :

1° *Les litières formées sur le plancher des wagons par de la paille, des paillasses ;*

2° *Les brancards ordinaires ou spéciaux (tels que brancards suspendus, supports élastiques) placés sur le plancher des wagons ;*

3° *Les cadres mobiles, destinés à supporter et à suspendre les brancards.*

1° *Paille et paillasses placées sur le plancher des wagons.* — Au début, lorsqu'il n'existait aucune organisation des trains sanitaires, on se contentait de placer les blessés sur une couche de paille ou sur des paillasses reposant sur le plancher des wagons.

Pendant la guerre de Crimée, au commencement de la guerre de Sécession, en Amérique, on s'est servi de ce mode de transport, dangereux pour les blessés et les malades.

En 1860, en Allemagne, les blessés étaient transportés dans des wagons à marchandises dont le plancher était recouvert d'une couche épaisse de paille ou de paillasses munies d'anses pour faciliter le transport au moyen de perches latérales.

Il existe, en Prusse, une ancienne Instruction sur le transport des blessés par les chemins de fer, indiquant ce système et prescrivant de placer, dans une seule voiture de marchandises, huit blessés ou malades dans la position couchée, trois en avant, trois en arrière et deux dans le milieu de la voiture, de sorte qu'il reste une place pour l'infirmier accompagnant la voiture et pour les appareils qui lui sont nécessaires.

En 1866, en Autriche, un grand nombre de blessés furent transportés couchés sur une litière de paille.

Pendant la guerre de 1870-1871, les blessés de l'armée française n'ont eu pour la plupart que ce moyen primitif de transport, et nos Règlements (voir pages 68 et 69) en sont encore à indiquer la disposition de la paille et des paillasses sur le plancher des wagons à marchandises.

« Nous qui avons entendu les cris des blessés quand on les enlevait de dessus la paille, dit M. de Beaufort, tout notre être se révolte à l'idée d'un retour possible d'un pareil état de choses. »

C'est là en effet une pratique *inhumaine* et que l'on doit repousser. Les expériences ont surabondamment prouvé combien ces litières de paille et ces paillasses placées dans des wagons à marchandises sont insuffisantes et dangereuses pour les blessés.

En France, en effet, le matériel est construit de telle sorte que *le wagon à marchandises* seul peut être utilisé pour le transport des blessés couchés. Ces wagons ont des ressorts correspondants à une charge de 10,000 kilogrammes et d'une flexibilité insuffisante pour un poids faible ; de là des réactions, des trépidations, des secousses verticales et des chocs pendant la marche du train. Nous verrons plus loin les moyens proposés pour lutter contre ces inconvénients.

Dans les expériences faites en 1869 sur les chemins de fer de l'Ouest, on a vu que le transport des blessés *sur des paillasses* exigeait le concours de plusieurs personnes. — La manœuvre était d'une grande difficulté, même lorsqu'on se servait d'une paillasse supportée par deux barres ou lances réliées ensemble par des sangles doubles, système qui, ainsi que nous l'avons signalé, avait été primitivement employé en Allemagne.

Le mouvement imprimé au plancher par la marche du train se communiquait aux paillasses et prouvait que l'élasticité était insuffisante, le transport incommodait les blessés.

Sous le poids du malade et sous l'influence de la trépidation, la paille des litières se tasse, se déplace, le blessé est soumis à des mouvements incessants, et s'il est atteint d'une blessure

Fig. 1.

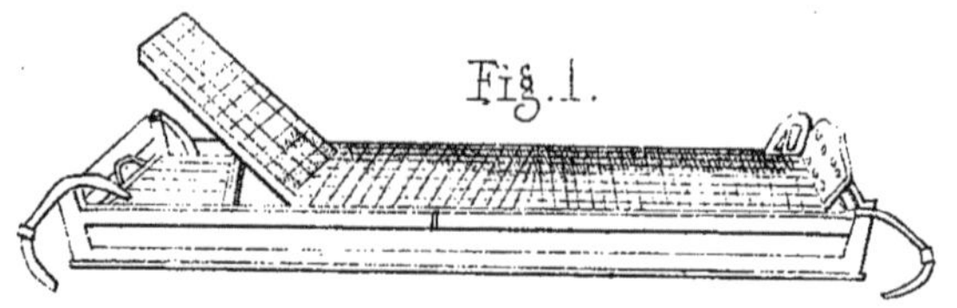

Fig. 2

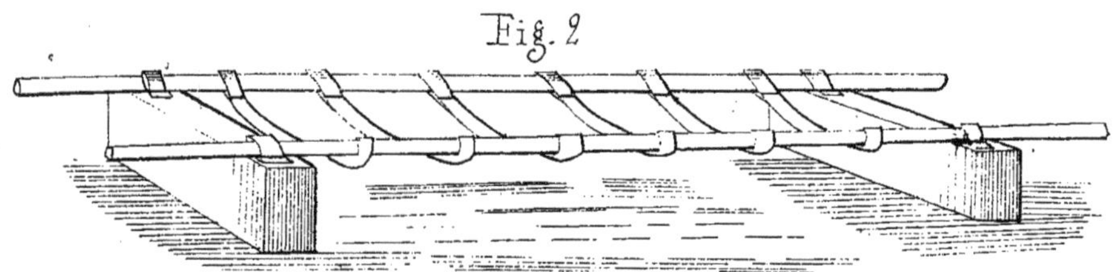

Fig. 3.

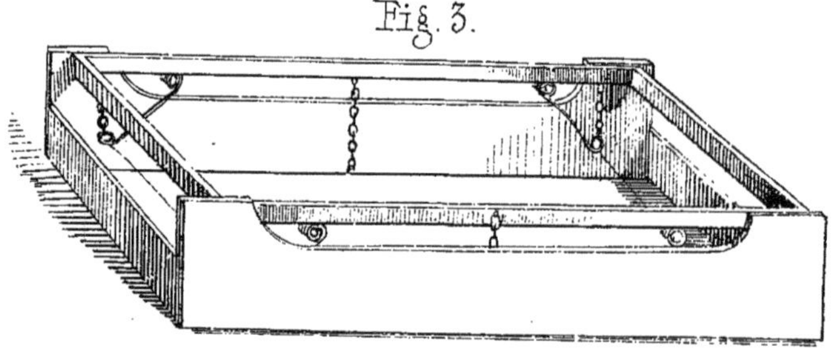

Fig. 4

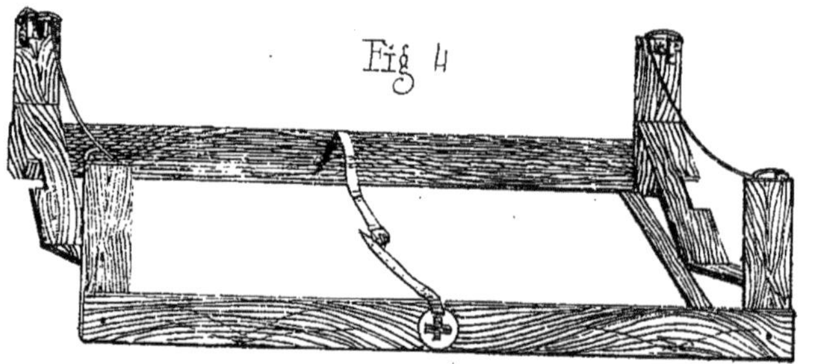

Fig. 5.

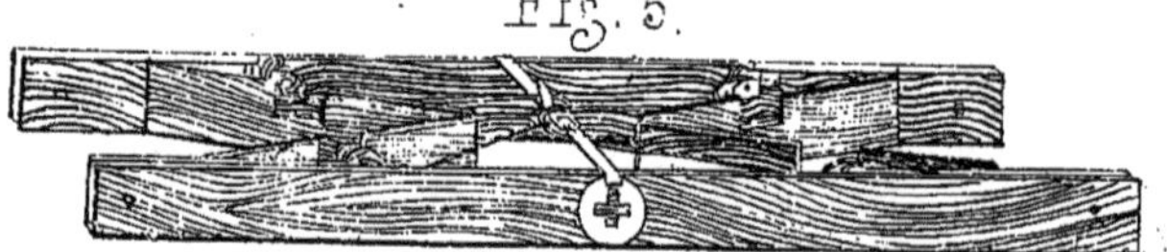

Fig. 1. *Brancard Bavarois (Système Fischer.)*
Fig. 2. *Brancard Gruby.*
Fig. 3. *Support élastique de Mr de Beaufort.*
Fig. 4 & 5 *Support élastique articulé de Mr de Beaufort.*

grave, d'une fracture compliquée, sa situation devient intolérable.

La paille, si elle n'est pas souvent renouvelée, forme en outre un véritable fumier, réceptacle de germes d'infection.

Comment les chirurgiens peuvent-ils pratiquer des pansements sur des blessés couchés à terre? Comment se procurer dans certaines circonstances la quantité de paille nécessaire?

2° *Brancards ordinaires. — Brancards spéciaux. — Lits-brancards suspendus.* — L'expérience a vite démontré l'impossibilité de se servir des brancards ordinaires simplement placés sur le plancher des wagons. Les wagons à marchandises étant soumis en effet à une trépidation pénible, les brancards reçoivent directement tous les mouvements du wagon et on ne parvient que très difficilement à les fixer. Dans les chocs, dans les arrêts brusques, ils sont violemment projetés, et de là des accidents graves pour les blessés.

On a proposé dans ces derniers temps un certain nombre de brancards spéciaux, des sortes de lits suspendus, destinés à éviter les inconvénients signalés dans l'emploi du brancard ordinaire.

Parmi ces brancards, les meilleurs sont ceux de Gruby, Fischer, Gauvin, de Beaufort.

Brancards Gruby (Pl. IX, fig. 2). — Dans le modèle de brancards, avec ou sans paillasses, proposés par M. Gruby, les extrémités des hampes viennent s'engager dans des anses de cuir et reposent sur des tabourets élastiques. Chaque tabouret se compose de deux planchettes entre lesquelles se trouvent quatre ressorts à boudin cylindrique, en spirale simple, qui tiennent ces planchettes en écartement. Ils sont solidement garnis d'une enveloppe de toile qui maintient le tout à la distance voulue en permettant de comprimer les ressorts et d'obtenir une certaine tension. L'ajustement de ceux-ci est fait de manière à permettre des mouvements, dans tous les sens, de haut en bas, d'avant en arrière, de droite à gauche.

Brancards Bavarois, système Fischer. — Dans ce système (voir Pl. IX, fig. 1, et plus loin, pages 115 et 116, wagons sanitaires bavarois), il s'agit de lits suspendus qui peuvent à la fois s'accrocher aux parois du wagon ou être simplement fixés sur le plancher.

Avec quelques modifications peu importantes, ces lits suspendus peuvent être placés dans les wagons de 1re et 2e classe, de façon à coucher les blessés suivant l'axe de la voie et en prenant un point d'appui sur les banquettes.

Brancards Gauvin. — Ces brancards (voir Pl. VIII, fig. 1 et 2) sont constitués par un lit supporté par des ressorts qui viennent s'attacher à un châssis. — Ils peuvent être adaptés sur deux roues et sont munis de petites roulettes qui permettent de les faire glisser facilement sur le sol et facilitent leur introduction dans les wagons.

La figure 1, Pl. VIII, montre la façon dont les brancards Gauvin doivent être placés dans les wagons.

Ce système, qui fut vivement apprécié pendant l'Exposition française de 1867, a été soumis à de nombreuses expériences qui ont démontré son utilité et sa valeur.

Le rapport suivant de M. Dorré, inspecteur du matériel des chemins de fer de l'Est, permet d'apprécier les brancards Gauvin ; il donne de précieux renseignements sur les effets des chocs dans les trains sanitaires, et indique la valeur des litières de pailles, des matelas, des brancards ordinaires comparés aux brancards spéciaux.

CHEMINS DE FER DE L'EST

RAPPORT SUR LE TRANSPORT DES BLESSÉS PAR CHEMINS DE FER

Une commission ayant été chargée par le Ministre de la guerre d'étudier et d'organiser le service du transport des blessés militaires, M. le capitaine d'état-major Le Pipre, délégué de cette commission, a fait, au chemin de fer de l'Est, les expériences suivantes à la date du 20 janvier 1867.

Dans un fourgon, suspendu sur ressorts à patins et attelé, sans serrer les attelages, ont été réunis :

Deux matelas ;

Cinq bottes de paille et quelques brancards du système Gauvin.

Étaient présents : MM., etc.

Il a été unanimement reconnu que, de toutes les dispositions, la plus confortable était de beaucoup le brancard Gauvin.

Venait ensuite le lit composé d'un matelas neuf, étendu sur

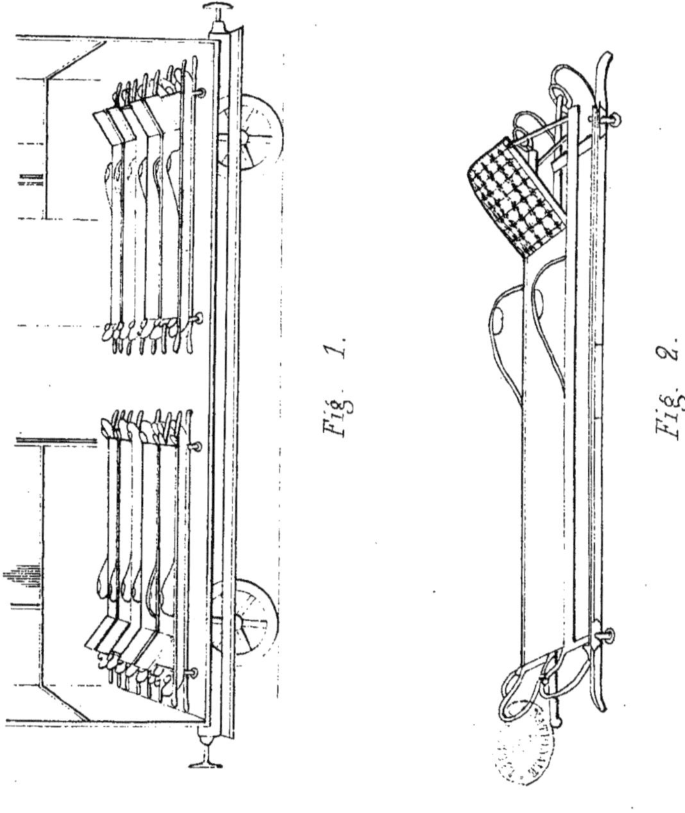

Fig. 1. *Disposition des brancards Gauvin dans un wagon de marchandis*

Fig. 2. *Brancard Gauvin.*

cinq bottes de paille, et sur lequel on éprouvait les secousses, la trépidation et une certaine instabilité.

Le matelas simple étendu sur le plancher et le tas de paille nue ont été reconnus encore plus défectueux.

Les expériences de chargement et de déchargement des blessés fréquemment répétées ont démontré encore, sous ce rapport, la supériorité du brancard Gauvin.

Effet des chocs dans les trains. — Restait encore un point à éclaircir, point sur lequel l'inventeur du brancard n'avait point assez fixé son attention.

De quelle façon, arrimés dans un wagon, les brancards chargés de blessés supporteraient-ils les chocs et réactions résultant non d'accidents, mais de mouvements de gare effectués sans soins? Pour s'en rendre compte, les personnes chargées d'expérimenter occupèrent toutes, pendant un repos à Lagny, les brancards et litières de paille du wagon d'essai, que les hommes de la gare et les dragons de service lancèrent de 150 mètres de distance contre un train stationnant.

Le choc eut lieu par une vitesse de six kilomètres à l'heure. Les brancards placés en avant, dans le sens du mouvement, ne bougèrent pas ; mais les menottes des ressorts de tête de ces brancards sautèrent hors de leurs logements, et la tête des cadres supérieurs tomba sur les cadres inférieurs.

Les brancards placés en arrière furent déplacés, et parcoururent, sur leurs galets, l'espace qui les séparait de ceux d'avant qu'ils vinrent heurter.

Le résultat de cette expérience fait ressortir la nécessité de deux améliorations :

1° La consolidation des menottes sur les feuilles des ressorts ;

2° L'assujettissement solide des brancards à leur place de route ; ce que l'on peut obtenir facilement en calant, au moyen d'une goupille, chaque galet après l'arrimage, en supprimant les galets, ou en fixant les pieds de chaque brancard au moyen d'une couronne aux poignées montoires placées de chaque côté des portes.

Quant à la litière de paille et au matelas, les personnes qui les occupaient ont éprouvé un mouvement de glissement tel, que si l'on n'avait eu le soin de les placer en arrière, elles eussent infailliblement heurté de tête la paroi d'avant du wagon ; du reste aucune d'elles n'a voulu se soumettre à une nouvelle expérience en se couchant sur de la paille du côté du coup de tampon.

Enfin la même expérience a démontré la nécessité de placer les malades longitudinalement dans le sens de l'axe de la voie.

M. Gauvin a dû faire son profit de ces diverses observations.

La conclusion de la présente note tend en conséquence à l'adoption du brancard Gauvin.

Il serait à désirer que l'expérience se répétat dans un wagon N :

1° En queue d'un train de marchandises sur un parcours de cent kilomètres ;

2° En queue d'un train de grande vitesse sur un parcours de trois cents kilomètres.

Cet appareil pèse, sans roues, dix-sept kilogrammes, son prix sera de 50 à 60 francs. Il peut se transporter à vide par chemins de fer à raison de 250 lits par wagon N, anneau réplié comme l'indiquent les figures.

L'Inspecteur du matériel,
DORRÉ.

Brancards avec ressorts-spirales placés près de l'articulation des pieds avec le châssis. — Ces modèles de brancards récemment présentés ont une construction très simple, il suffit en effet d'ajouter aux brancards règlementaires des ressorts spirales près de l'articulation rendue mobile des pieds avec le châssis. — Le ressort se fixe d'un côté dans un point voisin du pied et de l'autre sur le cadre du châssis lui-même. Il paraîtrait que l'élasticité ainsi obtenue est suffisante, l'expérience nous apprendra la valeur de ce système.

Supports élastiques pour brancards. — En 1870, M. le comte de Beaufort a présenté un modèle de support élastique consistant en deux cadres dont l'un formait la base de l'appareil et l'autre l'appui élastique sur lequel se posait le brancard.

M. le comte de Beaufort vient de nouveau de proposer des modèles très ingénieux de supports élastiques. Ces supports élastiques consistent en deux cadres, dont l'un forme la base de l'appareil, l'autre l'appui élastique sur lequel se pose le brancard. La figure 3, Pl. IX, indique cette disposition.

Les figures 4 et 5, Pl. IX, sont des modèles articulés mais qui, de l'avis même de l'auteur, sont trop compliqués et trop coûteux pour un usage général.

M. de Beaufort a en outre proposé des supports élastiques se

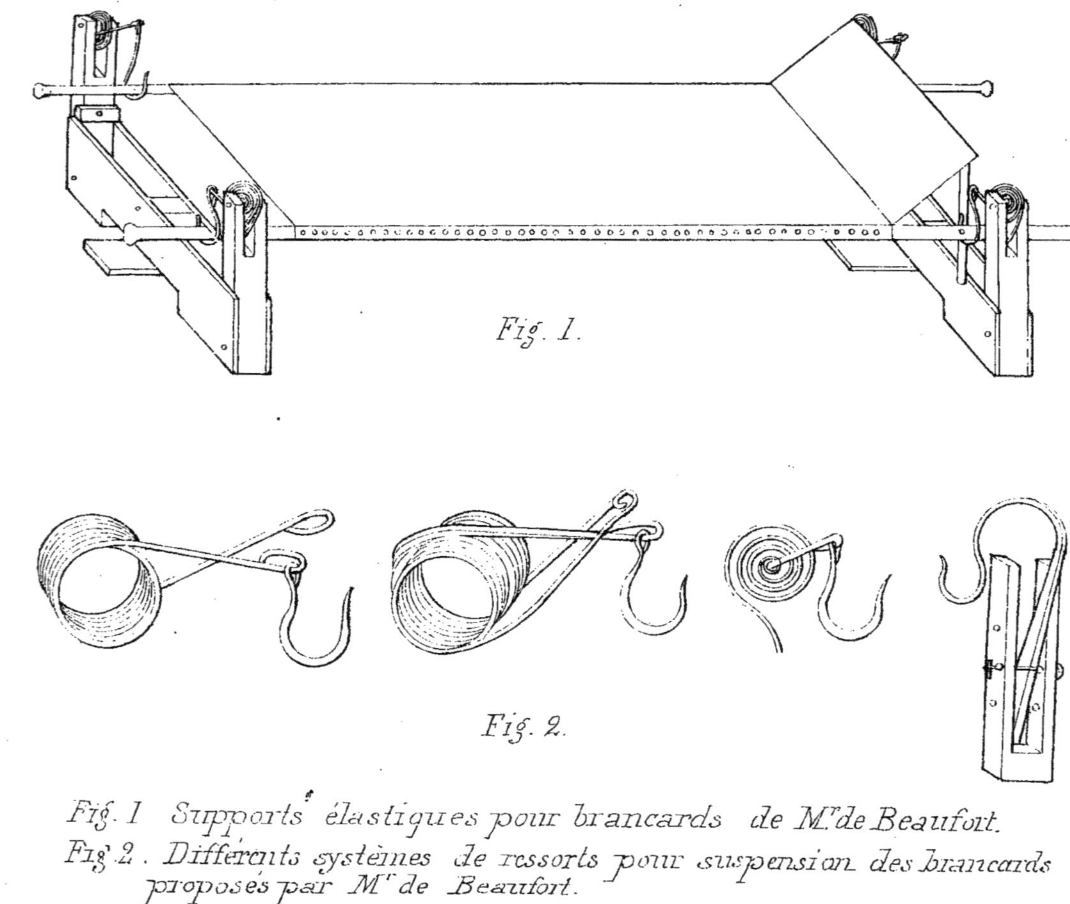

Fig. 1 Supports élastiques pour brancards de Mr de Beaufort.

Fig. 2. Différents systèmes de ressorts pour suspension des brancards proposés par Mr de Beaufort.

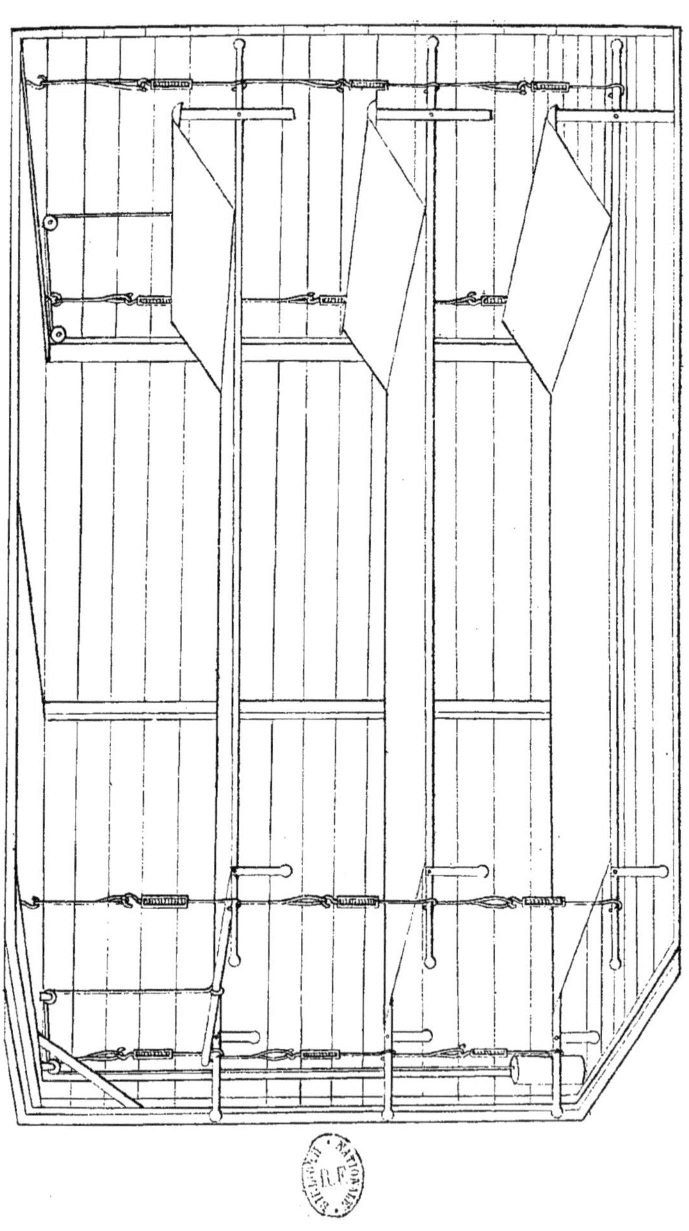

Cadre avec brancards de Mr de Beaufort pour la transformation des wagons ordinaires.

PLANCHE XII

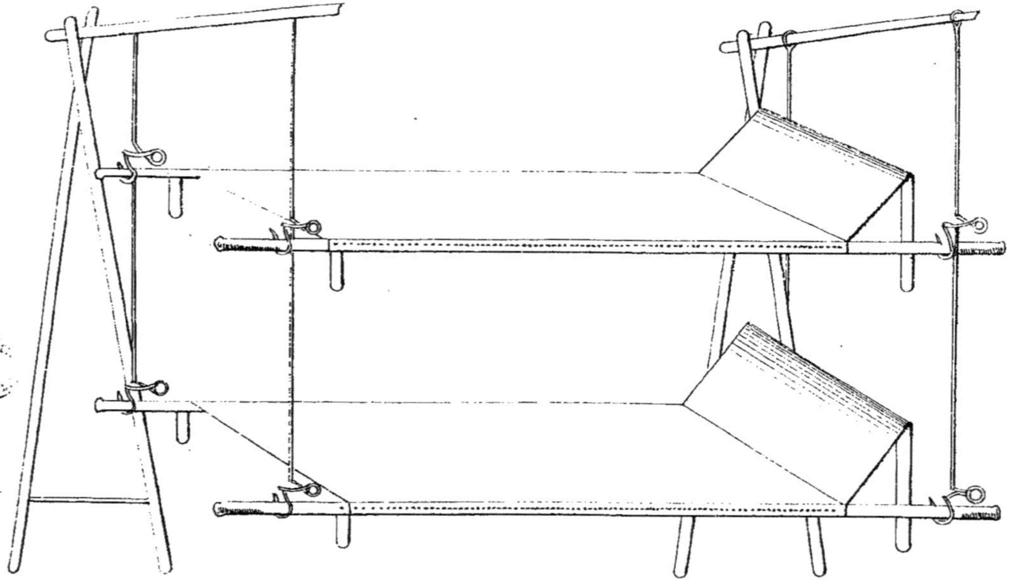

Chevalet avec traverses de Mr de Beaufort destiné à la suspension des brancards.

composant d'une traverse formant base et de deux montants portant des ressorts à crochets de suspension. (Voir Pl. X, fig. 1.)

La figure 2, Pl. X, représente les différentes formes de ressorts employées par l'auteur.

3° Cadres mobiles destinés à supporter et à suspendre les brancards. — Dans un certain nombre de cas, en Amérique et en Allemagne, on s'est servi de fortes colonnes massives en bois placées dans les wagons formant des cadres pouvant contenir des brancards que l'on suspendait au moyen d'anneaux en caoutchouc.

M. le comte de Beaufort a proposé deux modes très ingénieux de transformation rapide sans l'addition d'une seule vis au véhicule.

Le premier modèle consiste en quatre chevalets qui prennent leur point d'appui sur le plancher du wagon soutenant deux traverses. Les brancards dont les poignées sont pourvues de ressorts sont attachés à ces traverses. — La planche XII donne une idée exacte de l'appareil.

Le deuxième modèle est décrit de la façon suivante, sous le nom de cadre de transformation, par M. deBeaufort (voir Pl. XI) :

« Le cadre de transformation est un appendice qui convertit presque immédiatement un wagon à marchandises en un wagon-ambulance pour le transport de blessés couchés, et cela sans la moindre modification de la caisse du véhicule pour l'aménagement des brancards, sans l'addition d'un seul clou, d'une seule vis.

Le cadre se place comme un colis ordinaire. Articulé à tous ses angles, il se monte vite et facilement ; il forme, lorsqu'il est démonté, une ligne droite comme un brancard fermé.

Chaque wagon à marchandises peut contenir deux de ces cadres qui supportent six brancards chacun. Un espace intermédiaire forme corridor pour donner accès auprès de chaque blessé.

L'opération laborieuse de la mise en place des brancards chargés de blessés est facilitée, au besoin, par un *élévateur*, qui se compose de deux poulies et d'une corde terminée, à une de ses extrémités, par un poids de 15 kilogrammes environ (1), et à l'autre, par une traverse en bois, longue de 60 centimètres.

Lorsque le brancard est placé entre les montants du cadre, on pèse sur la traverse de l'*élévateur*, on l'abaisse, en faisant monter

(1) Dans les voitures, le poids est remplacé par un système de ressorts.

par conséquent le poids. La traverse est alors placée sous les hampes du brancard, à l'élévation duquel vient concourir la force qui a été employée pour l'ascension du poids ; sa descente diminue de 15 kilogrammes le poids à soulever.

Un *élévateur* est placé à chaque extrémité du brancard : il en résulte que le travail de la mise en place du blessé est diminué de moitié, ou plutôt qu'il se divise en deux parties, la première s'effectuant par l'effort du brancardier, quand il pèse sur la traverse, la seconde par sa force musculaire.

L'*élévateur* n'étant pas fixé au cadre, il n'en faut que deux par wagon à marchandises.

On pourrait augmenter l'action du poids, de manière à lui faire produire l'élévation entière du brancard ; mais il est préférable de rendre l'intervention des brancardiers nécessaire pendant toute la durée de l'opération, afin qu'ils puissent suppléer à un dérangement de l'appendice : ce qu'ils sont à même de faire, puisqu'ils n'abandonnent pas les hampes avant la parfaite mise en place du brancard.

Tout dérangement aurait donc simplement pour effet d'obliger à faire le chargement de la manière ordinaire.

L'*élévateur* est ainsi conforme à ce principe : « Tout appendice complémentaire doit avoir son action *distincte* et ne doit entraver en rien, au besoin, le fonctionnement des wagons ordinairement employés. »

Cadre de Lipowsky d'Heildelberg. — Cet appareil, destiné à supporter deux brancards, consiste en deux cadres réunis par des montants et reposant sur des ressorts qui neutralisent les secousses du train.

Appareil de F. Wahl, de Stuttgard. — Cet appareil, analogue au modèle de chevalet de M. de Beaufort, consiste en un pied double d'où partent deux poteaux verticaux auxquels sont attachés des supports transversaux, sur lesquels le brancard supérieur est posé, tandis que le brancard inférieur repose sur le pied de l'appareil. Entre les brancards et leurs supports se trouvent des ressorts ou des disques de caoutchouc.

Appréciation. — De l'examen et de l'expérience des différents moyens de transformation rapide des wagons que nous venons d'étudier, il résulte :

Que les moyens élémentaires tels que la paille, les paillasses, les bran-

cards placés sans intermédiaires sur le plancher du wagon doivent être rejetés comme insuffisants et très dangereux. Les brancards suspendus et particulièrement le brancard Gauvin, remplissent mieux les indications et peuvent rendre des services Ces appareils conviennent bien pour les blessés qui s'y trouvent commodément couchés, mais ils présentent un certain nombre d'inconvénients. Ils exigent une place assez notable, et c'est à peine si six à huit blessés peuvent être placés dans un wagon ; la circulation autour de ces brancards est difficile, ils ne peuvent que difficilement être fixés au plancher du wagon et se déplacent, communiquant au blessé la trépidation du train. Ils occupent un espace assez notable pour le transport, ils sont encombrants, d'un remisage peu facile et peuvent manquer, s'il est nécessaire de transporter d'un jour à l'autre 3 à 4,000 blessés, ce qui est le cas ordinaire en temps de guerre. Enfin, et c'est là l'objection la plus grave, *ils coûtent un prix élevé.*

Nous n'admettons donc les brancards suspendus que comme auxiliaires des autres systèmes de suspension et de transport, pour occuper les places laissées vides dans les wagons transformés, alors qu'il importe d'éloigner du champ de bataille le plus de blessés possible, et qu'à la condition que le mode de suspension soit simple et d'un prix peu élevé.

Les supports élastiques présentent la plupart des inconvénients des brancards suspendus.

Quand aux cadres de transformation, ils exigent un matériel trop considérable, que l'on ne peut pas avoir sous la main en suffisante quantité au moment voulu.

Ils sont composés de trop de pièces articulées, qui sont plus ou moins solides; ils ne s'adaptent pas à tous les wagons. L'adaptation exige un temps toujours assez long.

CHAPITRE III

Matériel spécial. — Trains sanitaires spéciaux.

La proposition de se servir d'un matériel spécial pour le transport des blessés, soigneusement aménagé et tenu en réserve *pendant la paix*, a trouvé de tous temps de nombreux adhérents. On comprend en effet les avantages de ces wagons présentant tout le luxe et le confort désirables et constituant de *véritables hôpitaux roulants* sur lesquels on peut opérer et panser les blessés. Nous devons examiner les différents modèles de wagons spéciaux proposés en Europe, et apprécier ensuite leur valeur.

Les Américains, les premiers, ont construit des wagons-ambulances qui ont servi de modèles pour ceux présentés plus tard. Nous devons signaler particulièrement les wagons d'Elisha Harris, de Crickett.

Wagons-ambulances d'Elisha Harris (*1862*).— Un modèle de ces wagons a été exposé à l'Exposition française de 1867 et décrit en détail par le docteur Evans. (Voir Pl. XIII.) Il représente, dans la construction générale, un wagon ordinaire d'un train de voyageurs en usage aux États-Unis.

Ces wagons ont 50 pieds de long ; ils se composent de deux parties : la partie antérieure a quatre roues, monture ordinaire des trains de wagons de chemins de fer, et le plancher qui réunit les roues est fixé à cette partie antérieure de la caisse par un axe susceptible de tourner. La partie postérieure est construite de même, quant aux roues. Les deux extrémités du wagon sont reliées ensemble par quatre tringles en fer de 1 centimètre de diamètre, qui courent au-dessous de la caisse en décrivant une courbe et sont tendues à chaque extrémité par des arcs-boutants à vis. En raison de la longueur du train et de sa position sur les tringles, on a assez d'élasticité. La caisse du modèle a 4^{m} 20 de long, 70 centimètres de large et 60 centimètres de haut ; elle a deux entrées devant et deux par derrière et est précédée et terminée par un balcon de 14 centimètres de profondeur et d'une longueur de 50 centimètres garni

PLANCHE XIII

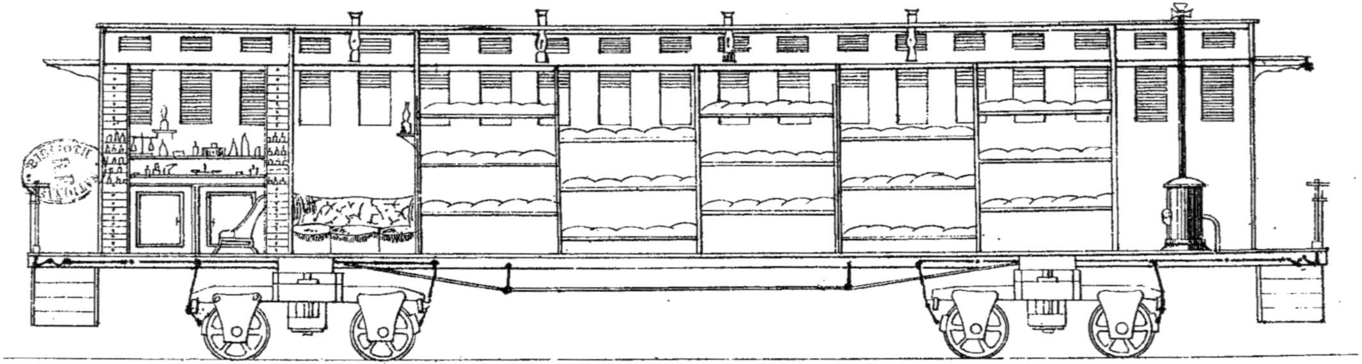

Wagon-hopital pour 30 lits d'Elisha Harris.

d'une marquise pour le conducteur. A une des extrémités est un cabinet de médecin. Le compartiment du milieu est réservé pour les malades qui y sont déposés sur des lits, étagés par trois et superposés par série de cinq de chaque côté, suspendus aux panneaux et à des montants en bois ; un passage permet la circulation au milieu du wagon d'une extrémité à l'autre. — De chaque côté du passage se trouvent huit barres droites, réunissant le plancher au plafond du wagon et placées à des distances correspondantes à la longueur des brancards. A une distance un peu moindre que la largeur du brancard, près des parois du wagon, se trouvent d'autres poteaux de même dimension correspondant aux premiers; cette disposition des poteaux près des parois du wagon les rend plus solides et les brancards sont plus sûrement assujettis. Des chevilles en bois fixées sur les poteaux servent à attacher de larges anneaux en caoutchouc qui reçoivent et soutiennent les extrémités des branches de brancard. (Voir Pl. XXV et XXVI, fig. 1 et 2.)

Les planches XXV et XXVI indiquent très nettement le mode de suspension proposé par Harris. Trente-deux lits peuvent être suspendus dans un pareil wagon.

Le ciel est surélevé dans toute la longueur et surtout au milieu où se trouvent les tuyaux de ventilation placés de chaque côté. Ce wagon est muni de freins à chaque extrémité.

On peut ajouter à ces wagons-ambulances des wagons spéciaux pour la cuisine, etc.

Harris a le grand mérite d'avoir un des premiers proposé la suspension des brancards dans les wagons au moyen d'anneaux de caoutchouc et d'avoir donné des plans qui ont été le point de départ des modifications ultérieures proposées par ses imitateurs.

Le modèle de wagon que nous venons de décrire a rendu, à l'époque où il a été proposé, de grands services, et présente cependant, à notre avis, quelques inconvénients sérieux.

Le wagon d'Harris doit être considéré comme un wagon *spécial,* ne pouvant servir qu'en temps de guerre et comme wagon d'ambulance. Il faut remarquer cependant que le système d'Harris a pu être appliqué avec avantage à la transformation des wagons ordinaires et des wagons de marchandises. Les barres fixes à placer en grand nombre, les brancards spéciaux, sont cependant des obstacles à *l'improvisation.* Comment, en effet, si une guerre se déclare brusquement, avoir sous la main un nombre suffisant de poteaux, d'anneaux en caoutchouc, de brancards s'adaptant exactement au wagon ? L'aménagement lui-même du wagon, en supposant que l'on ait tous les accessoires, demande un certain temps. C'est là, croyons-nous, l'objection la plus grave que l'on puisse faire au système d'Harris (Billroth).

Le professeur Gurlt reproche à ce système de donner des secousses dangereuses aux blessés par suite du choc des côtés du brancard contre les parois du wagon.

Loeffler déclare que le transport des blessés sur trois rangs présente de réels inconvénients. C'est là, à notre avis, un reproche peu sérieux.

Modèle de wagon sanitaire de Crickett. (Voir Pl. XIV.) — La figure montre les lits en place et la façon de les suspendre. Les fonds des lits permanents, larges de 2 pieds et demi sont faits en bois ou en toile, avec des matelas placés dessus. Pour le second et le troisième rang, on se sert de lits de camps ordinaires. Les bancs des brancards sont suspendus par des courroies de cuir, ou par de fortes bandes de toile ; les courroies sont assujetties à des fortes cordes ; les poignées extérieures des lits sont supportées par des crochets en acier trempé. Les lits sont séparés de façon à éviter les chocs ; les crochets ont une certaine élasticité. Les lits de la deuxième et de la troisième rangée, lorsqu'ils ne servent pas, peuvent être descendus et pliés sous les couches permanentes, de même les courroies peuvent être enlevées ou s'enrouler, il n'y a pas ainsi de gêne lorsqu'on place les blessés dans les wagons. Une porte de 3 pieds et demi de large est à une extrémité et donne une large place pour l'entrée et la sortie des brancards chargés. A l'autre extrémité se trouve une porte s'ouvrant dans le compartiment des médecins, large de 2 pieds seulement. Les bas côtés, larges de 3 pieds et demi, sont occupés par des pliants pour ceux qui peuvent voyager assis, les pliants étant placés sous les couches permanentes ; les wagons peuvent transporter 50 ou 60 blessés.

M. Crickett fit aussi construire des wagons spéciaux pour les médecins, la cuisine, l'approvisionnement, et constitua ainsi sur la ligne d'Alexandrie un véritable *hôpital roulant* qui rendit d'immenses services.

Un assez grand nombre de trains sanitaires spéciaux ont été construits en Amérique pendant et après la guerre de Sécession, Nous signalerons particulièrement ceux opérant dans l'Est et l'Ouest, dirigés par Cooper, Barnum. (Voir Historique, pages 4, 5.) Dans chaque train, des wagons spéciaux étaient construits pour les médecins, pour la cuisine, pour les approvisionnements. — Un certain nombre de wagons transformés complétaient le train sanitaire.

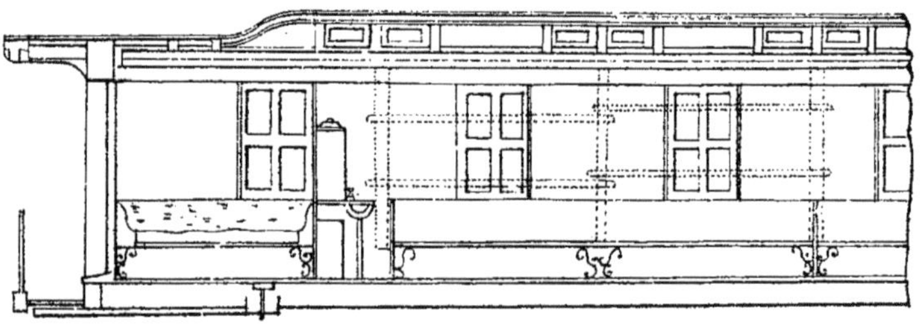

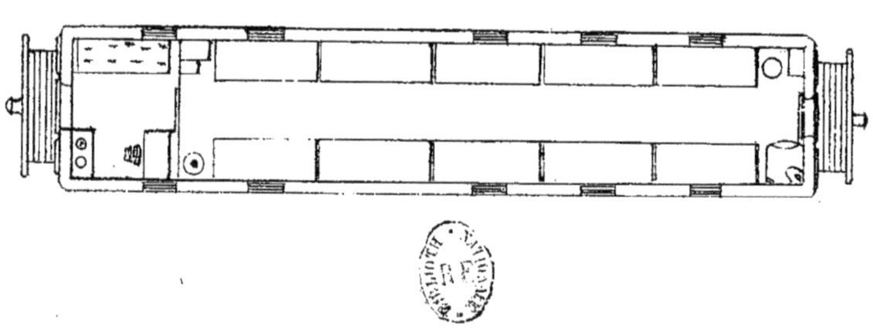

Modèle de wagon sanitaire de J. MC. Crickett.

TRAIN SANITAIRE TYPE

DE LA SOCIÉTÉ FRANÇAISE DE SECOURS AUX BLESSÉS

Ce train, qui a figuré dans nos dernières Expositions, a été construit sous la direction de M. le baron Mundy. Il se compose de sept voitures :

1° Un wagon pour dix-huit blessés, dont quinze sur couchettes fixes, superposées trois par trois, et les trois autres sur des brancards suspendus au moyen de cordes attachées au plafond ;
2° Un wagon pour cinquante blessés assis ;
3° Un wagon pour quatre médecins ;
4° Un wagon-réfectoire ;
5° Un wagon-cuisine ;
6° Un wagon-magasin (matériel de chirurgie, de pansement et de pharmacie) ;
7° Un wagon d'approvisionnements.

Dans la construction, on s'est attaché à remplir les conditions suivantes :

Accès facile des wagons par leurs quatre faces ;

Communication établie entre les wagons au moyen de terrasses, pourvues de galeries mobiles, dont l'enlèvement facilite l'embarquement ou le débarquement des blessés par les portes existant aux deux extrémités des wagons, et qui font communiquer les voitures, quand il arrive que les portes latérales ne sont pas accessibles ;

Éclairage de jour et ventilation des wagons obtenus par de larges et hauts lanternons disposés dans la toiture, et pouvant donner accès à une quantité d'air que l'on peut régler ;

Éclairage de nuit, à l'intérieur et à l'extérieur des wagons et sur les terrasses de communication ; chauffage des wagons ;

Repos du blessé assuré par la disposition des lits, placés dans le sens de la longueur, et non de la largeur du wagon, afin d'éviter le contre-coup des chocs, tamponnements, et le mouvement de lacet, si fatigant dans le sens de la marche du train ; suspension des lits à des supports rigides, afin de ne pas ajouter aux oscillations inévitables de la caisse du train celles qui résulteraient de l'emploi de la suspension par cordes, lanières, courroies ;

Les wagons de blessés n'étant autres que des wagons pouvant servir, en temps de paix, au transport des marchandises, toutes les pièces nécessaires à la suspension des lits doivent être disposées ou attachées dans le wagon de façon à ne pas gêner le service ordinaire. On les y trouve immédiatement en temps de guerre ;

Les wagons d'ambulance doivent également renfermer dans leurs parois des bancs qui remplacent les lits, lorsque tous les blessés à transporter, ou un certain nombre d'entre eux, n'ont que des blessures légères, et que leur état n'exige pas qu'ils restent continuellement couchés ;

Chaque wagon doit être pourvu des accessoires d'ambulance indispensables ;

Possibilité pour le personnel d'ambulance de circuler facilement et sans danger d'un bout à l'autre du train ;

Installation du wagon des médecins telle que ceux-ci puissent y trouver un confortable et un repos bien nécessaires pendant les longs voyages exigés par les évacuations ;

Nécessité d'avoir, dans chaque train, un wagon-cuisine, un wagon d'approvisionnements, un wagon-magasin, contenant tout ce qui est indispensable pour le service d'un train d'ambulance composé de vingt voitures environ, et exposé à rester en route pendant des semaines, sans ravitaillement possible.

WAGONS SPÉCIAUX DU TRAIN SANITAIRE

CONSTRUITS PAR LA SOCIÉTÉ FRANÇAISE

Wagon pour blessés.

Il est disposé pour convenir au transport :

1° De blessés ou malades alités ;

2° De blessés pouvant voyager assis.

Description du wagon (Pl. XV). — La caisse du wagon à blessés est pourvue, sur chacune de ses faces latérales, d'une porte glissante, d'une construction nouvelle, simple, assurant une fermeture parfaite, et, sur chacune de ses extrémités, donnant accès aux terrasses, d'une porte à deux battants inégaux, dont un seul (le grand) sert à la circulation ordinaire, l'autre ne devant s'ouvrir que pour l'entrée ou la sortie des blessés couchés.

Les parois du wagon sont doubles ; une partie de la paroi intérieure est formée par les sièges et les dossiers des bancs destinés aux blessés non alités ; mais aucune de ces appliques ne fait saillie dans l'intérieur du wagon, et elles sont toutes fixées

PLANCHE XV

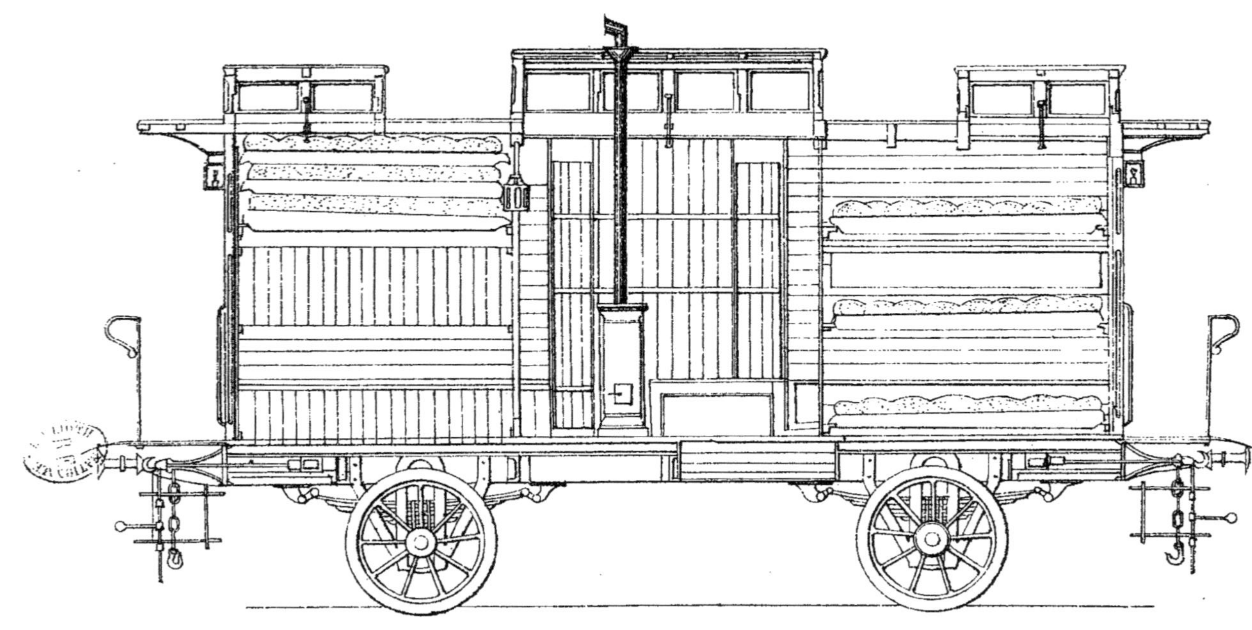

Wagon ambulance de la Société Française de secours aux blessés militaires.

de façon à ne pouvoir être déplacées, sans le secours d'une clef commune à toutes les serrures, condamnées en temps de paix. Les installations d'ambulance ne peuvent donc être égarées, et se retrouvent dans les parois des wagons, lorsque le moment d'en faire usage se présente.

Application au transport des blessés en temps de guerre. — En temps de guerre, ces wagons reçoivent immédiatement tous les accessoires nécessaires au transport des blessés.

Les quatre montants en bois, fixés à la toiture de la voiture, sont détachés et mis en place; on engage, dans les œillets, dont ils sont pourvus, les tringles en fer emmagasinés sous le plancher du wagon, dans une petite caisse fermant par une trappe à serrure.

Chacune des tringles supérieures reçoit trois lits garnis, posés les uns sur les autres, que l'on descend en place au moment de la réception des blessés.

Le water-closet est établi contre l'une des parois latérales, qui est dès lors condamnée.

Le poêle trouve sa place à côté du water-closet.

Le service ordinaire et la circulation se font par les portes des extrémités.

Le chargement et le déchargement des blessés couchés s'exécutent, en règle générale, par les portes latérales, mais ils peuvent également, en cas de besoin, avoir lieu par les portes des extrémités du wagon.

Application au transport des blessés non alités. — Veut-on employer le wagon, ainsi aménagé, au transport des blessés non alités, il suffit de détacher, d'un tour de clef, les dossiers et sièges compris dans la paroi intérieure du wagon, d'en engager les appliques dans les œillets des supports des lits, pour former ainsi quatre séries de banquettes, pour un total de quarante blessés.

Application au transport des malades et blessés couchés. — Si le wagon doit recevoir des blessés alités, les banquettes sont réintégrées dans les parois du wagon, et l'on étage les lits sur les tringles de support, à raison de trois dans la hauteur du wagon. On peut ainsi placer dans chaque wagon un maximum de cinq séries de trois lits superposés, soit quinze lits.

Si quelques-uns des blessés sont en état de voyager assis, une partie seulement du wagon peut être disposée pour recevoir des lits, et l'autre des banquettes.

Le cas où, par un motif quelconque, les lits, dont le modèle a été adopté comme le plus pratique, viendraient à manquer a été également prévu. Des crochets, fixés dans le profond du wagon, reçoivent des cordes, au moyen desquelles on suspend les brancards réglementaires ou ceux de la Société de secours, qui servent au transport des blessés sur le champ de bataille, et qui sont utilisés alors comme couchettes.

Pour supprimer le balancement latéral, on attache le brancard aux parois du wagon.

Application au service du réfectoire. — Enfin, le wagon à blessés peut encore être utilisé comme *réfectoire*, en y installant les tables munies de pieds à vis faisant partie du matériel réuni dans le *wagon-magasin*, et en utilisant les banquettes fixées dans les parois du wagon.

L'éclairage et la ventilation du *wagon à blessés* se font par de grands lanternons, pourvus, sur leurs faces, de châssis mobiles, dont l'ouverture se règle à volonté.

Ameublement du wagon à blessés. — Chaque wagon à blessés doit contenir :

Quinze lits complets, et pour chaque lit :

1 matelas ;
1 oreiller avec taie ;
2 draps de lit ;
2 couvertures de laine ;
1 robe de chambre ;
1 bonnet de coton ;
1 paire de pantoufles.
1 chaise pliante ;
1 poêle en fer avec bain de sable pour tenir les boissons chaudes ;
1 pelle ;
1 tisonnier ;
1 sac à charbon ;
1 water-closet et sa cloison ;
1 seau hygiénique et 1 vase, 1 plat en étain ;
1 bassin en fer émaillé ;
Éponges ;
Essuie-mains ;

PLANCHE XV

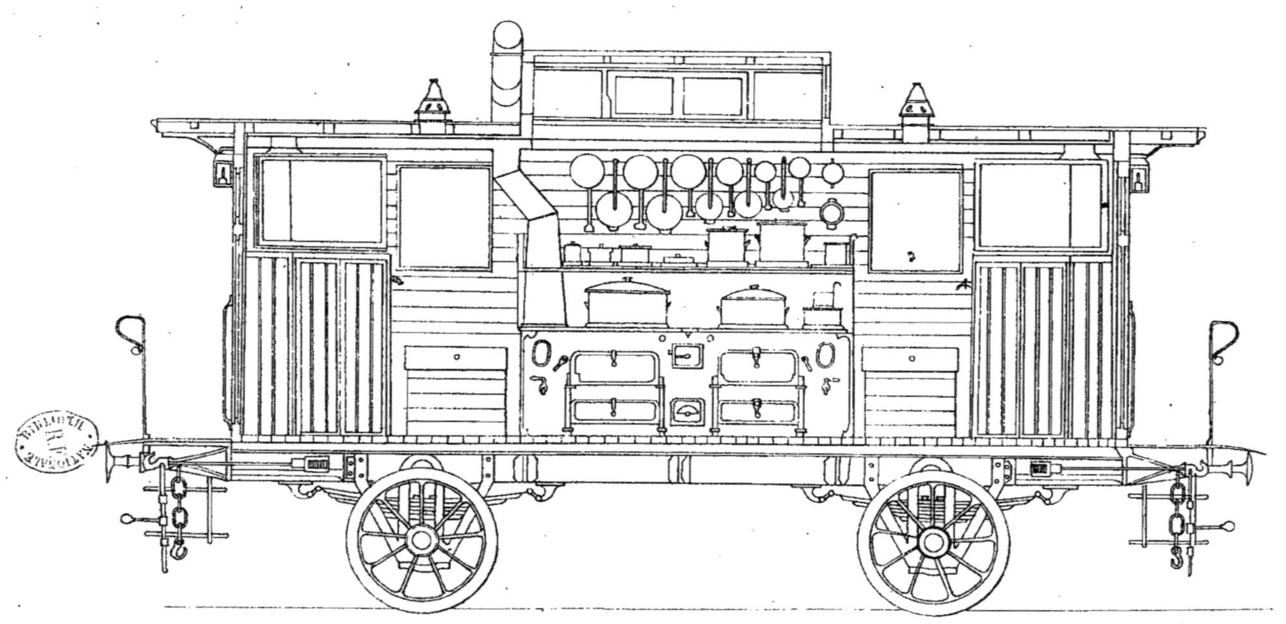

Wagon Cuisine de la Société Française de secours aux blessés militaires

Torchons ;
Tasses ;
Crachoirs ;
Porte-manteaux ;
Thermomètre ;
Lanternes.

Le prix d'un wagon à blessés, aménagé d'après ce type, est d'environ 5,000 francs.

Wagon des médecins.

Ce wagon est disposé pour recevoir quatre médecins. Il est divisé en quatre compartiments, dont chacun contient :

1 fauteuil-lit avec matelas fixe ;
Oreiller, draps de lit et couverture ;
1 commode-lavabo, table de nuit ;
1 table avec écritoire ;
1 armoire à vêtements ;
1 horloge ;
1 thermomètre et 1 baromètre combinés ;
1 bibliothèque-pharmacie ;
1 lampe à huile.

La voiture est pourvue d'un appareil de chauffage et d'un water-closet.

Le prix du wagon pour médecins, aménagé suivant ce type, revient à 10,000 francs.

Wagon-cuisine.

(Voir Pl. XVI.)

Ce wagon contient les appareils, ustensiles nécessaires à la nourriture de trois ou quatre cents blessés.

Le matériel de cuisine est disposé comme suit :

Un grand fourneau est placé au milieu de l'une des parois latérales du wagon. Il porte deux grandes chaudières, de soixante-quinze litres chacune, pour la préparation du pot-au-feu et du bouillon ; deux grands bains-marie, pour le café et les autres boissons chaudes.

Pendant la marche du train, et pour empêcher la projection du liquide, les couvercles des marmites sont maintenus par des bandages flexibles en bois.

Un rayon fixé sur la paroi du wagon, au dessus du fourneau,

supporte la batterie de cuisine, dont toutes les pièces sont accrochées de telle manière que l'on peut les enlever avec la plus grande facilité, mais de façon aussi à empêcher tout bruit, toute vibration que le mouvement pourrait produire.

Deux lits, l'un pour le cuisinier, l'autre pour son aide, sont fixés au moyen de charnières à la paroi du wagon faisant face au fourneau. Ces lits, pendant le jour, se relèvent contre la paroi de la voiture ; de cette façon, ils n'encombrent pas la cuisine, et, de plus, l'un d'eux est encore doublé d'une table qui se développe, lorsque le lit se relève.

Le lavoir et l'égouttoir sont également fixés à la même paroi. Des armoires, dans lesquelles toute la vaisselle et le service de table sont assujettis par un procédé analogue à celui en usage dans les navires, occupent les quatre coins du wagon et sont surmontés de réservoirs à eau d'une contenance totale de mil huit cents litres. Ces réservoirs s'alimentent par une ouverture pratiquée dans la toiture des wagons et distribuent l'eau, par le moyen de robinets, dans tout l'intérieur de la cuisine.

Ce wagon est éclairé et ventilé par un grand lanternon et quatre châssis latéraux.

On doit avoir en provision :

Vin rouge en fûts, bordeaux, vin d'Espagne, cognac en bouteilles, eau de Seltz, un syphon pour préparer les eaux gazeuses, paquets de poudre pour cette préparation, vinaigre, extrait de café, café en poudre, thé, chocolat, extrait de viande Liebig, boîtes de légumes conservés, lait condensé, sucre, œufs frais, bœuf fumé, jambon, saucissons, langues fumées, beurre frais, pain blanc, biscuits anglais, fromages de Hollande, carottes, salades, céleri, oignons, pommes de terre, sel, riz, farine, sagou, semoule, haricots secs, pois secs, épices assorties, citrons, pruneaux, pommes séchées, viande fraîche, bois à brûler, charbon, savon blanc, etc.

Le prix du wagon d'approvisionnement est de 5,750 francs.

Wagon-magasin.

Il contient :

Les armoires et casiers nécessaires, un lit pour le garde-magasin, une pharmacie avec table de manipulation et accessoires, un bureau avec casiers et accessoires, un poêle, une glacière, un appareil pour fabriquer la glace.

L'éclairage a lieu, la nuit, par des lanternes encastrées dans le plafond, et le jour, par deux guérites-lanternons, avec châssis mobiles, par l'aérage du wagon.

Le mobilier de ce wagon contient :

Brancards, tables, chaises pliantes, baignoires s'emboîtant l'une dans l'autre, matelas de rechange, oreillers, couvertures de rechange, draps de lit, etc.

Tout le matériel de pansement, enfin une pharmacie complète et tous ses accessoires.

Le prix du wagon-magasin est de 5,750 francs.

TRAIN-ÉCOLE D'AMBULANCE AUTRICHIEN

DE L'ORDRE SOUVERAIN DES CHEVALIERS DE MALTE

Le premier train-école d'ambulance autrichien construit sous la direction du médecin en chef, le baron Mundy, aux frais de l'Ordre souverain des Chevaliers de Malte, se compose de :

TRAIN SANITAIRE.

Locomotive et tender;
Wagon du conducteur du train, muni d'un frein;
1 wagon du commandant du train et des médecins;
1 wagon d'approvisionnements;
1 wagon-cuisine;
1 wagon-réfectoire, muni d'un frein;
5 wagons d'ambulance;
1 wagon-magasin, muni d'un frein;
5 wagons d'ambulance;
Wagon à signaux, muni d'un frein.

Wagon du commandant et des médecins.

Ce wagon ressemble, à part quelques modifications, à celui de la Société française de secours aux blessés et que nous avons décrit plus haut.

Wagon d'approvisionnements.

Le genre de construction de ce wagon, quant à l'extérieur, est le même que pour les wagons-ambulances.

Les portes à coulisses latérales sont dégagées pour pouvoir charger les approvisionnements.

Les quatre coins sont occupés d'abord par une cabine destinée aux officiers supérieurs blessés ou malades, et dont l'installation est analogue à celle de la cabine des médecins, sauf cette différence qu'ici on peut enlever la paroi intérieure pour faire entrer plus aisément, en cas de nécessité, des officiers grièvement blessés.

Des armoires, placées dans deux coins, servent à contenir le bois, le vin, les comestibles, etc. Le chauffage se fait au moyen du poêle Meidinger.

Wagon-cuisine.

Ce wagon est construit sur le modèle des wagons à marchandises ordinaires avec portes de communication aux extrémités et lanterneaux.

Le fourneau de cuisine, construit par J. Hanich de Vienne, est placé contre l'une des parois latérales. Ce fourneau, qui peut servir à préparer la nourriture de 150 hommes, a 2^m 20 de long sur 1^m 10 de large et 0^m 79 de haut.

Il porte, à droite et à gauche, deux vastes chaudières à pot au feu pouvant contenir l'une 70-74 litres et l'autre 141-147 litres et dont les couvercles ferment hermétiquement. Il y a ensuite un réservoir d'eau chaude, un bain-marie à trois ouvertures pour placer les pots, trois trous de feu entre les deux chaudières pour faire cuire et préparer les plats extra, puis encore quatre fours à rôtir et trois foyers à part. Des voyages d'essai ont prouvé l'excellence de ce fourneau.

Trois coins du wagon sont occupés par des armoires, sur lesquelles sont placés des réservoirs d'eau.

Le quatrième coin contient un évier et un lit. A côté du lit sont placés un mortier de marbre avec pilon et un hachoir, une grande table pliante fixée à la paroi du wagon, un garde-manger, la batterie de cuisine. En face du fourneau, et suivant toute la longueur du wagon, se trouve une planche étagère.

Le wagon-cuisine avec son installation complète pèse 9,750 kilogrammes.

Wagon-réfectoire à frein.

L'intérieur du wagon contient quatre tables longues et quatre bancs ; trois de ces derniers sont placés d'un côté de la table dans le sens de la longueur, et un de l'autre côté. Du côté de ce banc isolé se trouve le poêle Meidinger, puis des rayons adossés à la paroi, une armoire à vaisselle et un buffet. Le coin restant libre est occupé par une douche.

PLANCHE XVII

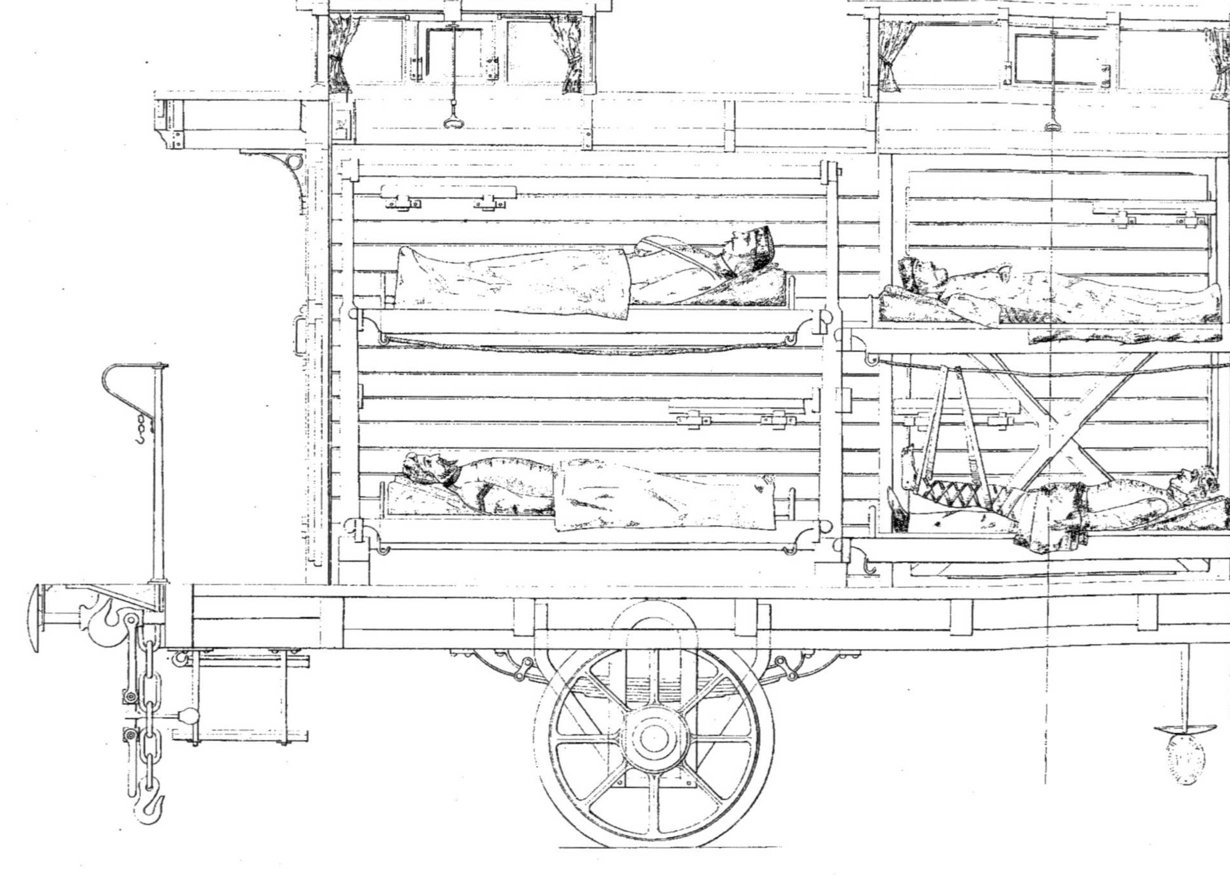

Wagon ambulance de l'Ordre Souverain des Chevaliers de Malte (Autriche)

Tous les ustensiles nécessaires dans une salle à manger se trouvent dans ce wagon.

Wagon-ambulance.

(Voir Pl. XVII.)

Ce wagon, qui fait partie du train-école, est construit sur le modèle des wagons à marchandises couverts avec portes doubles aux deux bouts, des plates-formes et des lanterneaux. Il peut servir en temps de paix à transporter les marchandises, et en temps de guerre il se transforme et forme un wagon-ambulance construit suivant les principes rationnels et hygiéniques. (Voir Pl. XVII.) Les dix brancards d'un wagon sont fixés chacun sur quatre montants en bois ou en fer placés sur le plancher du wagon.

Ces quatre montants à pied sont placés en face les uns des autres, par couples, à une distance convenable, pour faciliter la fixation des brancards et joints ensemble, pour faire une seule pièce, par une poutre en bas et par deux barres rondes en haut.

Pour les barres rondes, il y a, au bout supérieur de chaque montant. une jointure transversale dans laquelle les barres sont enchâssées de telle sorte que les montants forment avec les barres un ensemble solide.

Pour poser les brancards, le côté intérieur de chaque montant porte des pièces de support tranversales pour un lit en bas et un en haut.

Entre les deux, il y a encore deux de ces supports sur lesquels on monte ou descend le lit pour faciliter le service médical.

Pour les brancards du milieu, du côté faisant face au cabinet d'aisance et au poêle, on n'a pas besoin d'un bâti, attendu que ces brancards sont placés sur d'autres pièces de support ménagées sur les montants. Les bouts des pièces de support fixés sur les montants sont assez profondément échancrés et matelassés de cuir pour recevoir les manches du brancard allongés et finissant en pommette.

Les bâtis nouveaux de fer que l'on va introduire dans tous les trains sanitaires de l'Ordre souverain des Chevaliers de Malte sont disposés de la même façon que les bâtis en bois ; ils occupent moins d'espace et sont plus légers de cinq kilogrammes par bâti.

Les brancards se composent d'un châssis en bois de 1[m] 72 de long sur 585 millimètres de large. Les côtés ont 100 millimètres de hauteur et 30 millimètres d'épaisseur et sont allongés jusqu'aux pommettes par lesquelles finissent les manches dépassant le traversin d'un côté et l'appui-pied de l'autre.

Afin de pouvoir faire reposer les brancards sur le sol, ils sont pourvus de quatre petits pieds en fer recourbés vers le haut et formant crochet pour y suspendre une corde entourée de cuir, à l'aide de laquelle le malade couché sur le brancard peut se mettre sur son séant.

Dans le même but, on attache deux courroies sur les barres de jonction du bâti.

Le corps des brancards est garni de sangles sur le fond et consolidé par deux barres de traverse. Sur les sangles est placé un matelas et un coussin cunéiforme, avec un drap, un oreiller de plume et deux couvertures de laine.

Au-dessus de chaque brancard monté sur le bâti se trouve, du côté du pied, une planchette mobile pour y déposer les effets du malade.

Des planchettes cramponnées dans des œillets de fer fixés dans la paroi du wagon et se démontant sans effort servent aux malades pendant leur repas.

Le cabinet d'aisance se trouve dans un côté et est composé de parois en planches.

Le siège est construit de manière à ce que, lorsque le couvercle est soulevé, le clapet du fond se ferme, et s'ouvre au contraire lorsque le couvercle est baissé.

Un poêle, système Meidinger, une table sont placés près du cabinet d'aisance.

Un marche-pied mobile permet l'inspection et le pansement des blessés couchés sur les brancards élevés.

On place encore dans le wagon un banc, deux pliants, des cuvettes, des coupes, un urinal, un crachoir, une carafe, dix brosses à dents, quatre peignes, une brosse à cheveux, du savon, des bougeoirs, un écritoire, trois porte-manteaux, balai, etc.

Le poids d'un wagon-ambulance avec installation complète est de 8,000 kilogrammes.

Sa capacité est de 36,726 mètres cubes.

La surface de l'écoulement d'air, à fenêtres ouvertes, est de 6,375 mètres carrés.

Afin de pouvoir employer les wagons-ambulances comme wagons à marchandises (en temps de paix), il y a de chaque côté longitudinal une porte à coulisse, dont le cadre est fermé par des planches semblables à celles des parois de la caisse du wagon.

Wagon-magasin à frein.

Ce wagon est construit avec des lanterneaux, des portes de communication, etc.

Dans un des coins se trouve la cabine du garde-magasin, agencée comme celle des médecins.

Du même côté se trouve une petite bibliothèque avec cuvette de toilette ; à côté du bureau une armoire avec tiroirs et rayons pour serrer du papier, jeux, couvertures, linge, etc.

De l'autre côté du wagon se trouvent les armoires pour les brancards, matelas et oreillers supplémentaires, la pharmacie, la baignoire, le bain de siège et le bain de pied.

Tous les wagons de ce train sanitaire sont de construction moderne avec plates-formes, escalier et rampe à démonter; petits paliers mobiles en fer que l'on baisse pour passer sans danger d'un wagon à l'autre. Les wagons reçoivent la lumière d'en haut par trois lanterneaux servant aussi à la ventilation. La communication a lieu par des portes doubles pour les wagons-ambulance et le wagon-réfectoire, par des portes simples pour les autres wagons

Les wagons sont en outre reliés par un fil télégraphique et sont chauffés par des poêles (système Meidinger).

WAGON PRÉSENTÉ PAR M. HEUSINGER VON WALDEGG

Le wagon présenté par M. Heusinger von Waldegg peut servir en temps de guerre pour le transport des blessés, et en temps de paix comme wagon de 2e classe..

Ce wagon est semblable aux coupés-lits de nos grandes Compagnies françaises et est constitué par des banquettes qui se transforment en couchettes assez confortables. Quatre coupés à six places, un coupé de toilette et le cabinet se trouvent à côté d'un corridor. Il existe à chaque extrémité du wagon des plates-formes avec escaliers.

La longueur du wagon est de 11 mètres et la largeur de caisse de 3 mètres, la hauteur 4 mètres.

Le prix de ce wagon est de 25,000 francs.

M. Heusinger von Waldegg a aussi présenté des modèles de wagons spéciaux pour médecins, cuisine, etc., adoptés en Allemagne.

MODÈLE DE WAGON PROPOSÉ PAR M. LE COMTE D'OSMONT

M. le comte d'Osmont a proposé un wagon long de 0m 90, large de 0m 40 et haut de 0m 45, il est en bois et fer. Ce wagon, modèle des wagons de chemins de fer ordinaires, est monté sur des ressorts ; le milieu est surélevé et garni de vitres pour le jour et la ventilation. A chaque extrémité se trouve une entrée avec croisée communiquant avec un escalier muni d'une rampe. Sur les paliers, près des portes, il y a des cabinets d'aisance.

La communication d'un wagon à l'autre se fait au moyen d'un pont. La caisse forme un seul compartiment fermé de chaque côté par trois parois mobiles qui peuvent être tournées complètement, de manière que le chargement et le déchargement des blessés couchés puissent s'opérer sans qu'aucun brancardier pénètre dans l'intérieur. A cet effet, un châssis rectangulaire en fer, suspendu sur une poulie, glisse tout du long de chaque paroi latérale dans deux rainures verticales et porte deux potences destinées à recevoir un brancard. Les deux angles supérieurs de ce châssis sont suspendus à l'aide de crochets en fer qui, eux-mêmes, sont attachés à une corde, et les deux cordes se réunissent ensuite en une seule qui va passer sur une poulie fixée au-dessus. De là, la corde se dirige de droite à gauche, horizontalement, passe sur une poulie d'angle et descend ensuite pour s'engager en bas du panneau sur un treuil en fer à cliquet, muni d'une manivelle ; au-dessous de ce châssis s'en trouve un second semblable, mais celui-ci n'est soutenu que par un seul crochet et une seule corde fixée au milieu et au-dessus. Cette corde remonte derrière le châssis supérieur, va trouver une autre poulie et fait ensuite le même chemin que la première. Les potences font corps avec les châssis et sont entaillées pour recevoir les hampes des brancards. Ceux-ci sont en fer, ils sont munis de pieds et de poignées articulées pour pouvoir être rabattues.

Pour les chargements, on descend le châssis à hauteur d'homme, on place sur les potences le brancard avec le blessé couché et on le remonte à sa place à l'aide du treuil. Le déchargement s'opère de la même manière. Les parois glissent sur deux rails excentriques, l'un placé dans le parquet et l'autre dans le plafond ; le rayon des rails excentriques est de 0m 026. Dans chaque rail glisse des pitons fixés, l'un à la partie supérieure, et l'autre à la partie inférieure du panneau. En outre, le même panneau porte en dessus et en dessous une coulisse garnie de fer qui reçoit un axe ou piton fixé en haut et en bas, de façon que le panneau puisse suivre en tournant la ligne excentrique des rails. Une des trois parois n'est pas munie de rails ni de coulisses ; elle porte seulement, en haut et en bas, dans son milieu, un axe ou piton autour duquel elle peut pivoter. Ce dernier système serait facile à appliquer à tous les wagons de marchandises ordinaires.

Chaque paroi porte deux blessés superposés, ce qui fait par conséquent six blessés couchés de chaque côté. D'autre part, un banc double en bois, placé au milieu et dans toute la longueur du wagon, peut recevoir des blessés assis.

L'avantage du mouvement excentrique des rails est de donner plus de sécurité et d'empêcher que, pendant la manœuvre, les parois occupent une trop grande place dans l'intérieur du wagon, où il reste encore un grand espace, de manière que les blessés assis ne soient nullement gênés.

En Russie, on a adopté des wagons *spéciaux* munis de tout le confort imaginable et même de tous les moyens de secours médical et opératoire pouvant servir pendant le trajet. L'aménagement a coûté un prix considérable (25,000 roubles).

En Allemagne, il existe un certain nombre de wagons préparés à l'avance et prêts à fonctionner au moment de la mobilisation de l'armée (*trains sanitaires proprement dits*). Ces trains font partie du matériel militaire de guerre absolument comme une batterie d'artillerie ou un convoi du train des équipages militaires. Ces trains sont commandés par des officiers de santé. Les wagons-cuisine Prussiens, Wurtembergeois, du Palatinat (construits par C. Schlotterer, à Spire) et Bavarois, qui servirent pendant la guerre 1870-1871, étaient suffisamment bien installés.

Quelques trains sanitaires spéciaux, construits par le Ministère de la guerre Allemand ou par les Sociétés de secours, ont rendu des services pendant cette dernière guerre.

Appréciation. — Un grand nombre d'auteurs se sont prononcés contre la construction des trains sanitaires spéciaux. Nous trouvons dans les conclusions de la Conférence de Vienne :

« La Conférence déclare qu'au point de vue des secours volontaires, l'équipement en temps de paix des trains sanitaires complètement aménagés est superflu et trop coûteux.

« L'assemblée est d'avis qu'il est désirable et urgent qu'en pré-

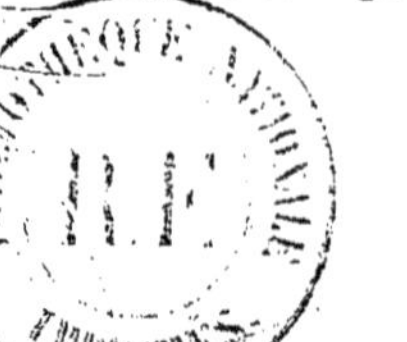

vision des accidents sur les chemins de fer, les administrations des lignes appartenant à l'État ou à des sociétés soient tenues d'établir un nombre convenable de voitures de transport pour blessés et malades construites *ad hoc* et de les tenir constamment en état, et que les gouvernements respectifs de tous pays veuillent insister par la voie des législations sur ce que la mesure proposée soit mise en exécution le plus tôt possible.

« *a.* Il n'est pas nécessaire de tenir en réserve en temps de paix certaines voitures spéciales, telles que voitures-cuisine, voitures-magasin et fourgons d'approvisionnements, mais il faut que leur aménagement intérieur soit établi et tenu disponible même en temps de paix. Des voitures de médecins doivent au contraire (à moins que les chemins de fer ne soient déjà pourvus de voitures-lits commodes, à compartiment séparés et à libre passage par le milieu) être spécialement construites et tenues en réserve.

« *b.* Il serait utile qu'on établit de temps en temps un train de santé complètement monté de tout le matériel et accessoires nécessaires pour servir d'une part à l'enseignement et l'exercice pratique du personnel et, d'autre part, pour démontrer la nécessité de l'existence d'un service de ce genre, et tenir en éveil l'intérêt du public à l'égard de cette institution. »

En 1878, les membres du Congrès International du service médical des armées en campagne ont adopté à l'unanimité la proposition suivante :

Les trains sanitaires constitués par des voitures de construction spéciale n'ont pas d'utilité sérieuse.

« On ne saurait, dit le docteur Kosloff, membre de ce Congrès, être partisan des trains sanitaires spéciaux. Ces trains coûtent des sommes énormes, on ne pourrait, par conséquent, en avoir qu'un assez petit nombre, et l'on peut être à peu près sûr qu'on ne les aura pas sous la main lorsqu'on en aura besoin.

« Nous ne saurions, dit M. Lefort, nous associer à ce vœu de la construction de trains sanitaires spéciaux ; l'organisation de ces trains si bien aménagés et qui font l'admiration du public, mais qui ne répond nullement aux données de la pratique, entraînerait à d'excessives dépenses. On ne saurait avoir la prétention que le train sanitaire sera toujours à la suite de l'armée dans toutes ses opérations. Ce qu'il importe tout d'abord en campagne, c'est d'avoir des convois de vivres, des munitions. Votre train sanitaire devra donc être remisé dans une station plus ou moins éloignée du lieu où se passent les hostilités. Mais au fur et à mesure qu'on se rapproche du théâtre de la guerre, l'accès des gares devient de plus en plus difficile, par suite de l'encombrement des convois qui s'accumulent les uns derrière les autres. Rien ne sera plus facile que d'expédier de Paris, de Berlin et de Munich, vers le lieu où s'est donnée la bataille, un train parfaitement aménagé pour le transport des blessés ; seulement vous aurez beau télégraphier qu'on vous envoie ce magnifique train sanitaire par suite de l'encombrement des voies ferrées, on ne pourra arriver en temps utile au lieu de destination. »

« Je reconnais, dit M. Riant, que le prix en est très élevé, et je n'ai guère d'espoir d'en convertir les Compagnies à leur adoption. Il en faudrait tant pour pourvoir aux besoins créés par la guerre ! »

« De tout ce que je viens de dire, dit Billroth, il résulte assez clairement que je ne suis pas d'avis qu'un grand nombre de wagons soient tenus en réserve en temps de paix, sans être utilisés, pour être ensuite, lorsque la guerre éclate, organisés en trains sanitaires. Ce serait un plan inexécutable et décidément peu pratique. »

Les objections contre la création de trains sanitaires spéciaux peuvent se résumer :

Les trains sanitaires coûtent un prix trop élevé ;

Ils ne peuvent être construits, vu leur prix, qu'en nombre restreint, et sont alors insuffisants ;

Ils ne peuvent que difficilement être remisés et conservés dans les gares ;

On ne peut les faire parvenir rapidement sur le lieu où se passent les hostilités.

Malgré ces objections, il faut reconnaître que les trains sanitaires bien organisés comme ceux des Chevaliers de Malte et de la Société française de secours aux blessés ont une supériorité incontestable sur les wagons transformés. Ils peuvent rendre des services en se joignant aux trains rapidement formés. Ils contiennent des wagons spéciaux (wagon-cuisine, wagon pour médecins) d'une utilité incontestable. Aussi pensons-nous qu'il serait désirable, qu'à l'exemple de l'Amérique et de l'Allemagne, la France fît construire un certain nombre de trains spéciaux qui seraient tout aménagés pendant la paix et prêts à entrer en action au moment de la mobilisation. Les Sociétés françaises de secours aux blessés devraient nous fournir un certain nombre de wagons, construits avec un certain confortable, mais en évitant *tout luxe inutile et coûteux.*

Certains wagons spéciaux peuvent être remplacés par des wagons ordinaires que l'on peut aménager. C'est ainsi que les wagons à marchandises avec les modifications que nous proposons, portes de communication, lanterneaux, lampes pour éclairage, peuvent servir pour les wagons d'approvisionnements, de bagages.

On pourrait à la rigueur disposer les mêmes wagons pour la cuisine et les médecins, mais il y aurait avantage à posséder tout prêts un certain nombre de ces wagons que l'on pourrait ainsi organiser d'une façon parfaite.

Il serait, pensons-nous, bien plus facile et plus avantageux de traiter avec la *Compagnie Internationale des wagons-lits*, qui possède des wagons très bien aménagés, communiquant entre eux et admirablement disposés pour s'ajouter aux trains sanitaires comme wagons-cuisine, réfectoire, wagons pour médecins, etc. Cette Compagnie pourrait, en temps de guerre, prêter une partie de son matériel.

Comme conclusions générales, nous dirons :

Les trains sanitaires formés par des voitures spéciales, sans addition de wagons transformés dans le but d'assurer tout le service des transports des blessés, ne doivent pas être recommandés. Leur aménagement est trop coûteux, et, vu leur prix considérable, ils ne peuvent être construits en nombre suffisant.

Il y a avantage à ce que chaque nation possède un certain nombre de ces trains spéciaux, quatre à six, construits par l'État ou les Sociétés de secours aux blessés, pour servir de modèles, pour l'enseignement et l'exercice pratique du personnel, pour s'ajouter aux trains transformés et transporter les blessés très gravement atteints.

Les wagons-cuisine et pour les médecins sont les seuls wagons qui doivent être préparés à l'avance et en certain nombre pendant la paix, prêts à servir en temps utile.

CHAPITRE IV

Wagons construits sur un modèle donné devant servir principalement comme wagons d'ambulance, mais pouvant être utilisés en temps de paix pour les transports ordinaires.

Certains auteurs ont proposé des modèles de wagons principalement construits en vue du transport des blessés, mais pouvant servir en temps de paix au service ordinaire.

D'après ce projet, les Compagnies devraient construire leur matériel d'après un modèle déterminé. Ce matériel leur servirait en temps de paix pour les transports ordinaires, mais en temps de guerre elles le livreraient pour l'aménagement définitif en wagons-ambulances aux médecins militaires.

Les wagons des chemins de fer des différentes nations ne se prêtent pas, ainsi que ceux des États-Unis, à des transformations en wagons d'ambulance; ils ne communiquent pas entre eux, les banquettes sont fixes. De là certaines difficultés et une opposition de la part des Compagnies que l'on a eu de grandes difficultés à vaincre.

Vers 1867, Esmarch proposa d'utiliser pour le transport des blessés les wagons à voyageurs de 4e classe, construits d'une façon spéciale avec portes de communication, terrasse, bancs mobiles, etc. (Voir pages 7, 19 et 107.)

Cette proposition fut d'abord énergiquement repoussée.

M. V. Unrich, directeur de la Société Berlinoise du matériel des chemins de fer déclara : « Que la disposition qu'Esmarch proposait ne présentait aucune difficulté particulière et que l'excédent de dépense ne serait pas grand si, en construisant les wagons de 4e classe à neuf, on les aménagait de façon à ce qu'ils puissent servir à la fois au transport des malades et blessés. »

A la suite d'expériences faites en 1867, sous la direction du général V. Stosch, directeur des subsistances militaires, et malgré une opposition officielle tenace, ce projet fut définitivement adopté. Des perfectionnements importants furent dans la suite apportés au mode d'aménagement primitif.

Nous décrivons (page 19, et plus loin, page 107) ces trains sanitaires désignés aujourd'hui, en Allemagne, sous le nom de *Trains sanitaires réglementaires.*

V. Fichte (de Stuttgard) obtint plus rapidement qu'Esmarch l'aménagement des voitures de 3e classe Wurtembergeoises (voir page 114), et l'opposition dans l'Allemagne du Sud fut moins obstinée.

En *Autriche*, la même méthode a été adoptée et tous les wagons à voyageurs ou à marchandises destinés à former des trains sanitaires présentent des modifications permanentes, de façon à permettre la communication facile de wagon à wagon, etc. (Voir page 32.)

En *Suisse* (voir page 53), toutes les voitures à voyageurs de 3e classe doivent être construites de façon à pouvoir servir en temps de guerre au transport des blessés.

En *Italie*, la Société Vénitienne vient de présenter, à l'Exposition de Milan, des modèles de wagons construits principalement pour le transport des blessés, mais devant servir aussi en temps ordinaire pour les voyageurs.

Train sanitaire proposé par la Société vénitienne, 1880.

La Société Vénitienne propose la composition suivante d'un train sanitaire:

Wagons pour le charbon, les bagages, le personnel du chemin de fer ;

Wagons de 3e classe pour les blessés ;

Wagons mixtes de 1re et 2e classe, pour la pharmacie, la cuisine ;

Trente wagons : Wagons mixtes de 1re et 2e classe, pour les infirmiers, magasins de linges, vivres, médicaments ;

Wagons mixtes de 1re et 2e classe, pour les médecins, les commandants du train, les aides.

Les wagons pour le charbon, les bagages, etc., diffèrent peu des modèles ordinaires.

Les wagons mixtes de 1re et de 2e classe sont formés : de deux compartiments de 1re classe avec cabinet d'aisance, un espace latéral pour le conducteur et les bagages, de deux compartiments de 2e classe.

Les sièges des compartiments de 2e classe peuvent se relever et s'appliquer contre les parois, et il existe un passage assez considérable au milieu du wagon.

Les compartiments de 1re classe sont entièrement séparés de ceux de 2e classe, et on peut y pénétrer par un couloir latéral.

Les wagons de 3e classe sont composés de sièges qui peuvent se relever, qui servent en temps de paix aux voyageurs; des brancards sont suspendus aux paroïs pour le transport des blessés. Un passage, situé au milieu, permet la communication d'un bout à l'autre du wagon.

Tous les wagons communiquent entre eux au moyen de plates-formes, et l'espace laissé entre les wagons est assez large pour permettre de faire tourner un brancard et de le faire entrer par une des portes de communication.

Des ventilateurs automatiques, des lampes, des poêles permettent l'aération, l'éclairage et le chauffage des wagons.

Les brancards sont suspendus sur deux étages. Les brancards supérieurs sont suspendus au moyen de consoles en bois avec une tige de fer solidement vissée au montant du wagon.

La partie supérieure est abondamment garnie de crin sur lequel reposent, comme sur deux coussins, les deux extrémités de chaque lit.

Entre la console et les parois du wagon se trouve un coussin de feutre.

Les brancards inférieurs sont suspendus au moyen de petits chevalets avec un dossier de bois rembourré.

Dans les voitures pour la cuisine, la pharmacie, le personnel, etc., se trouvent des tables, des bancs, des étagères, etc.

Les wagons de la Société française de Secours aux blessés et de la Société autrichienne des Chevaliers de Malte, que nous avons décrit plus haut (pages 86 et 93), ont été présentés par leurs auteurs comme remplissant le double rôle de wagons-ambulances et de wagons de transports ordinaires.

Nous pensons que les wagons de ces deux Sociétés de secours, véritables modèles de construction, d'un prix très élevé, doivent uniquement servir pour le transport des blessés, ils doivent être considérés comme des wagons *spéciaux* pour le transport des blessés.

M. Riégert a proposé de construire un certain nombre de wagons français de 3e classe sur les modèles américains, avec portes de communications, etc., et qui pourraient se transformer facilement.

Nous pensons que ce système de wagon pouvant servir en temps ordinaire au transport des voyageurs, et en temps de guerre au transport des blessés, doit être adopté, *c'est là la véritable solution du problème des trains sanitaires.*

Il faut absolument exiger que les Compagnies construisent un certain nombre de leurs wagons à voyageurs sur un modèle donné, avec portes de communication, terrasses, bancs mobiles.

Ces wagons seuls, bien suspendus, bien éclairés et ventilés permettent de former des trains sanitaires destinés à des évacuations à de longues distances.

Les Compagnies objecteront que ces modèles de wagons, excellents pour les transports des blessés, présentent un certain nombre d'inconvénients pour les transports ordinaires : perte d'espace, en raison des communications, des plates-formes ; temps assez long pour l'embarquement et le débarquement des voyageurs, prix de construction assez élevé, etc. A cela on peut répondre que l'on ne demande que la transformation *d'un certain nombre* de wagons et que les inconvénients signalés ne sont pas tellement graves qu'ils doivent faire repousser la réforme.

On dira encore qu'il sera difficile de réunir rapidement au moment d'une déclaration de guerre, et pour des évacuations rapides, tous ces wagons spéciaux, disséminés sur des réseaux différents.

C'est pour répondre à cette question que nous proposons la transformation de tous les wagons à marchandises, d'après un modèle simple et d'un prix peu élevé et permettant les évacuations primitives et à de petites distances.

Nous croyons pouvoir affirmer que l'Administration des chemins de fer de l'État ne verrait aucun inconvénient à la construction d'un certain nombre de wagons à voyageurs, pouvant à la fois servir au transport des voyageurs et des blessés.

Comme conclusion nous dirons :

Il faut construire un certain nombre de wagons à voyageurs d'un modèle donné pouvant servir à la fois au transport des voyageurs et des blessés militaires. Ces wagons joints aux wagons dits spéciaux serviront à former des trains sanitaires confortables, destinés à des évacuations à de grandes distances.

CHAPITRE V

TRANSFORMATION RAPIDE DU MATÉRIEL
EXISTANT EN WAGONS-AMBULANCES.

Étude sur les moyens pratiques de transformation.

Nous étudierons dans ce chapitre les procédés de transformation rapides qui permettent, grâce à quelques modifications antérieures peu importantes, de se servir du matériel existant pour le transport des malades et blessés en temps de guerre.

D'après ce système, largement employé en Europe, le wagon est pris tel qu'il existe dans les gares; on lui fait subir quelques modifications aussi simples que possible, et qui ne doivent gêner en rien pour le service ordinaire des transports; il se transforme et s'aménage rapidement en temps de guerre.

Nous avons vu dans le cours de cette étude que certains pays possèdent des wagons qui se prêtent admirablement aux transformations. C'est ainsi qu'en Amérique, sur quelques lignes d'Allemagne, les wagons communiquent entre eux par des plates-formes et des terrasses; ils sont larges, les banquettes peuvent se mobiliser. Aussi peut-on aménager d'une façon très satisfaisante les wagons de 1re, 2e, 3e et 4e classe.

D'autres peuples, parmi lesquels la France, possèdent un matériel sans communication de wagon à wagon, et avec des portes latérales et des banquettes fixées et placées transversalement. Dans ce cas, la transformation des wagons à voyageurs devient très difficile, et l'on est obligé de recourir aux wagons à marchandises. Nous décrirons d'abord les différents modèles proposés, puis nous chercherons à établir que ce système de transformation rapide donne d'excellents résultats; nous examinerons enfin la réforme la plus pratique à adopter en France.

SYSTÈMES ADOPTÉS AUX ÉTATS-UNIS.

Transformation des wagons de 1re classe proposée pour l'armée de Cumberland par E. Cooper et Herrick.

En Amérique, il existe un grand nombre de systèmes de transformation des wagons qui ont été utilisés pendant la guerre de

Sécession. Les wagons choisis pour la transformation sont les wagons de 2e et 3e classe, et aussi quelquefois les wagons à marchandises.

Voici les principaux systèmes :

Cooper propose la transformation des wagons américains de 1re classe qui ont 52 pieds de long et 9 pieds 4 pouces de large, avec des portes de communication à chaque extrémité de 32 pouces de large, un passage d'égale largeur au milieu, et de chaque côté, une rangée de quatorze doubles sièges. On peut placer dans ces wagons 32 blessés.

Les banquettes alternes sont enlevées et les lits sont faits en réunissant les sièges qui restent par des bancs de frêne ou d'autres bois élastiques.

Deux paillasses sont étendues sur les bancs. Les blessés sont transportés sur les bancs recouverts de paillasses et placés deux sur chaque lit. Les lits supérieurs sont construits comme des brancards et suspendus, au moyen de deux crochets de fer et de deux tiges de fer, aux côtés et au plafond du wagon. Les blessés les moins gravement atteints sont placés sur ces brancards supérieurs. Les larges portes, les fenêtres permettent une ventilation suffisante.

D'après Cooper, cette méthode est la meilleure, la plus simple, la moins dispendieuse, la plus confortable pour les blessés.

Town O. S. A., qui a inspecté ces wagons, loue leur disposition.

Systèmes Harris, Abott, etc.

D'après le système E. Harris, les hampes des *brancards ordinaires* en usage dans l'armée des États-Unis sont placées dans d'épais et solides anneaux de caoutchouc accrochés à de fortes chevilles placées sur des poteaux fixes. — Les planches XXV et XXVI, fig. 1 et 2, indiquent ce mode de suspension.

Les wagons à voyageurs, à marchandises américains, se prêtent bien à ce genre de transformation.

Ce système est très pratique, d'une installation rapide et facile, il est peu coûteux, il a l'avantage de permettre l'emploi du brancard en usage sur les champs de bataille.

Les anneaux en caoutchouc employés nous paraissent mauvais, ils durcissent en hiver, se ramollissent en été et se rompent sous un poids peu considérable.

R.-O. Abott se servit de wagons à voyageurs qu'il fit disposer de la façon suivante :

On installa dans chaque voiture, à des intervalles convenables, dix sièges semblables à ceux des wagons de voyageurs, mais sans dossier. Ces sièges formaient ainsi dix lits.

Au-dessus de chacun des lits on avait placé deux brancards fixés à un poteau fixe allant du plancher au plafond et passant sur le milieu de la face intérieure de chaque lit inférieur. Chaque brancard était suspendu au moyen de deux crochets en fer, disposés à chaque extrémité dans la paroi du wagon et de deux anneaux en cuir, un à chaque bout, fixés au poteau. Chaque wagon renfermait ainsi trente lits.

SYSTÈMES ADOPTÉS OU PROPOSÉS EN ALLEMAGNE.

Transformation des wagons à voyageurs et à marchandises adoptée dans l'armée allemande.

En 1867 et 1868, une commission, présidée par Esmarch, recommanda la transformation des wagons allemands à voyageurs de 4e classe. Ces wagons ont été construits en prévision de *l'usage spécial* qu'on doit en faire en temps de guerre, ils ont des banquettes qui peuvent être facilement enlevées, ils sont bien éclairés et ventilés. Les malades peuvent y être installés commodément et examinés facilement par le chirurgien qui peut circuler par le passage existant au milieu du wagon. Des portes de communication existent aux extrémités du wagon. Aujourd'hui ce sont encore les mêmes wagons qui, avec quelques modifications peu importantes, servent à la transformation.

Les trains formés avec de semblables wagons sont décrits dans le Kriegs-Sanitäts-Ordnung sous le nom de *Trains sanitaires proprement dits* ou *Réglementaires*.

Les lits de camp de l'armée prussienne suspendus dans ces wagons ont 8 pieds 9 pouces de long et sont larges de 23 pouces. Ils sont pourvus de pièce de côté ouaté, de 2 pieds de long et 6 pouces de haut, pour empêcher le malade de rouler à terre. Ils ont en outre un dossier à charnière, se repliant, et pouvant être placé à différents angles d'élévation.

Dix brancards sont suspendus à seize barres droites solides, quatre d'un côté, six de l'autre. Pour augmenter leur solidité, chacune des huit barres du centre sont réunies à leurs voisines du côté de la paroi du wagon par des tringles de fer. (Voir Pl. XIX, fig. 1 et 2.)

Toutes les barres sont pourvues de saillies avec des crochets de fer. Les crochets sont recouverts de cuir pour diminuer le frottement et supportent des anneaux en caoutchouc. Des anneaux de cuir qui embrassent et soutiennent les poignées des brancards sont passés dans les anneaux de caoutchouc.

Il existe des crochets de sûreté au-dessous de l'appareil.

Les brancards sont placés de telle façon que les blessés peuvent s'asseoir facilement sur leur séant.

La ventilation se fait par dix fenêtres, quatre de chaque côté et une à chaque extrémité, et par trois ventilateurs dans le toit. — La nuit, une lampe est placée dans chaque ventilateur. Lorsque la très grande chaleur et les courants d'air sont dangereux, les fenêtres peuvent être fermées et la porte de derrière ouverte.

Le chauffage est assuré par des poêles garnis de briques.

Quatre hommes sont nécessaires pour soulever un brancard chargé et pour le mettre en place. Gurlt remarque que les expériences ont démontré que si les brancards, spécialement ceux du tiers supérieur, sont soumis à des oscillations durant le voyage, les anneaux de caoutchouc empêchent complètement les vibrations et les chocs, ce qui se produit dans le système de suspension par des courroies et des cordes.

On doit remarquer que la méthode de suspension adoptée est celle que nous avons décrite page 83 (Wagon-ambulance américain de Harris) avec quelques modifications importantes. Elle expose moins que le système américain aux chocs des brancards contre les parois du wagon et contre les barres fixes. Les ressorts-spirales, adoptés aujourd'hui en Allemagne, nous paraissent préférables aux anneaux en caoutchouc.

Gurlt reconnaît la nécessité d'ajouter à ces wagons des wagons spéciaux pour le personnel médical. « Des wagons de passagers de 1re classe pourraient à la rigueur, dit-il, servir, ils ont l'inconvénient d'être trop étroits et de ne pas avoir des portes de communication aux extrémités. »

Wilhelm Roth pense qu'il faut ajouter des coussins élastiques entre les poignées du brancard et les parois du wagon.

Transformation des wagons à marchandises.

(Voir Pl. XXVI, fig. 3.)

Les wagons à marchandises ou pour le transport des bestiaux peuvent être transformés, d'après le Règlement allemand, de la façon suivante :

Des anneaux de fer sont fixés sur les parois du wagon et sont

Fig 3

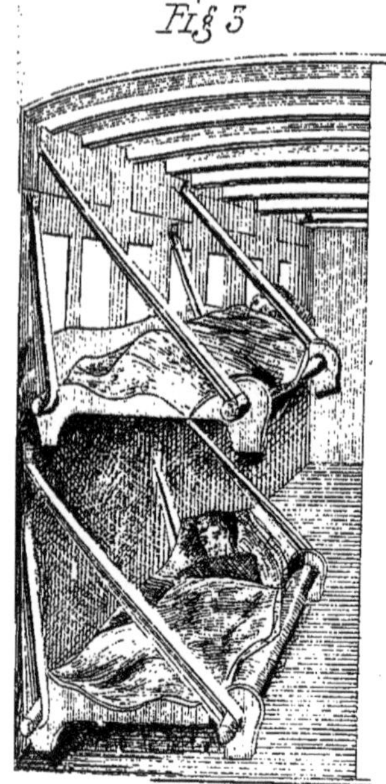

Fig 1

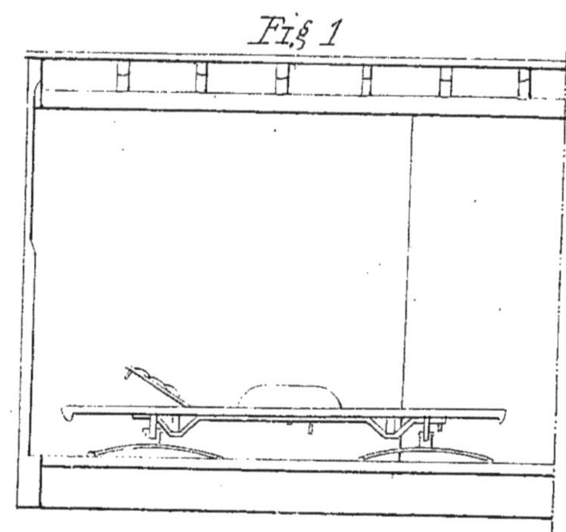

Fig 2

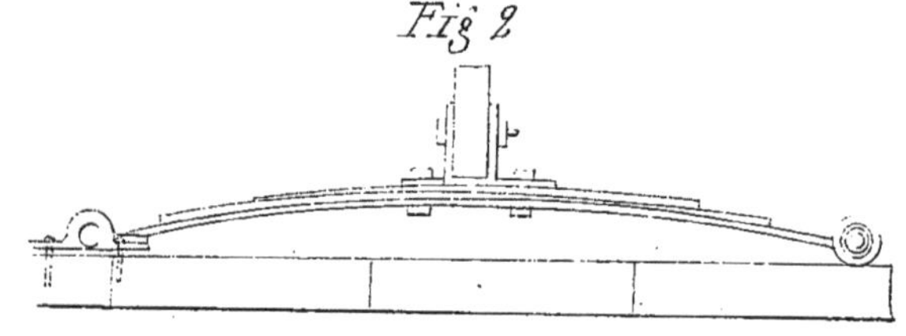

Fig 1 — Section longitudinale d'un wagon à marchandises aménagé d'après le système de Gründ.

Fig 2. — Vue du ressort employé dans le système Gründ. et adopté dans les trains sanitaires bavarois

Fig 3 Wagon aménagé d'après le Système de Wurtemberg.

destinés à la suspension de barres mobiles, terminées à leur extrémité par des capsules de fer avec des anneaux en saillie. Un anneau en caoutchouc ou des ressorts sont placés entre l'anneau de fer de la paroi du wagon et l'anneau des barres est fixé au moyen de courroies avec boucles. Huit barres sont suspendues transversalement (voir Pl. XXVI, fig. 3) et sur deux rangées. Les barres inférieures sont séparées des supérieures de façon à permetre aux blessés de s'asseoir.

On peut placer sur chaque paire de barres trois brancards. Deux rangées de trois brancards occupent toute la largeur du wagon (deux rangées inférieures, deux supérieures), et il reste un espace assez large pour les aides au milieu du wagon. On peut facilement s'approcher du côté d'un brancard à la condition de rapprocher en les faisant glisser sur les barres les deux autres brancards. Le prix pour l'aménagement d'un wagon à marchandises d'après ce système est de 80 thalers.

Ainsi que le fait remarquer Gurlt, les avantages de ce système sur le modèle Bavarois ou de Fischer à peu près semblable (voir page 115) sont : la substitution des anneaux de caoutchouc aux courroies de cuir, l'utilisation des barres à chevaux et la possibilité de se servir de toutes les formes de brancard. En outre, ce wagon contient douze blessés, tandis que dans le modèle Bavarois il n'y a place que pour huit hommes couchés. D'après Gurlt, le mode de ventilation de ces wagons est très défectueux.

Transformation des wagons à marchandises.
Supports élastiques pour brancards de Gründ.

Ce système d'aménagement des wagons à marchandises, déjà étudié et adopté par la Commission prussienne de 1868, se compose de trois brancards placés à l'avant, trois à l'arrière du wagon supportés par des traverses de bois et reposant sur des ressorts plats semi-elliptiques. (Voir Pl. XVIII, fig. 1 et 2.)

Les ressorts sont fixés par une de leurs extrémités au plancher, de façon à maintenir les traverses fixes, tandis que l'autre extrémité est munie de cylindres qui permettent le jeu des ressorts. Des encoches disposées sur le ressort reçoivent les barres transversales. Quatre poutres transversales et huit ressorts constituent tout le matériel nécessaire pour six brancards.

Le prix de cet aménagement est de 8 thalers.

Ce système est aujourd'hui officiellement adopté (décret de 1878) et décrit dans le Kriegs-Sanitäts-Ordnung (voir page 27).

D'après Peltzer, il serait d'une installation assez longue, et le nombre des lits dont il permettrait de disposer serait trop restreint.

Loeffler recommande ce système comme étant le plus simple, le meilleur marché, le plus confortable et d'une adaptation prompte, facile.

Les brancards représentés dans les coupes sont les brancards réglementaires de l'armée allemande, mais tous les autres systèmes peuvent être employés.

Modification des supports élastiques de Gründ dans le train sanitaire de Bavière.

Dans ce train décrit par Hirschberg, et qui comprend des wagons de 1re, 2e, 3e classe et des wagons à marchandises, les lits sont suspendus au moyen du système de Gründ modifié.

Les brancards sont maintenus plus élevés que le plancher du wagon au moyen de barres verticales reposant sur les ressorts. (Voir Pl. XIX, fig. 3 et 4.) Des planches horizontales reposant sur les barres verticales supportent des matelats de laine et des coussins.

Les wagons à marchandises sont pourvus de brancards supportés de la même façon sur des châssis reposant sur des ressorts, deux à chaque extrémité du wagon.

Les wagons à marchandises qui ne communiquent pas entre eux sont beaucoup moins confortables que les wagons à voyageurs de 3e classe.

Nouvelle disposition adoptée dans les trains sanitaires Bavarois.

Depuis 1883, d'après ordonnance du Ministère de la guerre Bavarois, les wagons contiennent deux rangées de brancards superposés. Les brancards sont donc actuellement au nombre de dix dans chaque wagon, au lieu de cinq comme autrefois.

On a adopté pour le chargement et le déplacement des brancards à travers les portes de communication une disposition très ingénieuse, et qui nous paraît supérieure à celles proposées précédemment.

On place deux rails sur le perron de tête, ces rails ont des crochets à un de leurs bouts destinés à s'accrocher au-dessous de la plaque en fer du perron et à consolider les rails. L'autre bout des rails dépasse la plate-forme du perron et est pourvu de rallonges disposées verticalement et recourbées à leurs extré-

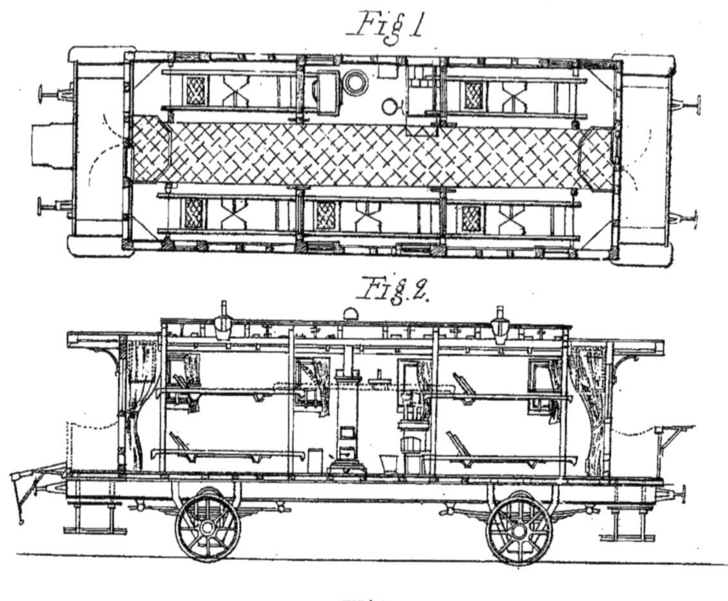

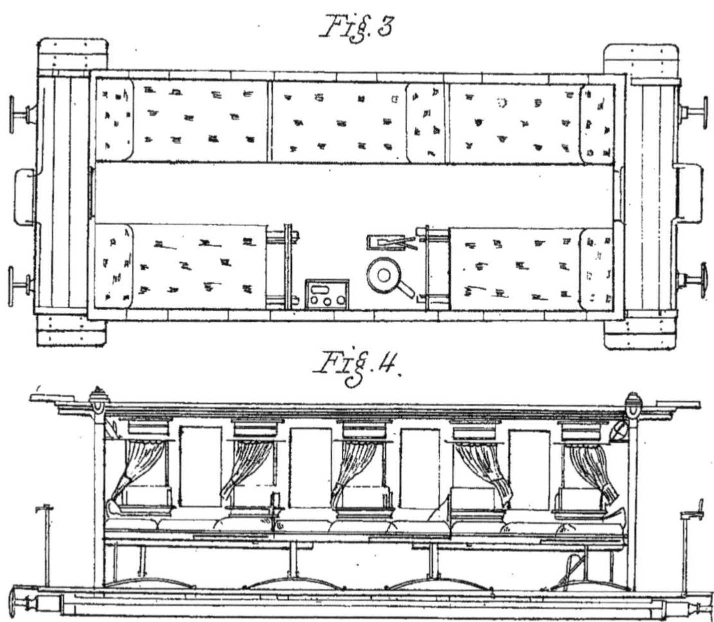

1 Plan horizontal d'un wagon ambulance.
Système réglementaire allemand (in Kriegs Sanitäts Ordnung)

g. 2. Section latérale du même wagon.

g. 3 Plan horizontal d'un wagon de 3e classe Bavarois pour le transport des blessés.

4. Section latérale du même wagon.

mités. Les brancards placés à terre parallèlement au train sont soulevés par deux hommes jusqu'à la courbure des rallonges et élevés ensuite sur les bouts des rails qui dépassent le perron. Ces rails ont des rainures à leur surface qui reçoivent les pieds des brancards; lorsque les porteurs poussent la paroi latérale du brancard, les pieds du brancard s'avancent sur les rainures jusqu'à ce que le brancard se trouve devant la porte du wagon. Les brancards sont ensuite soulevés et placés dans le wagon. Après le chargement, on enlève les rails et on les place le long des marche-pieds des wagons.

Mode de transformation adoptée pour les trains sanitaires Alsaciens-Lorrains.

Les wagons Alsaciens-Lorrains sont disposés à peu près de la même façon que les wagons Bavarois. Il suffit d'enlever les quelques vis qui fixent les bancs des wagons de 3e classe et de disposer des supports sur lesquels on place des brancards.

Système de Gründ modifié par Richter.

Quatre ressorts sont disposés comme ceux de Gründ, parallèlement à la paroi transversale du wagon, la pièce en U qui sert à recevoir les brancards est remplacée par une plaque de fer assez longue; sur cette plaque est fixée au moyen d'une vis une monture en I dont la branche transversale inférieure assez large présente à chacune de ses extrémités une petite fourche avec deux échancrures. La barre transversale supérieure présente aussi des échancrures. Elle est terminée du côté de la paroi du wagon par un anneau reçu dans un ressort en forme de crochet fixé à la paroi. Les échancrures sont destinées à recevoir les hampes des brancards.

Quatre supports de ce genre suffisent pour soutenir six brancards.

Mode de transformation des wagons à marchandises, système de Hambourg.

Le train pour le transport des blessés de l'armée Hambourgeoise est composé de wagons à marchandises couverts.

Le mode de suspension des brancards est celui décrit par Hœnicka, ingénieur de Hambourg. Il consiste dans une forte griffe de fer serrée par une cheville à vis (voir Pl. XX et pages 26 et 27) qui l'assujettit aux soliveaux du wagon. La griffe se réunit à un puissant ressort en spirale auquel est attaché une corde à anses sur lesquelles sont placés les brancards. Chaque jeu des quatre ressorts avec leurs cordes supporte une paire de brancards ; l'espace entre les lits supérieurs et les inférieurs est de 3 pieds 4 pouces.

Pour plus de sécurité, en cas d'accident, des barres de bois sont placées entre les lits supérieurs et les lits inférieurs. Pour éviter les secousses transversales, des ressorts en acier réunissent les barres de chaque brancard aux côtés du wagon. (Pl. XX, fig. 6.) Des anneaux (Pl. XXVI, fig. 7) recouvrent les poignées des brancards et sont destinés à éviter les oscillations. Les barres et les châssis sont en bois couverts de toile de 6 pieds 1 pouce de long, et large de 30 pouces. Ils peuvent être enroulés après l'enlèvement des traverses de chaque extrémité. (Pl. XX, fig. 4, 5 et 6.)

Dans les collections des belles photographies de Wittelshöfer, représentant le matériel d'ambulance exposé à Vienne, le wagon Hambourgeois est figuré avec des portes de communication aux deux extrémités du wagon.

Peltzer, de Berlin, apprécie ainsi ce système : « On ne peut nier que ce système de suspension, malgré ses avantages d'élasticité, est trop compliqué pour pouvoir être promptement réparé en cas d'accident, ou pour servir dans les cas imprévus et, pour tout dire, on doit douter de la sécurité de son application. »

Une autre objection doit être faite, d'après Otis, à ce mode de suspension. Cet auteur pense que les plafonds des wagons sont à peine assez forts pour soutenir avec sécurité un tel nombre de lits et de blessés.

Lower, à la suite d'expériences, considère ce système comme excellent ; l'élasticité obtenue au moyen des ressorts spirales est considérable et les blessés étendus sur les brancards n'éprouvent aucune secousse.

M. Picqué apprécie ainsi ce système : 1° son prix est excessif ; l'aménagement de chaque wagon revient à 400 francs ; 2° les plafonds des wagons ne sont pas assez solides pour permettre l'application des ressorts ; 3° le montage de l'appareil est long.

Nous ne partageons pas les avis de MM. Peltzer et Picqué et nous ne trouvons pas ce système trop compliqué ; il suffit en effet, pour son application, d'avoir des brancards, des cordes et des ressorts-spirales en suffisante quantité. L'aménagement du

PLANCHE XX.

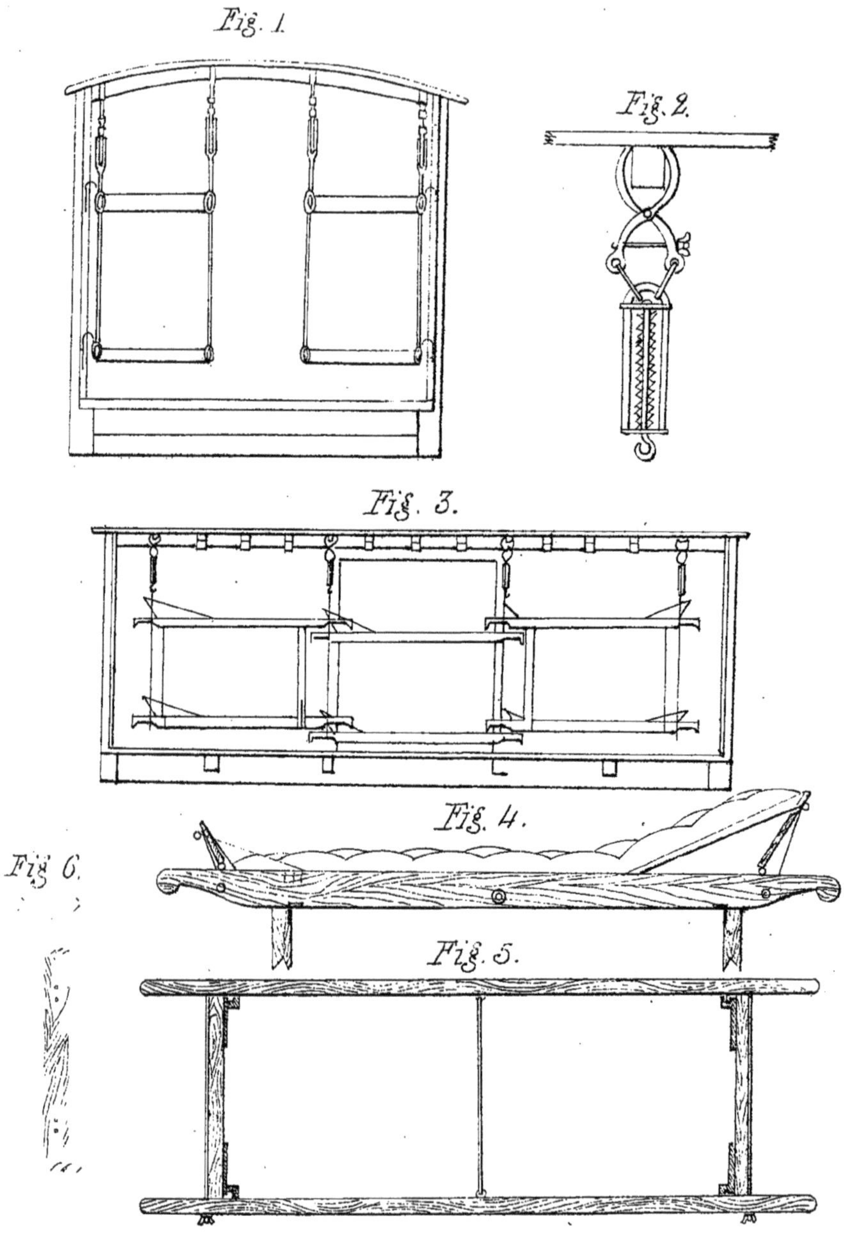

Fig. 1 Coupe d'un wagon transformé pour le transport des blessés d'après le Système de Hambourg.

ig. 2 Griffe du diable et ressorts spirales (Système de Hambourg.

ig 3. Section latérale du wagon

l 4. 5. 6. Brancard employé dans le Système de Hambourg.

wagon peut se faire en quelques instants, et si un ressort se rompt, il est facile de le remplacer. Nous ne pensons pas qu'il revienne à un prix aussi élevé que celui indiqué par M. Picqué.

Quant au danger résultant du peu de résistance du plafond du wagon, signalé par Otis, il est facile de l'éviter en renforçant le plafond au moyen d'arcs en fer, ou par le système que nous proposons pour notre modèle de wagon.

Ce système de transformation est adopté par le Ministère de la guerre allemand et décrit dans le Kriegs-Sanitäts-Ordnung. (Voir le texte du Règlement, chap. Ier, pages 26 et 27.)

Mode de transformation des wagons à marchandises. Comité de secours de Hanovre.

Pendant la guerre de 1870, le Comité de secours de Hanovre a adopté le mode suivant de suspension des brancards. (Pl. XXVI, fig. 8.)

Quatre traverses en bois destinées à supporter des brancards sont placées sur la surface extérieure du plafond du wagon. Les traverses et le plafond sont percés et à travers les trous on introduit de l'intérieur du wagon des tiges rondes en fer qui se terminent en bas en crochet et en haut par une vis. — Le bout supérieur de ces tiges qui dépassent le plafond est garni de trois rondelles en caoutchouc séparées par une rondelle en fer blanc, sur la rondelle supérieure on visse solidement un écrou.

Les blessés sont placés dans l'intérieur du wagon à droite et à gauche des portes longitudinales, de façon à superposer trois brancards dans quatre parties du wagon. (Total : douze brancards). Pour cela, on suspend aux crochets quatre cordes auxquelles on attache solidement les brancards. Chaque corde présente trois anses ou nœuds destinés à recevoir les bras du brancard. Les cordes sont fixées au plancher à un anneau en fer, elles doivent être tendues autant que possible.

On adapte au milieu des cordes qui touchent presque les parois du wagon des rondelles de caoutchouc qui servent de tampon et amortissent tous les chocs.

Système Peltzer.

D'après ce système, six brancards munis de pieds à ressorts plats en forme de C, terminés par une partie arrondie rugueuse sont disposés sur le plancher du wagon ; d'autres sont suspendus au-dessus des premiers par deux bretelles. Les extrémités de ces bretelles sont munies d'anneaux qui entrent dans des crochets fixés au préalable aux parois du wagon, et leur partie moyenne est percée, à des distances convenables, de trous pour recevoir les extrémités arrondies des pieds des brancards. Des ressorts disposés comme pour les brancards placés directement sur le sol, des tampons fixés aux parois du wagon amortissent les chocs.

On peut de cette façon transporter dix blessés par wagon.

Système de transformation des wagons à marchandises et des wagons de 3e classe adopté en Wurtemberg.

(Voir Pl. XVIII, fig. 3.)

Ce système décrit par Sigel est très simple. Les sièges de voyageurs étant enlevés, huit brancards sont suspendus sur les côtés du wagon par de fortes sangles de chanvre; des coussins sont interposés entre les côtés du brancard et la paroi du wagon, afin d'éviter les chocs.

Huit brancards sont placés sur le plancher du wagon reposant sur des tampons rembourrés de crin ou des tampons de caoutchouc.

Sigel considère que c'est le meilleur système dont on se soit servi pendant la guerre franco-allemande. Il fait remarquer que les sangles de chanvre ne se sont jamais rompues et qu'elles ne gênent en rien lorsque le wagon sert au transport des marchandises.

Wasserfuhr qui a conduit, pendant la guerre, plusieurs trains de blessés allemands, a remarqué que les courroies en cuir ne se rompirent jamais, tandis que les anneaux en caoutchouc présentèrent plusieurs fois ces accidents de rupture.

Esmarch loue la disposition du train sanitaire de Wurtemberg à raison de la disposition uniforme des portes placées à chaque extrémité du wagon.

La disposition très simple de ce système est à recommander, nous craignons cependant que les courroies de chanvre ne donnent pas une élasticité suffisante, à ce point de vue les anneaux de caoutchouc et les ressorts-spirales nous paraissent supérieurs.

Trains sanitaires du Palatinat. — Disposition des feuilles des ressorts des wagons à marchandises.

Dans les trains sanitaires du Palatinat, les wagons à marchandises employés étaient pourvus d'étroites portes de bout (60 centimètres de largeur) permettant la communication par des plates-formes de wagon à wagon. L'embarquement et le débarquement des blessés se faisaient par les larges portes latérales.

Schmidt, adoptant le système de Brockmann, de Stuttgard, fit enlever trois feuilles de ressorts sur huit (ces trois feuilles étaient placées au-dessous des cinq feuilles de ressorts en action). On obtint ainsi la disparition des secousses et des chocs longitudinaux. Le wagon à marchandises ainsi modifié était bien suspendu.

La transformation des ressorts d'un wagon n'exigeait pas plus d'une heure.

Nous avons expérimenté plusieurs fois ce système, et, avec Billroth, nous pensons qu'il peut rendre de très grands services. Il ne nous paraît pas cependant donner une suspension suffisante pour des transports à de grandes distances.

Mode de transformation des wagons à marchandises adopté par le Comité Bavarois.

Ce système, exécuté par MM. F. Fischer et Cie d'Heildelberg et décrit par Gurlt, est destiné aux wagons à marchandises couverts. Les brancards sont suspendus par des barres de bois flexibles et élastiques. Les barres ou poteaux sont pourvus à chaque extrémité de capsules de fer avec des crampons réunis à des courroies de cuir et des boucles de fer avec des crochets. (Voir Pl. XXVI, fig. 5 et 9.)

Les barres sont suspendues transversalement, séparées de 4 pieds, à des anneaux de fer assujettis par des pitons à la paroi du wagon; les anneaux se trouvent habituellement dans les wagons à bestiaux à la place convenable; s'ils ne s'y trouvent pas, il faut les placer. On met sur chaque paire de barres flexibles (une paire en avant, l'autre à l'arrière du wagon) deux ou trois lits qui permettent le transport de six blessés. Les lits consistent en des cadres de bois sur la surface desquels sont déployés transversalement et longitudinalement de larges bandes de toile. Il y a des appuis-pieds et des oreillers bien matelassés pour supporter la tête. Les brancards sont pourvus de poignées en fer de trois quarts de pouces, qui, lorsqu'elles ne servent pas, glissent sur les barres opposées du brancard et diminuent ainsi l'espace qu'il occupe dans le wagon. Il y a aussi des poignées supplémentaires en cuir et des courroies qui permettent de fixer solidement les brancards sur les barres transversales et les empêchent de glisser.

Ce système d'aménagement peut s'appliquer aux wagons de 3e classe qui, en Allemagne, ne sont pas divisés en compartiments. Les barres dont on se sert dans ce but sont plus courtes, leurs extrémités sont néanmoins pourvues de crochets semblables à ceux décrits plus haut. Les barres sont accrochées aux dossiers des sièges et suspendues en longueur dans le wagon, deux ou trois lits peuvent être placés transversalement sur ces barres. Le système s'applique certainement mieux aux wagons allemands à marchandises et aux wagons à voyageurs de 4e classe.

Sous les lits placés sur les barres il y a place dans ces wagons pour quatre lits suspendus ou pour des lits de camp et un espace pour un cinquième au milieu du wagon. Un passage doit être laissé pour les médecins et pour faciliter l'entrée et la sortie. Onze blessés couchés peuvent être transportés dans un wagon.

Le brancard-lit suspendu placé sur le plancher du wagon est pourvu d'un châssis composé de trois panneaux réunis par des charnières et ainsi disposés qu'ils peuvent se plier pour le transport. Lorsque les panneaux servent, ils sont maintenus en place par deux traverses, se fixant dans des mortaises de fer. Le châssis est placé sur le plancher du wagon. Aux quatre coins, quatre petites bandes supportent un brancard semblable à celui décrit plus haut avec appuis-pieds, etc.

Le simple coussin à tête est remplacé par un appui-tête mobile fait en toile comme la couche du brancard. Deux courroies unissent les côtés des brancards aux panneaux du châssis, et modèrent ainsi les oscillations.

Le châssis est disposé de telle sorte qu'il peut servir à un double but. Lorsqu'il est renversé, il donne un support pour le brancard ou constitue un bon lit de camp portant le patient à deux pieds et demi du plancher.

L'usage des barres flexibles pour le transport des blessés adopté dans le système de Zavodowsky, dans le système Bavarois et Prussien, est considéré par le professeur Gurlt comme « un indéniable progrès. »

Gurlt craint cependant que les courroies par lesquelles les brancards sont suspendus ne soient pas suffisamment élastiques, et il préfère les anneaux en caoutchouc.

Il est à remarquer que dans ce système, les barres flexibles sont légères et peuvent se rompre ; les brancards spéciaux se fixent difficilement sur ces barres et sont soumis à des mouvements d'oscillation notables. Ils sont lourds, compliqués, d'un prix élevé et mal adaptés pour remplacer les brancards ordinaires. Quant aux brancards placés sur le plancher du wagon, ils exposent les blessés à des chocs dangereux et coûtent un prix élevé.

SYSTÈMES ADOPTÉS EN AUTRICHE.

Wagons à marchandises transformés pour le transport des blessés.

Les wagons à marchandises autrichiens ont 35 pieds de long et 8 et demi de large avec une porte sur le côté.

Seize poteaux droits sont placés par quatre dans ces wagons; chaque assemblage de quatre barres supporte deux brancards-lits réglementaires avec coussins superposés et oreillers. Chaque brancard est soutenu par des bandes de cuir attachées au brancard d'un côté et pourvu à l'autre bout de forts anneaux de fer. Deux des courroies de chaque lit sont suspendues par des crochets en avant des parois antérieures ou postérieures du wagon et aux poteaux près de la porte. Les courroies à la tête du lit sont placées obliquement de haut en bas et en conséquence tirent le lit du côté de l'arrière mur du wagon. Les lits sont matelassés de façon à éviter les secousses produites par le contact des poteaux ou des parois du wagon. Afin d'éviter les accidents de rupture des courroies, deux barres ou deux tringles sont assujetties en longueur tout près des poteaux et servent aussi à assurer la suspension des lits.

Pendant la guerre d'Autriche de 1866, on se servit, comme wagons d'ambulance, de ces wagons à marchandises.

Les délégués de la conférence internationale à l'Exposition française de 1878 jugèrent ce système d'une façon défavorable.

Il expose en effet à des chocs et à des secousses graves pour les blessés. Les courroies ne sont pas suffisamment élastiques, les brancards sont compliqués et difficiles à transporter.

Il existe actuellement une disposition bien préférable des wagons à marchandises. (Voir page 32.) Chaque wagon communique aux extrémités par deux portes de 1^m80 de haut et 0^m60 de large. Tant que les wagons ne servent pas au transport des blessés, ces portes sont fermées. La communication de wagon à wagon s'établit par un pont mobile. Une chaîne sert de garde-fou. Des ouvertures sont percées dans les parois latérales et servent à l'éclairage.

Huit forts crochets servent à la suspension des brancards. Huit brancards sont disposés dans ces wagons, quatre sur le plancher, quatre suspendus à l'aide de courroies aux huit crochets. Dans quelques cas on se sert pour la suspension de ressorts-spirales ou d'anneaux en caoutchouc.

Les ressorts des wagons sont remplacés par des ressorts correspondant à une charge totale de 2,500 à 3,000 kilogrammes.

Divers accessoires complètent l'aménagement du wagon.

SYSTÈMES ADOPTÉS EN RUSSIE.

Mode de transformation des wagons à marchandises par Zavodowsky.

Zavodowsky a proposé, en 1874, un mode de transformation des wagons à marchandises pour le transport des blessés adopté pour l'armée russe.

Dans le but d'éviter les secousses, d'assurer la commodité et l'hygiène des blessés, d'avoir des appareils d'un prix peu élevé et d'un arrangement facile, l'auteur propose le système suivant (voir Pl. XXII, fig. 1 et 2) :

Le wagon à marchandises peut contenir huit blessés (blessures au tronc et aux extrémités inférieures) avec un infirmier et deux aides.

Pour éviter les chocs et les secousses qui se produisent pendant la marche des trains, quatre cables (Pl. XXII, fig. 1, *A*, *A*) de quatre pouces d'épaisseur sont suspendus au plafond du wagon et fixés à des crochets de fer, qui s'attachent à des anneaux de deux pouces et demi au-dessous de la voûte du wagon. Si les crochets et les anneaux ne peuvent servir, les cordes sont passées à travers trois trous percés sur les côtés du wagon. A chacun des quatre cables sont attachés en trois points (Pl. XXII, fig. 1, *B*, *B'*, *B*) une barre de chêne ou d'un autre bois, de la largeur du wagon, mais au moins de huit pieds de long et de deux pouces et demi d'épaisseur au milieu et d'un pouce trois quarts aux deux bouts. Quatre cordes (*C*, *C*) sont attachées de chaque côté à ces barres horizontales avec des anses, et supportent les brancards sur lesquels sont placés les blessés.

Dans le but d'éviter que, pendant la marche du train, les brancards avec les blessés ne soient jetés à droite ou à gauche et ne viennent heurter les côtés du wagon, les brancards les plus inférieurs sont fixés par des cordes à trois petits anneaux (Z, Z, Z) de fer qui se trouvent dans le plancher du wagon.

Entre les portes se trouve un siège pour les aides.

Le transport et l'enlèvement des blessés se fait au moyen de

Explication de la Planche XXII.

Fig. 1. — Système de Zavodoswsky. — *Coupe transversale.*

Fig. 2. — *Idem.* — *Coupe horizontale.*

Fig. 3. — Système du colonel Bry. — *Coupe longitudinale* ($\frac{1}{50}$).

Fig. 4. — *Idem.* — *Coupe transversale* ($\frac{1}{50}$).

Fig. 5. — *Idem.* — *Plan* ($\frac{1}{50}$).

A. — Traverse de suspension des brancards.
B. — Brancard.
C. — Courroie de brêlage.
D. — Boulon d'attache.
E. — Écrou à béquille.
F. — Ressort de suspension.
G. — Support de brancard.

Coupe transversale

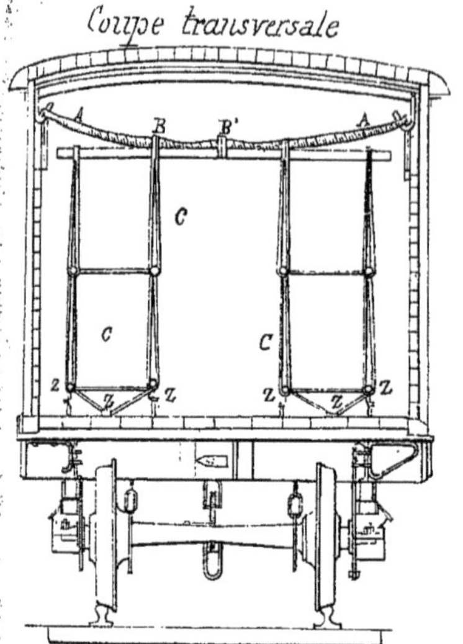

Coupe horizontale.

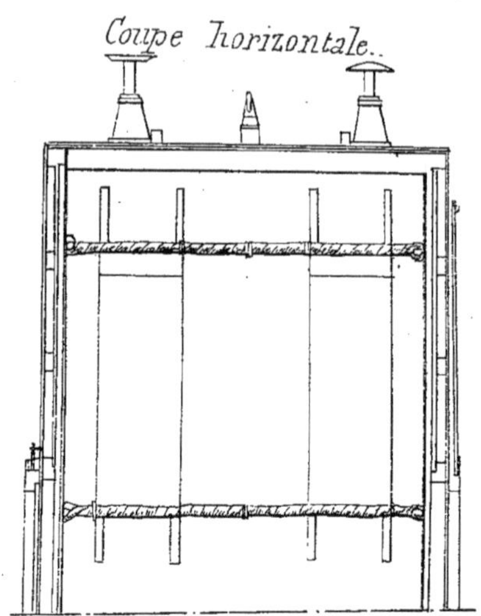

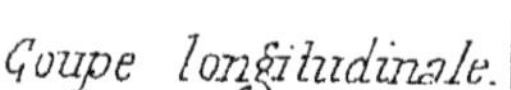

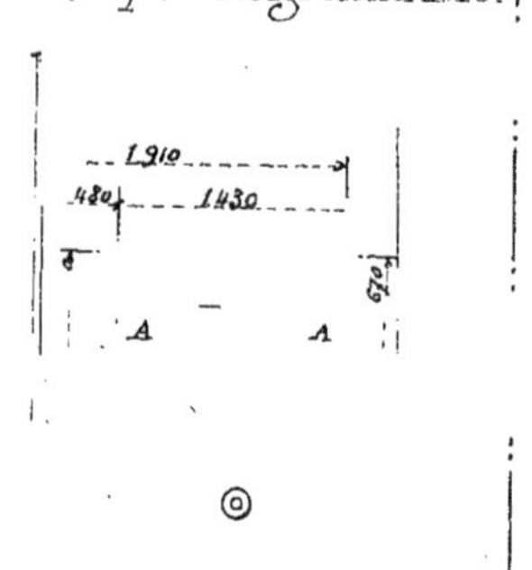

Coupe transversale.

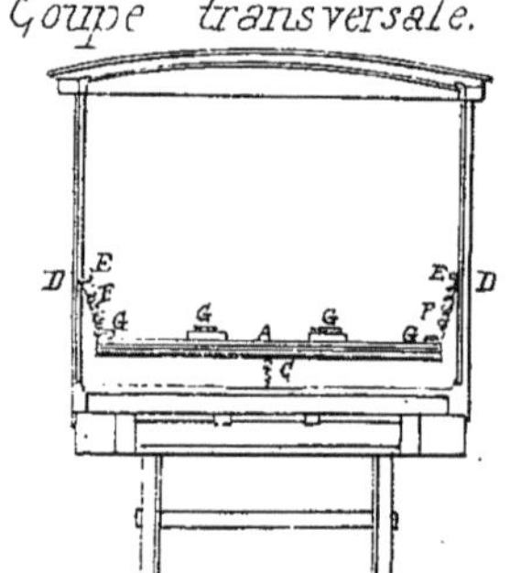

Plan.

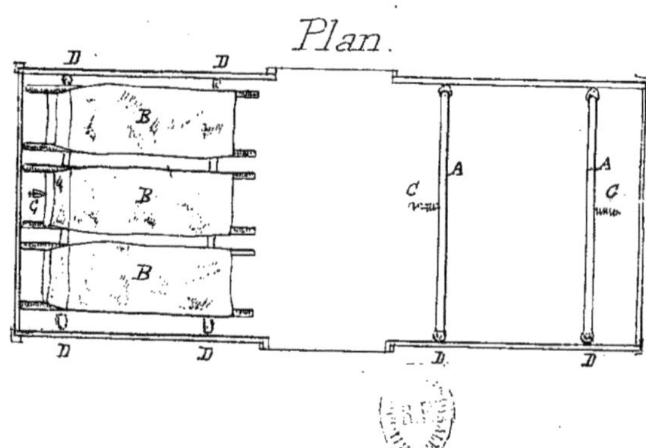

barres, dont les extrémités sont passées et fixées dans les œillets d'une toile à brancard imperméable. Les blessés sont placés dans les wagons à marchandises de la manière suivante : Deux hommes robustes saisissent chaque brancard avec le patient placé dessus, le font passer par la porte du wagon et le laissent reposer sur les anses les plus élevées, puis sur les plus basses des cordes verticales. Ayant ainsi placé les patients les uns au-dessus des autres, chaque paire de brancard est fixée à des crochets qui se trouvent en trois points du plancher du wagon (Z, Z, Z).

Pour décharger le wagon, on commence par desserrer les cordes qui assujettissent les barres des brancards au plancher. On enlève d'abord le blessé qui se trouve sur le brancard le plus inférieur, puis celui qui est placé au-dessus.

La transformation des wagons à marchandises d'après ce système, le prix des brancards non compris, ne coûte que 20 dollars et offre, d'après l'auteur, le grand avantage de pouvoir se faire *instantanément* et servir en outre au transport des troupes, des armes, des munitions, etc.

Le prix de transformation des wagons de marchandises peut être réduit à 6 dollars (30 francs) si au lieu de fixer les quatre cables à des anneaux et des crochets de fer on les fait passer à travers des trous percés aux parois du wagon et si on les noue au dehors.

L'auteur préfère le bois qui possède une certaine élasticité tel que le chêne, etc., au caoutchouc et aux parties métalliques qui ne possèdent pas une solidité suffisante. Le bois et les cordes qui servent à la transformation se trouvent en tous lieux, et dans tous les cas il est facile d'en faire provision.

« La Russie et d'autres États, dit M. Zavodowsky, reconnaissant l'utilité de ce système et le regardant comme le plus simple et le plus pratique, l'ont adopté pour le transport des soldats malades ou blessés, Les commissions allemandes, autrichiennes et italiennes qui l'ont expérimenté, l'ont reconnu excellent. »

Otis, dans son remarquable rapport, apprécie ainsi le système proposé par Zavodoswky : « Dans le système de Zavodoswky, les brancards sont suspendus à des cordes qui s'attachent à des barres élastiques que l'on peut se procurer, d'après l'auteur, dans les forêts les plus voisines. On peut objecter que, pour appliquer en temps de guerre ce mode de suspension, il serait peut-être difficile de trouver rapidement un nombre suffisant de barres de huit pieds de long d'une épaisseur et d'une force convenable.

Le grand nombre de cordes qui amarrent constitue un autre

inconvénient, car l'auteur propose de confier l'arrangement à des mains inexpérimentées et un des neuf nœuds nécessaires pour la suspension de chaque brancard peut être mal fait, et de là un danger. La fixation par des cordes au plancher du wagon est peu sûre et imparfaite. Dans le train sanitaire de Hambourg disposé d'une façon à peu près semblable, mais avec une meilleure méthode de suspension par des ressorts en spirale et avec les brancards assujettis aussi sur les côtés par des ressorts, il se produisait de telles secousses transversales que cette méthode fut considérée par le Comité comme mauvaise. Il est à craindre que l'oscillation, tant latérale que longitudinale, spécialement pour les brancards les plus élevés, ne soit beaucoup plus grande dans les wagons arrangés d'après la méthode de Zavodowsky. « Il serait d'ailleurs nécessaire, ajoute Otis, pour avoir une opinion fondée, d'expérimenter à nouveau le système de Zavodowsky. »

Nous pensons que ce système présente de grands avantages et que les blessés doivent être suffisamment bien et à l'abri de graves secousses. Nous ne partageons pas l'avis d'Otis, qui pense que les cordes qui assujettissent les brancards au plancher du wagon ne doivent pas mettre à l'abri des oscillations latérales et longitudinales. Nos expériences du système que nous recommandons et dans lequel nous avons cru utile de même que Zavodowsky de fixer les brancards au moyen des cordes (voir Pl. XXXI, XXXII et XXXIV) nous démontrent que les amarres ont une utilité très grande et permettent d'éviter tout choc et toute oscillation.

Système de transformation des wagons à marchandises du capitaine Valentin de Gorodezki.

D'après ce système qui a servi pendant la guerre Turco-Russe, les brancards sont placés sur des ressorts. Les ressorts en planchettes sont fixés transversalement sur deux montants en sapin, boulonnés dans les wagons à marchandises. Un ressort en planchettes est fixé par son milieu à l'extrémité supérieure de chaque montant, et en dessous, près du pied de celui-ci, on trouve un système de suspension semblable pour un autre brancard.

Suivant un autre système, Gorodezki a proposé de fixer au plancher du wagon un bloc en bois assez élevé ; sur ce bloc on place, de façon à ne les maintenir que par le milieu, deux forts bouleaux ; aux extrémités libres de ces barres se trouve adaptée

Fig. 1

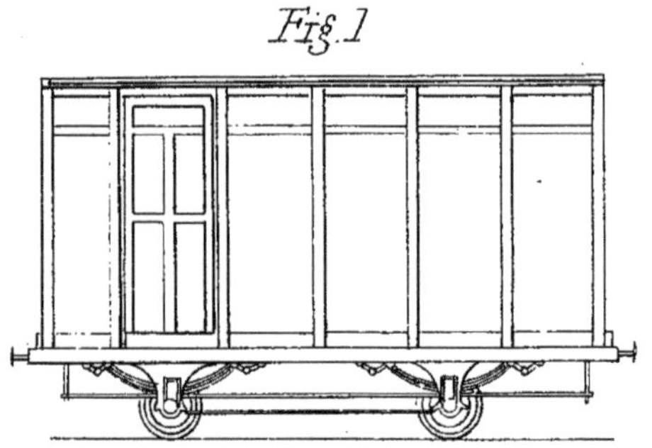

Fig. 2

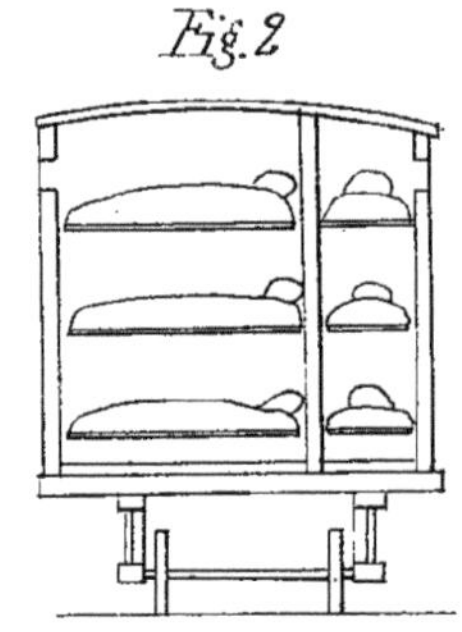

Fig. 3

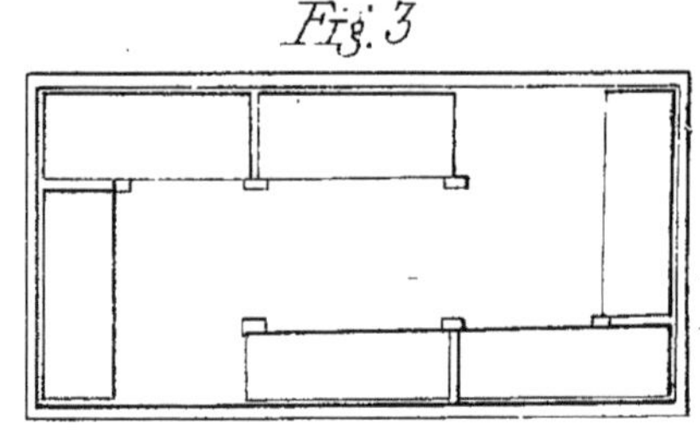

Fig. 4

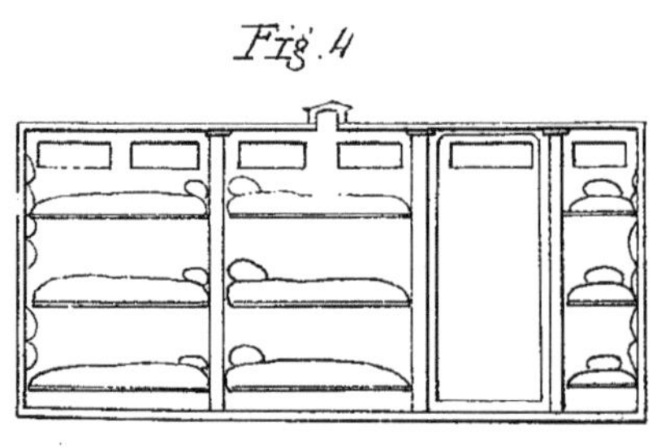

Fig. 5

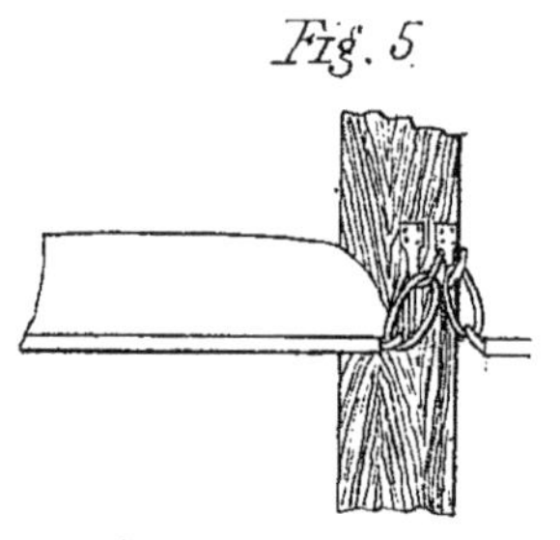

Fig. 1 Vue extérieure d'un wagon à marchandises Espagnol.

Fig. 2. Coupe, avec brancards.

Fig. 3 Plan horizontal.

Fig. 4. Vue latérale.

Fig. 5 Mode de suspension. (Système de Landa.)

une tige de fer verticale pourvue, à des hauteurs convenables, de forts crochets en fer destinés à recevoir les hampes de deux brancards superposés. — Le brancard employé est le brancard réglementaire.

On peut avec ce système placer dans un wagon huit à douze blessés.

Le médecin militaire Russe Grimm, qui a expérimenté ce système, le trouve excellent, il évite, d'après lui, toute secousse, tout cahot et balancement.

SYSTÈME PROPOSÉ EN ANGLETERRE.

Wagons de marchandises disposés pour le transport des blessés dans des hamacs.

Ce modèle a été présenté à l'Exposition française (1878), dans la section Anglaise, par Joshua Henry Porter.

D'après ce système, plusieurs matelas sont fixés suivant l'axe longitudinal du wagon et suspendus au moyen de cordes, constituant ainsi de véritables hamacs de marine.

Chaque matelas est placé dans l'intérieur d'une toile attachée, par ses deux extrémités, au moyen de cordages en forme de hamac, à deux crochets fixés dans des poteaux verticaux qui vont du plancher au plafond. Le milieu de chaque matelas est en outre soutenu par une traverse en bois suspendue transversalement au moyen de cordes qui descendent du plafond.

Le système de suspension par des hamacs a été expérimenté plusieurs fois et particulièrement en Allemagne et n'a pas donné de bons résultats. Parmi les inconvénients qu'il présente, il faut signaler la nécessité d'avoir un grand nombre de matelas d'un prix assez élevé.

SYSTÈME PROPOSÉ EN ESPAGNE.

Transformation des wagons à marchandises

(Voir Pl. XXI, fig. 1, 2, 3, 4 et 5.)

En Espagne, Nicasio Landa a proposé de suspendre des lits au moyen d'anneaux élastiques dans les wagons à marchandises. Les anneaux élastiques reposent sur des crochets de fer fixés à six barres droites et aux côtés du wagon. Les lits sont placés d'après la façon indiquée dans la planche XXI, fig. 2, 3 et 4.

Chaque wagon peut contenir ainsi huit brancards.

Ce système présente comme inconvénients : la trop grande

proximité des brancards des parois du wagon, ce qui expose à des chocs fâcheux pour les blessés. Le nombre des blessés placés dans chaque wagon est en outre trop considérable pour la capacité cubique du wagon. Les expériences pratiquées en Espagne sous la direction de Landa ont été néanmoins assez favorables.

SYSTÈMES PROPOSÉS EN FRANCE.

En *France*, on a proposé différents systèmes de transformation des wagons à marchandises, nous citerons particulièrement ceux de MM. Morache et Léon Lefort.

Transformation des wagons à marchandises français proposée par M. Morache.

(Voir Pl. XXIII et XXIV.)

M. Morache donne les dimensions des principaux modèles de wagons à marchandises français (1) et adopte le type de la compagnie de Lyon.

Voici le mode de transformation adopté par cet auteur :

« La longeur du wagon J de la compagnie P.-L.-M. est de 5m50; « étant donné que trois brancards doivent trouver place dans « la longueur, chaque brancard ne peut mesurer plus de « 1m 75, il restera 0m 25 disponibles, bien nécessaires pour « avoir entre chaque brancard et entre les cloisons un inter- « valle minimum de 0m 05. D'un autre côté, le wagon mesure « 2m 50 de large ; si nous donnons 0m 75 à chaque brancard, il « restera un espace de 1 mètre disponible ; on pourra donc

(1) COMPAGNIES.	LONGUEUR intérieure.	LARGEUR intérieure.	HAUTEUR intérieure.	LONGUEUR des tampons.
Cie de Lyon, modèle J	5m50	2m50	2m20	0m50
Cie du Nord	5 45	2 50	2 10	0 45
Cie du Midi, modèle U	6 45	2 50	2 20	0 50
Cie de l'Est, modèle N	4 70	2 50	2 15	0 45
Cie de l'Est, modèle V	5 45	2 50	2 15	0 45
Cie de l'Ouest, modèle U	6 »	2 55	2 20	0 50
Cie d'Orléans, modèle U	5 90	2 50	2 15	0 45

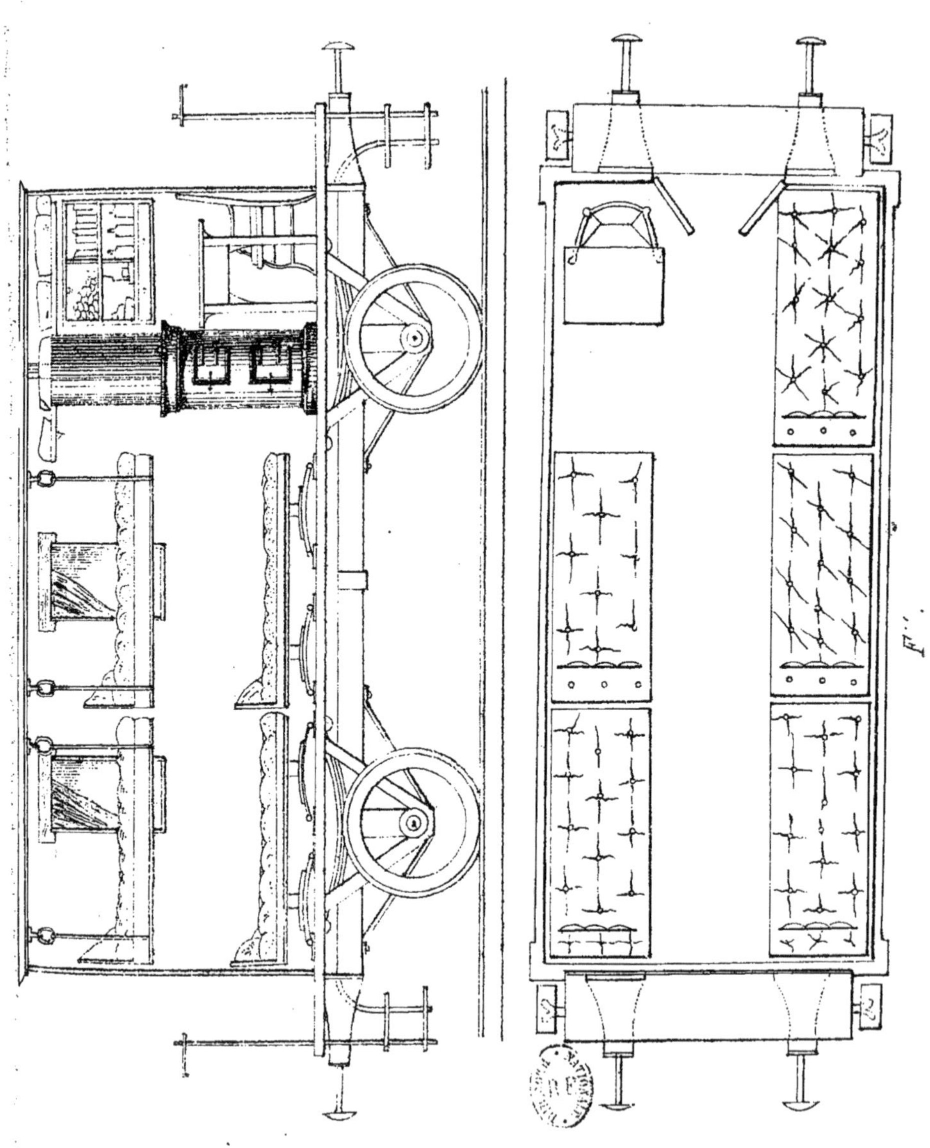

Fig. 1. Wagon à marchandises transformé (Morache).
Coupe montrant le côté disposé pour 4 lits (Echelle 1/50).
Fig. 2. Coupe suivant le plan horizontal.

PLANCHE XXIV

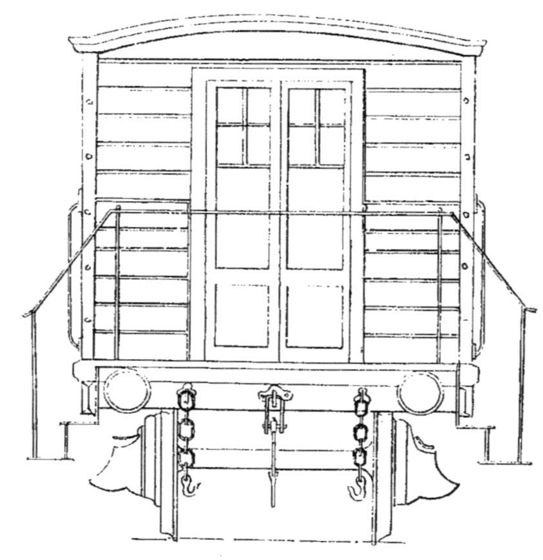

Fig. 1. Wagon à marchandises (Manche). Vue par bout. Coupe.

Fig. 2. Vue par bout fermé.

« réserver un passage de 0^m95 entre les brancards, tout en « les maintenant à quelque distance de la paroi du wagon, « ce qui est nécessaire pour éviter les chocs. Sur ces dimen- « sions, 1^m75 et 0^m75, nous avons construit le brancard sui- « vant (voir Pl. XXIII, fig. 1) :

« Il se compose de deux parties : l'une fixée au plancher du « wagon ; l'autre mobile et fixée sur la première au moyen d'une « clavette qui existe de chaque côté. — La partie fixe est en tôle ; « elle forme une sorte de cadre léger, destiné à relier les quatre « ressorts dont nous allons parler et à recevoir la partie supé- « rieure qui constitue le brancard proprement dit. Celle-ci est « formée par un cadre de bois, sur lequel est tendue une toile et « repose un matelas qui, pour ne pas vaciller, est fixé sur les « côtés du brancard par une rangée de clous de tapissier, mais « assez lâchement, toutefois, pour que le matelas puisse légère- « ment s'enfoncer en déprimant la toile ; un appui-tête mobile « est fixé dans le corps du brancard par deux petites tiges métal- « liques intérieures ; il sert de point d'appui au matelas et à un « oreiller triangulaire. — La hauteur du brancard mobile, y « compris le matelas, n'atteint pas 25 centimètres ; celle de l'appui « est de 33, ou avec le brancard lui-même de 40. — Le brancard « peut s'enlever facilement au moyen de quatre poignées dis- « posées par paires sur les côtés et de quatre autres semblables « placées aux extrémités. Le nombre de huit poignées permet « de saisir facilement le brancard dans toutes les positions, ce « qui est indispensable pour le manier dans un espace aussi « restreint que l'intérieur d'un wagon.

« Dans les voitures américaines ou allemandes, on pouvait « suspendre les brancards en prenant un point d'appui sur les « colonnes en bois qu'ils possèdent ; dans nos wagons l'on ne « pouvait en faire ajouter, car l'espace est déjà trop restreint ; « d'un autre côté, on ne peut placer un brancard directement « sur le plancher du wagon, le malade serait soumis à tous les « chocs, à une trépidation continuelle ; on est donc conduit à « adopter un système mixte, à monter les wagons-lits inférieurs « sur des ressorts dans le genre des lits des trains bavarois, et à « suspendre les lits supérieurs pour lesquels il n'est pas d'autre « moyen possible de les soustraire aux mouvements communi- « qués par le wagon.

« Les ressorts dont nous faisons usage (voyez Pl. XXIII, fig. 1) « sont composés d'une première bande d'acier de 5 centimètres « de large et dont la corde mesure 40 centimètres ; une seconde « bande d'acier de moindre longueur vient se surajouter à

« cette première et se trouve fixée par quatre boulons de « chaque côté, de manière à faire corps avec elle. L'épais- « seur de ces bandes ne peut être déterminée que par l'expé- « rience ; elles doivent être assez élastiques pour amortir les « chocs et la trépidation, mais ne doivent pas, sous la charge « du lit-brancard et de l'homme, subir une flexion constante de « plus de 2 à 3 centimètres ; les ressorts sont fixés au sol par une « de leurs extrémités, au moyen d'une articulation métallique ; « l'autre extrémité est munie d'une petite roulette évidée qui « glisse sur une sorte de rail très court. Cette disposition était « nécessaire, car si les ressorts avaient été fixés par leurs deux « extrémités, ils n'auraient naturellement pas pu fléchir sous « le poids.

« Le brancard lui-même, ou plutôt le cadre en tôle, garni « de quatre pieds, entre dans une mortaise métallique surajou- « tée au ressort, et se trouve fixée par un écrou qui en temps « ordinaire n'est pas démonté.

« Pour les brancards-lits supérieurs, l'on ne pouvait espérer « prendre un point d'appui bien solide sur les plafonds du wa- « gon ; on a vu que dans les premières expériences faites en « Allemagne, lorsque l'on cherchait à y suspendre des hamacs, « les crochets ne tardaient point à s'arracher sous le poids ; « mais si l'on fait passer transversalement au-dessous du plafond « une tige tubulaire métallique qui vient prendre un point d'ap- « pui sur les parois du wagon, on peut espérer rencontrer sur « cette tige métallique une résistance suffisante, car l'effort por- « tera uniquement sur les parois et suivant la verticale ; nous « désirons la tige *tubulaire*, afin de lui donner un peu plus de « volume en diminuant son poids.

« Le lit-brancard est suspendu au moyen de deux cadres « métalliques en fer forgé qui peuvent avoir un moindre dia- « mètre que les tiges transversales, et dont les tringles verti- « cales viennent s'accrocher au cadre au moyen d'un petit an- « neau.

« Il était nécessaire de fixer le cadre soutenant le brancard à « la tige tubulaire transversale par un système à la fois solide « et élastique. En se bornant à leur interposer des anneaux de « gutta-percha, l'on se fût certainement exposé à voir ces an- « neaux se couper à chaque instant. Pour parer à cet accident, « les deux tiges métalliques horizontales présentent chacune « trois bobines en bois très dur de 10 centimètres de longueur « sur 5 de diamètre ; entre ces bobines sont alors enroulés de « forts anneaux de gutta-percha de 10 centimètres chacun de

« largeur ; la résistance se fait ainsi sur une ligne de 30 centi-
« mètres, et, en supposant même que l'un des anneaux vînt à se
« rompre, les deux autres suffiraient et au delà pour soutenir le
« lit-brancard. Lorsque l'on veut changer les bobines, il suffit
« de décrocher la tige tubulaire transversale ; mais, à vrai
« dire, c'est une manœuvre qu'il ne serait pas toujours facile
« de faire, le train étant en marche et le wagon rempli de
« malades : aussi a-t-on donné aux anneaux de gutta-percha
« et aux bobines une résistance suffisante pour que la rup-
« ture ne puisse jamais se produire. Pour un simple chan-
« gement d'anneaux, il y aura beaucoup moins de difficulté :
« il suffira d'avoir eu la précaution de placer entre les tiges
« métalliques horizontales un ou deux anneaux flottants, qui
« en temps ordinaire ne supporteront aucun effort ; s'il s'agit
« alors de remplacer un des anneaux, on n'aura qu'à sou-
« lever un peu le brancard-lit et à faire glisser l'anneau de
« rechange sur la bobine. C'est une manœuvre que l'on pourra
« exécuter sans déplacer le malade.

« Avec le double système de suspension pour les brancards
« supérieurs, de ressorts pour les brancards inférieurs, on
« pourra introduire dans le wagon le malade couché sur son
« lit ; suivant le cas, on placera le brancard sur un des cadres
« de tôle et on l'y assujettira au moyen des deux clavettes, ou
« bien deux hommes le soulevant avec les poignées placées aux
« deux extrémités, un troisième introduira les crochets termi-
« nant les tiges verticales dans les anneaux fixés sur les côtés
« du brancard. La manœuvre est des plus simples : trois hommes
« suffisent pour l'exécuter même pour les lits qui, par une de
« leurs extrémités, touchent aux parois du wagon.

« Il serait très important, en construisant de nouvelles voi-
« tures d'ambulance, type Masson ou autres, de donner aux
« brancards les mêmes dimensions que pour ceux des wagons,
« de les garnir de poignées et d'anneaux, en un mot d'avoir un
« brancard unique qui s'adaptât aussi bien aux voitures qu'aux
« wagons-ambulances. Les dimensions que nous proposons
« nous semblent convenir à ce double usage ; dans tous les cas,
« le matelas et l'oreiller doivent être couverts d'un tissu à peu
« près imperméable, plutôt de cuir que de tout autre substance,
« car si le cuir est plus cher, il dure infiniment plus longtemps
« ce qui constitue une économie réelle. On pourra toujours, dans
« les wagons-ambulances, interposer entre l'homme et le mate-
« las quelque tissu de caoutchouc, afin d'empêcher ce dernier
« de se souiller trop rapidement.

« On pourrait craindre, en raison de la suspension du bran- « card-lit supérieur, de lui voir subir des secousses ou des ba- « lancements, des chocs même pénibles pour le malade ; il suf- « fira, pour les prévenir, de faire passer les tiges verticales, « correspondant à la paroi du wagon, dans un petit anneau fixé « dans cette paroi et qui, pour plus de commodité, sera fait « à articulation, de sorte que l'on n'aura qu'à l'ouvrir lors- « qu'on voudra démonter le brancard-lit supérieur. Il restera « entre les deux brancards superposés un espace de 0^m 78, et « entre le plus élevé et le plafond de 0^m 75, ce qui est très suffi- « sant pour un homme assis, car il faut bien compter que les « matelas seront fortement déprimés par le poids de l'homme, « ce qui tendra naturellement à augmenter l'espace disponible.

« Le wagon modèle J de la compagnie Paris-Lyon-Méditer- « ranée peut recevoir dix lits ainsi disposés, six d'un côté, quatre « de l'autre ; il restera à côté des quatre lits assez de place pour « y loger une table de 0^m 75 sur 0^m 55, pourvue d'un tiroir, un « fauteuil pour l'infirmier de garde, une armoire à comparti- « ments et tiroirs de 0^m 90 sur 0^m 70, et une planche-étagère de « 1^m 80 de long sur 0^m 60 de large ; elle devra seulement être un « peu échancrée au niveau du poêle.

« Dans l'armoire, on pourra loger ce qu'en terme de chirur- « gie l'on appelle *un appareil*, c'est-à-dire les objets nécessaires « pour un assez grand nombre de pansements, quelques médica- « ments qu'il faut toujours avoir sous la main, les assiettes, les « gobelets et autres ustensiles pour les repas de dix hommes. Sur « l'étagère, on logera les sacs des malades, leurs petits bagages, « et si tous les sacs ne peuvent y tenir, on les accrochera facile- « ment, au moyen de courroies de cuir, aux tiges métalliques « horizontales dans l'espace qui correspond au passage central. « En les suspendant à plat, il restera assez de hauteur pour que « la circulation ne soit pas interrompue.

« En hiver, il faut de toute nécessité avoir un poêle ; le chauf- « fage par les courants de vapeur ou d'eau chaude offre des diffi- « cultés pratiques considérables devant lesquelles reculent les « Compagnies, même pour leurs trains de voyageurs, tandis « que rien n'est plus facile que d'avoir un bon poêle, à peu près « semblable à celui que renferment les bureaux de poste ambu- « lants. La partie supérieure serait terminée par un man- « chon métallique de 0^m 40 de diamètre, traversé par le tuyau, et « qui renfermerait de l'eau, bientôt échauffée, que l'on aurait « ainsi toujours à sa disposition, au moyen d'un robinet. Le « charbon nécessaire à l'alimentation du foyer se trouverait

« placé sur un wagon-plate-forme, et il en serait fait une distri-
« bution régulière lors des arrêts du train.

« Un certain nombre d'autres ustensiles sont encore néces-
« saires pour l'usage des dix malades du wagon : des crachoirs,
« des urinoirs, etc. ; enfin, un bassin à double fond et à cuvette
« qui, en temps ordinaire, aurait sa place naturelle sur la plate-
« forme en dehors de la porte du wagon, et ne serait apporté à
« l'intérieur que pour les malades gravement atteints ; du reste,
« ceux qui ne peuvent se lever font usage de bassins que l'on
vide instantanément. L'eau froide nécessaire au service de
« chaque wagon peut être logée dans une petite caisse métal-
« lique triangulaire qui trouve sa place naturelle dans l'angle
« correspondant au poêle.

« Pour s'adapter complètement à sa nouvelle destination, le
« wagon J de la compagnie Paris-Lyon-Méditerranée a besoin
« de quelques grandes modifications, que l'on peut prévoir
« d'avance. La grande porte roulante qui se ferme sur les faces
« latérales doit être immobilisée et fermée hermétiquement, au
« moyen d'un calfatage avec toile imperméable, et ces mêmes
« faces seront percées de trois fenêtres du côté correspondant
« aux six lits, de quatre seulement du côté des quatre lits ; elles
« mesurent 0^{m} 75 sur 0^{m} 50, se ferment au moyen de vitres
« descendantes ; des rideaux de toile bleue mettent à l'abri des
« rayons du soleil.

« La plus grande modification consiste dans le percement de
« portes à deux battants aux extrémités du wagon, larges de
« 1 mètre, hautes de 1^{m} 80, et pourvues de larges vitrages que
« l'on peut ouvrir à l'intérieur pour ventiler le wagon (voyez
« Pl. XXIV, fig. 2). Elles viennent donner sur une sorte de plate-
« forme jetée au-dessus de la tige fixe des tampons (voyez
« Pl. XXIII, fig. 1) et qui mesure 0^{m} 50 à 0^{m} 60 ; entre deux wa-
« gons placés à la file, il restera toujours un espace vide que l'on
« pourra combler au moyen d'un pont métallique qui se repliera
« accidentellement sur la plate-forme du wagon ; lorsqu'il sera
« jeté entre les deux voitures, il ne fera que glisser sur l'autre
« plate-forme sans pouvoir, par conséquent, être brisé par les
« va-et-vient des deux wagons correspondants. Il existera, du
« reste, un marchepied à chaque extrémité (Pl. XXIV, fig. 2), afin
« que l'on puisse facilement descendre du train.

« Tel est à peu près l'aménagement du wagon-ambulance qu'il
« est possible de construire avec le wagon J de la compagnie
« Paris-Lyon-Méditerranée ; il est évident que les wagons plus
« grands, le modèle K de la ligne du Midi, le modèle K de la com-

« pagnie d'Orléans, s'y prêtent également bien, et que l'on pourra « y adapter le matériel de transformation que nous proposons. »

M. Morache pense que, comme dans les trains sanitaires allemands, il est nécessaire d'ajouter un certain nombre de voitures annexes pour le service, la cuisine, le personnel, etc. Ces wagons, dit-il, devront tous appartenir au même type, être percés de portes aux deux extrémités, afin que la circulation soit facile d'une extrémité à l'autre du train, que l'on pourra constituer de la façon et dans l'ordre suivants :

Immédiatement après le tender :

1° Un fourgon à bagages pour le personnel dépendant de la compagnie du chemin de fer ; il pourrait aussi recevoir une partie du matériel du train ;

2° Un wagon-salon ou autre approprié pour le logement du personnel médical ;

3° Un wagon à malades, mais de douze lits, c'est-à-dire sans poêle, pour les infirmiers et gens de service ;

4° Neuf wagons à malades à dix lits chacun ;

5° Le wagon-cuisine ;

6° Un wagon pour le charbon, partagé dans la longueur en trois parties, celle du milieu servant de couloir pour passer d'un wagon à l'autre, et celles de chaque côté servant de magasin à charbon, à claire-voie et à ciel ouvert ;

7° Neuf wagons à malades de dix lits chacun ;

8° Un fourgon à bagages pour le matériel et pourvu d'une vigie pour serre-frein.

« En totalité le train renfermerait, par conséquent, vingt-« quatre voitures, ce qui, d'après les gens du métier, est la bonne « composition d'un train devant marcher avec une vitesse de « 45 à 50 kilomètres à l'heure, sans compter les arrêts. »

La méthode d'aménagement de wagons proposée par M. Morache présente, à notre avis, comme inconvénient principal, de nécessiter l'emploi de pièces multiples et d'un brancard spécial d'un prix assez élevé.

Système de M. Dietz.

M. Dietz, ingénieur de la Compagnie des chemins de fer de l'Est, a proposé, en 1873, de placer des brancards ordinaires dans des wagons de 3e classe, et suivant la largeur.

Explication de la Planche XXV.

Divers appareils proposés pour la suspension des brancards dans les trains sanitaires.

SYSTÈME DE HARRIS.

Fig. 1. — Suspension des brancards au moyen d'anneaux en caoutchouc.

Fig. 2. — Vue verticale.

Fig. 3. — Anneaux en caoutchouc.

Fig. 4. 5. 6. — Barres et anneaux en caoutchouc, d'après le même système.

PLANCHE XXV

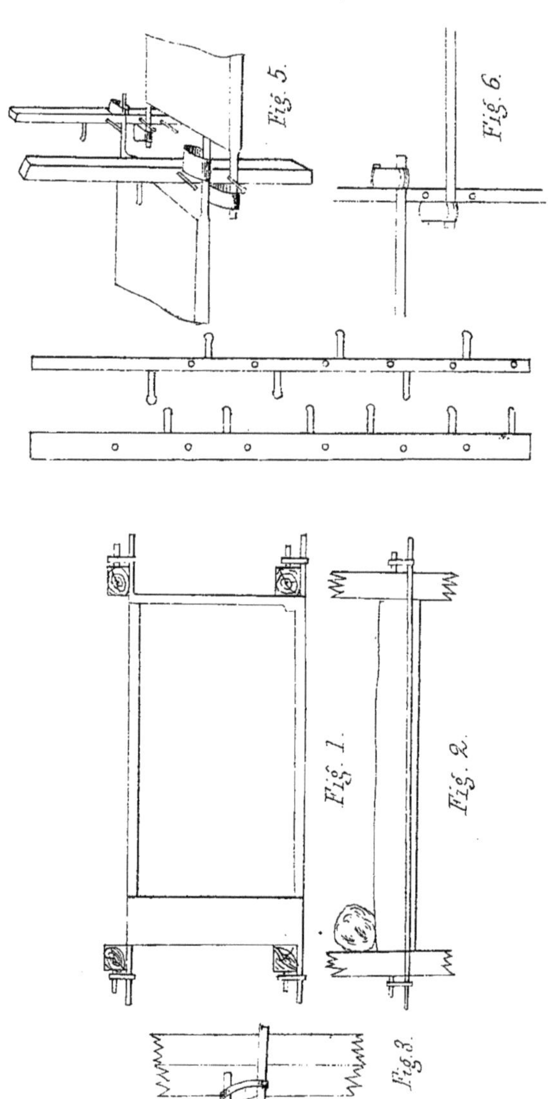

Explication de la Planche XXVI.

Divers appareils proposés pour la suspension des brancards dans les trains sanitaires.

(Suite.)

Fig. 1, 2. — Barres et amarres en caoutchouc, d'après le système de Harris.

Fig. 3. — Mode de suspension de barres destinées à supporter des brancards, système Gurlt.

Fig. 5, 9. — *Idem.*

Fig. 4. — Ressort-spirale pour la suspension des brancards, système Bavarois.

Fig. 6. — Ressort-spirale, système L. Lefort.

Fig. 7. — Anneaux pour recevoir les brancards et éviter les oscillations, système de Hambourg.

Fig. 8. — Mode de suspension adopté dans les trains sanitaires de Hanovre.

PLANCHE XXVI

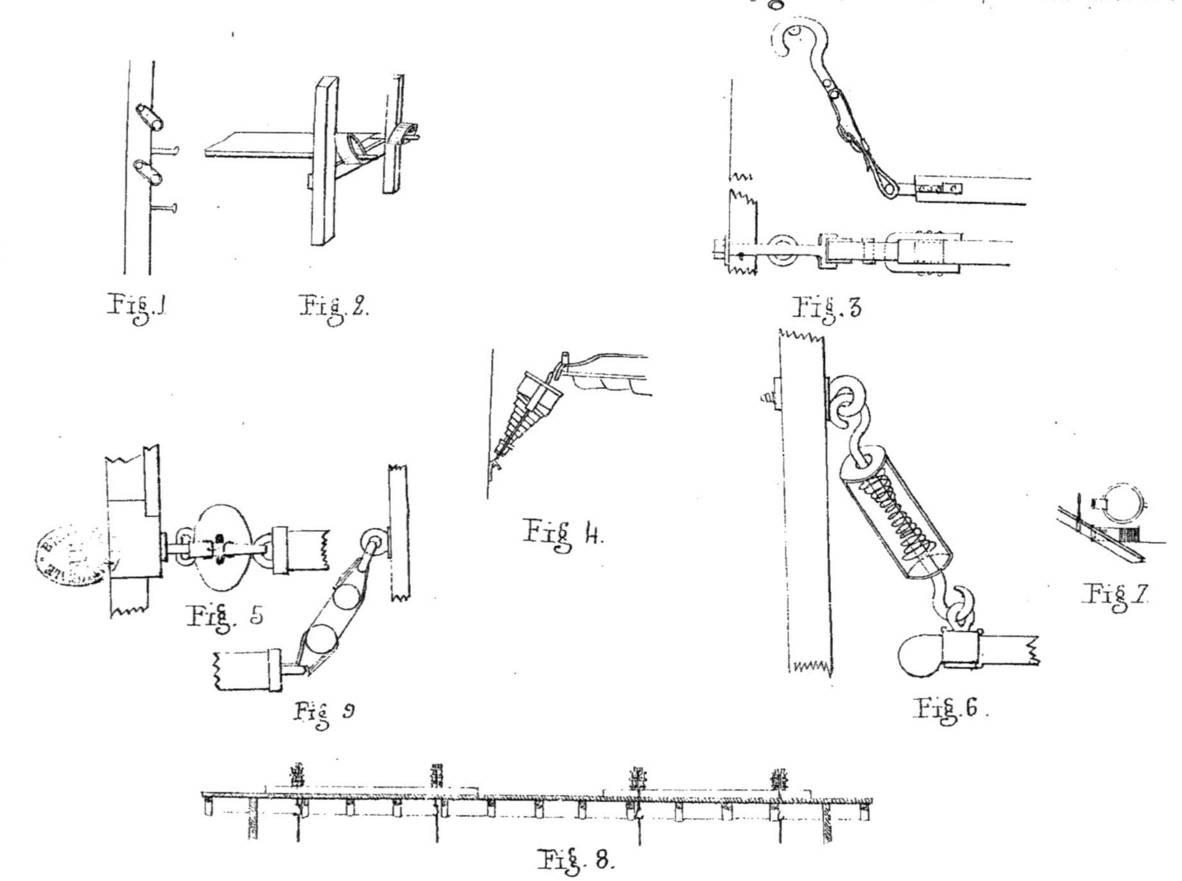

Il recommandait plus tard de remplacer les brancards par une simple toile fixée à ses extrémités par de petites traverses et des boucles.

Ce système doit être rejeté, principalement en raison du peu de solidité des toiles devant supporter un certain poids, de l'impossibilité des soins médicaux à donner et de la surveillance des blessés.

Système de suspension de M. Léon Lefort.

Le système de suspension de M. Lefort consiste en deux crochets doubles, emboîtés l'un dans l'autre, formés de deux fils de fer trempés, dont l'un est roulé en spirale et forme ressort. (Voir Pl. XXVI, fig. 6.) L'un des crochets peut s'attacher à un piton fiché dans la paroi du wagon, le crochet de l'autre bout s'accroche au bras du brancard. Quatre crochets suffisent donc pour supporter un brancard et le soustraire à toutes les secousses.

M. Lefort demande la transformation des wagons à marchandises. « Il suffit, dit-il, de découper une porte dans les parois qui forment les extrémités des wagons à marchandises, d'y appliquer trois charnières et une serrure, et de maintenir le tout fermé avec quelques vis faciles à enlever au moment de la mobilisation de l'armée. Il suffit de plus d'appliquer aux extrémités de ces wagons un demi-plancher en tôle, pouvant en temps de paix être maintenu relevé, et destiné en temps de guerre à former le pont destiné à faire communiquer les wagons entre eux; deux crochets placés à l'extérieur et supportant deux cordes constituent deux garde-fous suffisants. Même en portant la dépense par wagon à 200 francs, cela ne ferait, à raison de cent wagons par Compagnie, qu'une dépense de 20,000 francs. »

Dans plusieurs expériences, le système de Lefort a donné d'excellents résultats. En 1881, une commission nommée par le Ministère de la guerre a expérimenté avec avantages un appareil suspenseur basé sur l'emploi des ressorts de M. Lefort. Cet appareil se composait de barres transversales échancrées pour soutenir les brancards. Ces barres étaient suspendues par l'intermédiaire de ces ressorts qu'on avait assujettis contre les parois au moyen de boulons.

M. Picqué, après expériences, recommande le système à cordes avec le ressort de M. Lefort. Ce système consiste à fixer un crochet au plafond et un autre crochet à la paroi latérale du wagon. Une corde verticale descend du crochet fixé au plafond et se termine au niveau du crochet latéral par un ressort Lefort. Le brancard est suspendu par quatre crochets.

D'après Mundy, lorsque les ressorts ont à supporter le poids des blessés, ils s'étendent et finissent par céder. Nous partageons entièrement cet avis, et c'est pour cette raison que nous avons fait construire de nouveaux modèles de ressorts spirales (voir pages 160 et 161). A part cette grave objection, nous ne trouvons qu'avantages au système de M. Lefort, application facile, rapide, prix peu élevé, suspension et élasticité suffisantes pour les évacuations primitives et à de petites distances.

En résumé, le système de Lefort est excellent, c'est celui que nous avons adopté avec quelques modifications importantes.

Suspension des brancards au moyen de cordes dans les wagons à marchandises.

Les brancards peuvent être suspendus à des cordes attachées au moyen d'anneaux au toit du wagon, au moyen de simples crochets. La planche XXVII indique cette disposition.

Le système présente un certain nombre d'inconvénients. Lorsque le train a une certaine vitesse, les brancards éprouvent des oscillations et communiquent des chocs dangereux aux blessés.

Le maniement des cordes est difficile. Les cordes peuvent s'allonger sous l'influence du poids du brancard et se rompre, et de là la nécessité d'une surveillance active.

Système du colonel Bry.

Ce système est destiné à s'appliquer dans les wagons à marchandises.

On place, de chaque côté de la porte, une paire de traverses de suspension munies de ressorts spirales. (Voir Pl. XXII, fig. 3, 4 et 5.) Chaque traverse est fixée, *d'un côté*, par chacune de ses extrémités aux parois du wagon au moyen d'un dispositif composé d'un boulon d'attache à large tête et à griffes D, d'un écrou pourvu d'une béquille destinée à faciliter le serrage et à s'opposer au desserrage E, d'une plaque à piton et de deux ressorts à boudin F, maintenus dans une chape; *de l'autre côté*, chaque traverse est arrêtée au plancher du wagon par une courroie de brêlage C, qui vient s'engager dans l'anneau carré d'un piton à vis fixé sur le fond du wagon. — Quatre supports G, deux aux bouts, deux intermédiaires, déterminent sur chaque traverse les emplace-

PLANCHE X

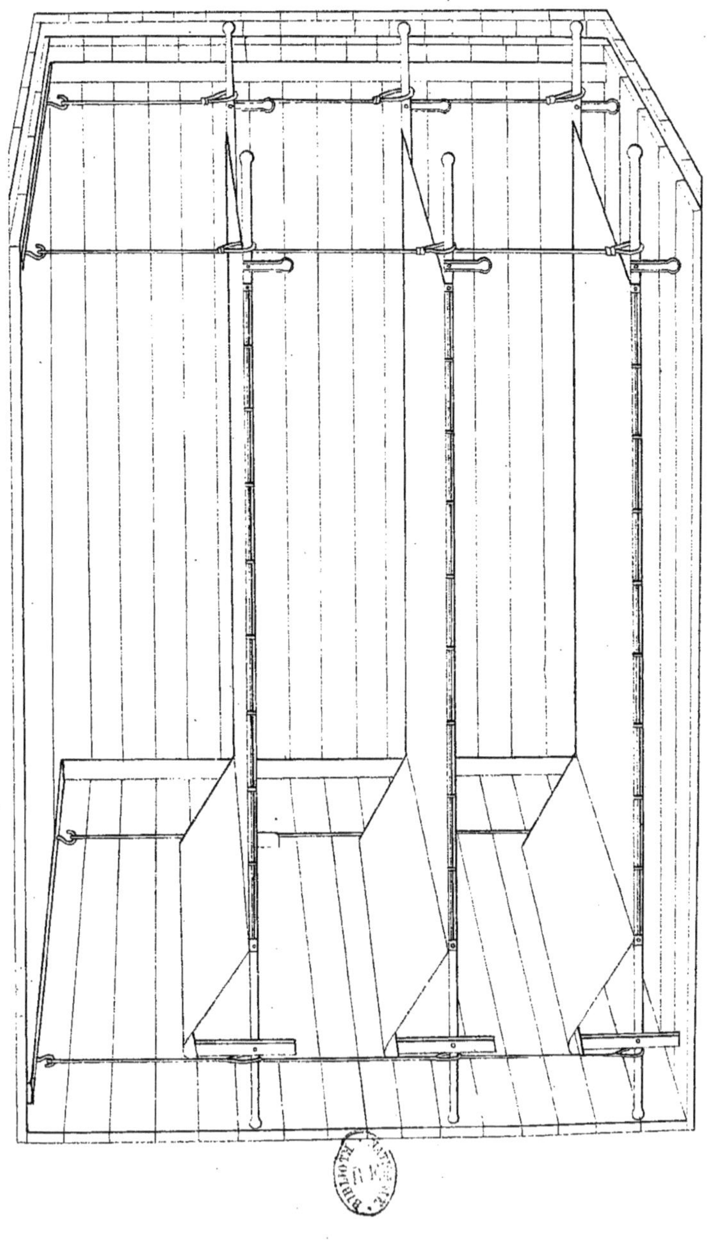

ments des brancards et les maintiennent latéralement. — Ce système permet de transporter six hommes couchés par wagon.

Nous n'avons pas pu expérimenter cet appareil et apprécier sa valeur.

De l'avis de tous les chirurgiens militaires que nous avons consultés, il présente le grave inconvénient d'empêcher l'application de la communication de wagon à wagon reconnue aujourd'hui indispensable dans tout train sanitaire. Les brancards se placent en effet transversalement dans le wagon, on ne peut circuler facilement autour des blessés, leur donner des soins.

D'après M. Picqué, ce système s'est montré défectueux dès le début. — « Les secousses sont intolérables. De plus son prix est considérable (100 francs), mais le montage en est facile (5 minutes par wagon). La manœuvre du chargement a été dans ce système plus pénible que dans les autres. »

Et plus loin : « Le ressort à boudin du colonel Bry s'affaisse bientôt et devient impropre à tout usage. »

D'après M. Gross, ce système est défectueux.

Le Ministère de la guerre a récemment adopté ce système.

Transformation rapide du matériel existant pour wagon-cuisine, d'approvisionnements, etc.

Nous renvoyons aux descriptions de wagons transformés que nous avons données plus haut et nous signalons particulièrement les modèles adoptés dans l'armée allemande et austro-hongroise. (Voir pages 22, 23 et 24, voyez aussi Chapitre *Matériel spécial*, page 82.)

APPRÉCIATION.

La majorité des auteurs adoptent le principe de la transformation rapide, lui reconnaissant comme principaux avantages le prix peu élevé des aménagements et la possibilité d'avoir sous la main et en quelques instants un matériel considérable et suffisamment confortable.

En Allemagne, cette méthode a été appliquée pour les trains sanitaires dits *auxiliaires*.

M. Riégert, médecin militaire français, s'exprime ainsi à la fin d'un intéressant article sur les wagons-ambulances :

« Nous nous demanderons si ce mode de transport des blessés est réalisable en France, où il a été employé jusqu'ici d'une façon tout à fait primitive. Que les Compagnies de chemins de fer tiennent à l'intégrité de leur matériel, cela n'est que trop juste ; mais l'État ne rencontrerait probablement pas auprès des compagnies des difficultés insurmontables si l'on voulait mettre en pratique le transport des blessés dans des wagons à marchandises d'après le système que les Prussiens ont adopté en 1868. Il n'est certainement pas aussi parfait que le système Américain, mais toujours est-il que les blessés seraient mieux couchés ainsi que sur des matelats ou de la paille simplement, et le transport serait très supportable. »

Dans son rapport, M. Hermant donne la conclusion suivante :

« Les voitures à marchandises sont celles qui se prêtent le mieux au placement des blessés, surtout celles dont l'entrée a lieu par des plates-formes qui les font communiquer toutes ensemble. »

Le Congrès international du service médical des armées en campagne a adopté en 1878 à l'unanimité :

Qu'il serait à désirer que les gouvernements de tous les pays invitassent les compagnies des chemins de fer existantes à mettre leurs wagons à marchandises en état d'être transformés rapidement en wagons appropriés au transport des blessés; notamment en établissant des portes de communication aux extrémités des wagons, lesquelles, fermées en temps ordinaire, pourraient s'ouvrir lorsque le wagon serait utilisé pour la constitution d'un train sanitaire.

Ces modifications dans le matériel devraient être imposées à toutes les Compagnies qui se créeraient à l'avenir. »

Après avoir rejeté l'usage des trains spéciaux, M. Lefort dit :

« Ce qu'il faut dans la pratique, c'est d'obtenir des Compagnies de chemins de fer la faculté d'adapter à leurs wagons à marchandises un système de crochets ou de cordes, d'après un système donné, permettant d'affecter ces wagons au transport des malades ou blessés. Peut-être arriverons-nous, en France, à obtenir des Compagnies qu'elles ouvrent des portes de communication aux extrémités de leurs wagons ; un peu de patriotisme suffirait à les y décider. »

Et plus loin :

« En résumé, ce qu'il faudrait, ce serait que les Compagnies de chemins de fer voulussent bien transformer sur un modèle donné leurs wagons à marchandises en wagons pour blessés et malades et que l'armée fut munie de brancards en nombre suffisant pour le transport de ces malades et blessés. »

« Ce qu'il faut, dit le docteur Kosloff, c'est qu'on puisse aménager *les wagons à marchandises* en voitures pouvant commodément transporter les blessés ; ce moyen est le seul qui soit véritablement pratique. »

« On doit se rejeter, dit M. le baron Larrey, sur le système qui consiste à employer les wagons tels que nous les avons, à faire de chaque wagon à marchandises une salle de blessés ; c'est ainsi que doit se poser aujourd'hui la question. »

En Amérique, en Allemagne, en Autriche, en Russie, en Espagne, en Suisse, le système des transformations rapides du matériel existant a été accepté et adopté par des Règlements Ministériels.

En France, le seul wagon que l'on puisse transformer actuellement à peu de frais est le wagon à marchandises.

On peut bien établir dans ces wagons le système de l'intercommunication, reconnu aujourd'hui indispensable pour les trains sanitaires. On peut y disposer d'une façon très convenable les brancards-lits, mais on ne peut arriver à faire disparaître d'une façon complète, même sur ceux les mieux suspendus comme les wagons dits de marée, la trépidation, les secousses exagérées par la vitesse, par les courbes et la nature du sol. Les ressorts de ces wagons sont peu élastiques et donnent des réactions assez pénibles, quelque parfait que soit le système de suspension des brancards adoptés.

Il est impossible de proposer aux Compagnies de modifier les ressorts de tous leurs wagons à marchandises qui deviendraient alors impropres au service ordinaire. D'un autre côté, l'enlèvement de certaines feuilles de ressorts, expérimenté en Allemagne principalement dans les trains sanitaires du Palatinat (voir p. 115), ne donnent pas, ainsi que nous avons pu le constater, une élasticité suffisante. Cette opération exige un temps assez long. — On ne peut en outre établir, dans ces wagons à marchandises, une ventilation et un chauffage irréprochables.

C'est pour ces raisons que nous ne recommandons pas la transformation des wagons à marchandises pour les trains sanitaires destinés aux *évacuations lointaines* et qui exigent dès lors un grand confort. Mais autant ces wagons sont mal disposés pour les transports à de grandes distances, autant ils conviennent pour les *évacuations primitives et à de courtes distances*, à la condition de leur faire subir quelques modifications peu importantes. Aussi voudrions-nous qu'un très grand nombre de wagons à marchandises français, que l'on peut avoir sous la main et près du champ de bataille au moment du combat, fussent transformés d'après le système que nous indiquons. (Voir IIIe Partie, pages 157 et suivantes.)

Les trains ainsi formés joueraient le rôle de trains sanitaires *auxiliaires*.

De l'examen des opinions des auteurs que nous venons de citer et des résultats obtenus à l'étranger nous concluerons :

La méthode de transformation rapide des wagons pour le transport des blessés est la meilleure, la plus pratique, et c'est elle que nous devons adopter en France pour les évacuations primitives et les transports à courtes distances.

Parmi les systèmes que nous avons appréciés, les meilleurs sont ceux : de M. L. Lefort, les systèmes Autrichiens, de Hambourg, de Gründ, de Morache, de Zavodowsky, de Gorodezky.

La méthode de transformation que nous recommandons se rapproche de ces systèmes.

CHAPITRE VI

Ce qu'il faut faire en France pour qu'à la prochaine guerre les trains sanitaires soient convenablement organisés.

La réforme à adopter en France nous paraît se résumer dans les trois propositions suivantes :

1° Faire construire un petit nombre de wagons spéciaux tenus en réserve et uniquement affectés au transport des blessés.

2° Faire construire un certain nombre de wagons à voyageurs sur un modèle donné, pouvant servir à la fois au transport des voyageurs et en temps de guerre au transport des malades et blessés militaires.

Ces deux derniers modèles de wagon devant former des trains sanitaires réguliers, bien disposés pour des transports *à de grandes distances.*

3° Faire subir à un très grand nombre de wagons à marchandises une modification simple, permettant la communication de wagon à wagon, une ventilation et un éclairage suffisants.

Ces wagons devant servir à former des trains sanitaires auxiliaires destinés aux transports *à de courtes distances.*

CHAPITRE VII

Composition des trains sanitaires.

Ainsi qu'on peut le voir dans le tableau suivant, la composition des trains sanitaires n'est pas absolument la même dans tous les pays, les différences cependant, suivant les nations, ne sont pas très marquées.

Les voitures de blessés, les wagons spéciaux ne sont pas partout rangés dans le même ordre, ils sont en plus ou moins grand nombre.

Wasserfuhr veut que les deux voitures-fourgons soient placées à la queue du train, puis à la suite, le wagon servant à l'économe et aux aides médecins. D'après cet auteur, le wagon-cuisine et le wagon d'approvisionnement doivent être au centre du train; le wagon occupé par le chef du train n'est séparé de la locomotive que par le tender; les wagons pour les médecins sont aux deux extrémités du train. C'est dans le but d'éviter que les médecins ne soient troublés la nuit dans leur sommeil par les passants que Wasserfuhr recommande de placer les wagons de médecins aux extrémités du train.

Schmidt dit : « Il semble naturel que les wagons affectés à l'administration et à l'économat soient placés au milieu du train pour que le personnel puisse se rendre aisément aux wagons des deux côtés. Les voitures à bagages toutes pourvues de freins seront aux extrémités. »

Sigel n'admet pas que le wagon-cuisine soit placé au bout du train, il en fait ressortir les inconvénients d'une façon très énergique.

Peltzer préconise la position des wagons-cuisine, du matériel et des approvisionnements au milieu du train.

Billroth place le wagon-cuisine à la queue du train, dans le but d'éviter le dérangement fréquent du personnel de cuisine. Le wagon de médecin doit être au centre du train. « Dans le cas où il serait désirable, dit-il, dans l'intérêt de la distribution rapide des repas, que le wagon-cuisine et le fourgon magasin se trouvent au milieu du train, le wagon des médecins devrait être relégué à la tête ou à la queue du train. »

La disposition qui nous paraît la meilleure est celle adoptée par l'Autriche pour le train de l'Ordre souverain des Chevaliers de Malte.

Le nombre des trains spéciaux ne doit pas être trop considérable, un seul wagon-cuisine par train suffit.

Il nous paraît indispensable, pour la commodité du service, que les wagons-cuisine et les wagons pour médecins occupent le centre du train.

Les wagons des médecins, du personnel, du matériel doivent être pourvus de freins et placés de telle façon que dans le cas de nécessité le train puisse se dédoubler.

Un cinquième des wagons doivent être munis de freins. Les wagons à bagages placés aux extrémités du train seront tous munis de freins.

Il est nécessaire de rappeler ici que tous les wagons doivent communiquer entre eux.

Il est à remarquer que, contrairement au vœu de la Conférence internationale de Vienne, la plupart des nations ont des trains composés de vingt-cinq wagons qui tous portent par conséquent plus de deux cents malades.

Les trains sanitaires allemands ont, à notre avis, un trop grand nombre de voitures.

TABLEAU DES COMPOSITIONS DES TRAINS SANITAIRES A L'ÉTRANGER

	BAVIÈRE.	WURTEMBERG	PRUSSE. Règlement de 1878.	AUTRICHE. Guerre de Bosnie et d'Erzegovine.	RUSSIE.	SUISSE. Règlement de 1878.	ITALIE. Projet de la Société Vénitienne.	FRANCE. (Projet.)
1	— Dépôt de matelas.	— Bois et charbon.	— Bagages ...	— Conducteur.	— Dépôt, Magasin.	— Bagages, approvisionnem^{nts}, pharma^{cie}, outils.	— Charbon ...	— Bagages approvisionnements.
2	+	+ Sièges pour convalescents.	— Magasin...	= Commanda^{nt} du train et médecins.	— Cuisine....	= Voiture-salon p^{r} médecin.	= Bagages et personnel.	= Person
3	+	+	= Médecins ..	= Provisions..	+	= Personnel..	— Equipages militaires.	= Médecins.
4	+	+	= Aides	= Cuisine....	+	+	+	+
5	+	+	+	= Réfectoire..	+	+	+	+
6	+	+	+	+	+	+	+	+
7	+	+	+	+	+	+	+	+
8	+	+	+	+	+	+	+	+
9	= Chauffage et personnel pour le chauffage.	+	+	+	+	+	— Pharmacie, Cuisine.	+
10	— Charbon...	+	+	= Magasin...	+	+	= Aides-majors et personnel inférieur.	— Cuisine.
11	— Comestibles	+	+	+	+	+	+	+
12	= Command^{nt}, administration, magasin.	+	+	+	= Chef du train, médecins, pharmaciens.	+	+	+
13	= Closets....	= Personnel supérieur et pharmacie.	— Provisions de bouche.	+	= *Idem*.....	+	+	+
14	= Médecins ..	= Personnel inférieur.	= Cuisine....	+	+	+	+	+
15	= Cuisine et cuisiniers.	= Cuisine....	+	+	+	— Bagages, approvisionneme^{nts}	+	+
16	+	= Closets....	+	+	+	....	= Command^{t}, command^{t} en 2e, garde-magasin.	+
17	+	....	+	— Wagon-frein	+	....	= Dames du comité de secours, ling., matelas, etc.	— Bagages approvisionnements.
18	+	....	+	....	+	....	+	
19	+	....	+	....	+	....	+	
20	+	....	+	....	+	....	+	
21	+	....	+	....	+	....	+	
22	+	....	= Administration et pharmacie	....	— Magasin...	....	+	
23	+	....	+	....	....	....	= Pharmacie, Cuisine.	
24	+	....	+	....	....	....	= Médecins assistants et personnel inférieur.	
25	+	....	+	....	....	....	+	
26	+	....	+	....	....	....	+	
27	+	....	+	....	....	....	+	
28	— Cuisine....	....	+	....	....	....	+	
29	....	....	+	....	....	....	+	
30	....	....	= Cuisine....	....	....	....	— Bagage.	
31	....	....	+ Provisions de bouche.	....	....	....	— Equipages militaires.	
32	....	....	+					
33	....	....	+					
34	....	....	+					
35	....	....	+					
36	....	....	+					
37	....	....	+					
38	....	....	+					
39	....	....	+					
40	....	....	+ Infirmiers.					
41	....	....	— Combustible					

SIGNES CONVENTIONNELS : — Wagons à marchandises; = Wagons à voyageurs ou wagons spéciaux; + Wagons pour blessés.

CHAPITRE VIII

Des malades et blessés que l'on doit évacuer par chemins de fer.

Triage et Classement des malades et blessés.

Nous ne donnerons que quelques brèves indications sur ce sujet qui se trouve traité en différents points de notre ouvrage.

Nous avons indiqué, à la page 39, les prescriptions très détaillées du Règlement *Autrichien* sur le triage des blessés à évacuer.

Nous avons cité, pages 48, 49, 50, 51 et 52, les articles du nouveau Règlement du service de santé des armées *Russes* qui contiennent d'utiles renseignements sur les principes de la dispersion des blessés.

Le service de santé en campagne doit, avec l'aide des commandants d'étapes, veiller à éviter tout encombrement, désigner les hôpitaux les plus proches où les blessés recevront de prompts et utiles secours. C'est à ce service qu'incombe le soin de disperser les malades et blessés dans les meilleures conditions possibles, de choisir les blessés qui peuvent voyager sans inconvénients, ceux qui peuvent être expédiés à de longues distances, ceux au contraire qui ne peuvent sans de grands dangers être transportés même à quelques kilomètres.

Il est incontestable, en effet, et l'expérience l'a malheureusement souvent démontré, que le transport par chemins de fer aggrave les blessures. Cette aggravation est d'autant plus manifeste que le voyage est plus long, que les moyens de transport sont plus défectueux. Les relations des voyages d'évacuation des blessés pendant les guerres d'Amérique, Franco-Allemande et Russo-Turque contiennent de nombreux exemples d'accidents survenus par le fait du transport des blessés en chemins de fer, hémorrhagies (Moll), fièvres traumatiques graves, chances de conservation des membres diminuées, etc.

Les chirurgiens militaires qui se sont occupés de cette intéressante question du triage des malades et blessés à évacuer distinguent, à l'exemple de A. Hausser, deux catégories : ceux que l'on peut évacuer immédiatement (*évacuation primaire*), ceux que l'on ne peut transporter que plus tard (*évacuation secondaire*).

Les plaies pénétrantes de l'abdomen, de la poitrine, les blessures graves du crâne et de la face, les fractures par coups de feu, les fractures comminutives des membres, les plaies d'artères importantes nécessitent une immobilisation absolue, et tout espèce de transport doit être proscrit dans ces cas.

Nous pensons de même qu'il y a grand danger à évacuer les blessés atteints de shock traumatique, de stupeur avec hypothermie.

S'il y a nécessité *absolue* à évacuer de semblables blessés, les voyages doivent être très courts ; il faut les transporter le plus près que l'on pourra.

On peut établir, en règle générale, que pour les grands et même pour les petits blessés, les voyages trop longs sont extrêmement préjudiciables. Ces voyages ne doivent pas, à notre avis, dépasser un jour. C'est là un argument en faveur des trains à improvisation rapide qui permettent des voyages de courte durée avec un confort suffisant.

S'il s'agit de plaies étendues, il y a grand avantage à évacuer les blessés avant l'établissement des phénomènes de réaction et de suppuration.

Pour les évacuations tardives, dites *secondaires*, on ne devra y procéder qu'après la cicatrisation et la fermeture complète des plaies.

Les divers Règlements sanitaires se sont inspirés de ces notions.

En 1867, la Commission sanitaire de Berlin indiquait les principes de dispersion suivants :

1° Nature des blessures eu égard à l'éloignement de l'hôpital où les blessés doivent être évacués.

Le transport doit être court, évité, si possible, pour les plaies par armes à feu de la tête, de la poitrine, de l'abdomen ; les fractures de cuisse, du bassin et du genou.

Il y moins de danger pour le transport des fractures par armes à feu de la jambe et des membres supérieurs.

Il n'y a pas de danger à évacuer les autres blessés.

2° Temps écoulé depuis la blessure.

Les évacuations dans les premiers jours sont moins dangereuses que pendant la période de réaction. Il faut éviter à ce moment tout déplacement.

Rab-Buckhard admet trois catégories de blessés :

1° Les blessés non transportables;
2° Les blessés conditionnellement transportables;
3° Les blessés transportables.

Le Règlement allemand (Kriegs-Sanitäts-Ordnung, 1878) donne les prescriptions suivantes relatives au Triage des malades :

§ 125.

Choix des malades à transporter.

1° Le choix des malades ou des blessés à transporter doit être fait par le médecin en chef de l'ambulance.

2° On doit considérer l'état des forces, la nature de la blessure ou de la maladie, la distance à parcourir pour atteindre les ambulances, la nécessité des soins à donner en route.

3° Les grands blessés doivent être évacués avant la période de réaction.

Ceux atteints de blessures de tête, de la poitrine, de l'abdomen, de fractures par balle de la cuisse, du bassin, des articulations du genou ne doivent pas, en général, être transportés; exceptionnellement et dans des cas urgents, ils seront évacués à de très courtes distances.

Il en est de même pour les blessures par armes à feu des membres inférieurs et supérieurs.

Le transport de semblables blessés ne doit se faire qu'après immobilisation absolue des parties blessées avec des appareils convenables ;

4° Dans le cas de maladies contagieuses (typhus, choléra, maladies d'yeux, syphilis, rougeole, aliénation mentale), on doit exercer une surveillance soutenue et veiller avec grand soin à la sécurité des malades voisins et de ceux qui les accompagnent;

5° Ce sont les directeurs des ambulances de campagne qui établissent l'ordre et la marche de l'évacuation partielle ou complète des ambulances placées sous la responsabilité de l'inspection des étapes.

C'est le médecin en chef du corps d'armée qui fixe l'évacuation des ambulances qui se trouvent sous la responsabilité du commandement général.

6° Les malades et les blessés de l'armée ennemie dont on ne prévoit pas le rétablissement dans le courant de la campagne ou qui sont pour longtemps impropres au service doivent être, si le théâtre de la guerre se trouve en pays ennemi, adressés aux autorités de la contrée.

Götting et Zur Nieden (1883) répartissent en trois catégories les malades ou blessés à transporter dans les trains sanitaires :

1° Les non transportables ;
2° Les transportables sous certaines conditions ;
3° Les transportables.

D'après ces auteurs :

A. *Ne sont pas transportables*, les malades ou blessés qui présentent :

1° Des blessures récentes et à la période de réaction dans la région de la tête, de la poitrine, de l'abdomen ; des traumatismes et des corps étrangers des yeux, des plaies de l'intestin.

2° Des plaies du larynx ou des parties voisines (par exemple de la base de la langue) avant la trachéotomie.

3° Des blessures récentes ou à la période de réaction des grandes articulations avant l'application d'appareils inamovibles.

4° Des fractures compliquées (surtout celles par armes à feu) de la mâchoire inférieure ou des os les plus importants pendant la période de réaction, avant l'application d'appareils inamovibles.

5° Des fractures récentes ou à l'état de réaction du crâne, de la colonne vertébrale, des os de la poitrine, du bassin, des deux épaules.

6° Des fractures compliquées d'entorses ou de luxations graves, avant l'application d'appareils convenables.

7° La gangrène, les lésions de troncs nerveux importants, l'attrition, sans lésion de la peau, des parties molles, les blessures très étendues, même lorsqu'elles sont superficielles ; les brûlures importantes.

8° Des hémorrhagies :

a. Par lésion des artères ou veines, à la suite d'opérations, etc. ;

b. Par lésion d'organes internes (intestin, cerveau, poumon, estomac) chez des malades atteints de typhus, de scorbut.

9° Des fractures avec chevauchement, même lorsqu'elles ont été récemment réduites.

10° Des inflammations récentes des organes internes importants ou de leurs séreuses (poumons, cœur, intestin (occlusion intestinale), vessie, etc.

11° Des empoisonnements, avant qu'on ait déterminé d'une façon précise leur nature.

Des insolations.

Des signes d'aliénation mentale.

12° Des maladies épidémiques et contagieuses (choléra, fièvre jaune, peste, diphthérie, syphilis, pourriture d'hôpital) ; le transport de semblables malades présentant au point de vue de la contagion et de la diffusion de très grands dangers.

B. *Sont transportables sous certaines conditions :*

Le transport des blessés de cette catégorie dépend des moyens de transport que l'on a sous la main, de la durée du voyage à effectuer, de la vitesse de la marche du train et surtout de l'état des blessés au moment de l'évacuation.

1° Les blessés dont la guérison est avancée et qui ne présentent pas de lésions graves d'organes internes ou des yeux.

2° Ceux qui ont des blessures du larynx, de la base de la langue, après la trachéotomie et avant la période de réaction.

3° Ceux qui ont des fractures récentes ou anciennes bien immobilisées et en dehors de la période de réaction.

4° Des fractures compliquées d'os peu importants, après l'application d'appareils.

5° Des fractures par armes à feu du crâne, de la colonne vertébrale, du thorax, du bassin, lorsque leur guérison est assez avancée, pour que la trépidation du wagon ne soit pas nuisible.

6° Des entorses et des luxations, bien immobilisées.

7° Des lésions de petites branches nerveuses, des contusions, des brûlures de peu d'importance et superficielles en voie de guérison qui ne peuvent s'aggraver pendant le transport.

8° *a*. Des hémorrhagies venant de vaisseaux peu importants et traitées par des moyens sûrs (ligature, etc.), avant ou après la période de réaction.

b. Des maladies (comme le typhus, etc.) à la période où des hémorrhagies ne sont plus à craindre.

9° Des hernies récentes, réductibles et facilement maintenues par des bandages, lorsque le blessé est dans un état de santé satisfaisant.

10° Des inflammations des organes internes en voie de guérison, lorsque la convalescence est assez avancée.

11° Des maladies mentales peu graves, lorsqu'on peut disposer d'un nombre de gardiens suffisant.

12° Quelques maladies contagieuses (syphilis, diphthérie, typhus), mais à la condition que l'on possède des moyens prophylactiques parfaits.

C. *Sont transportables les malades ou blessés atteints :*

1° De lésions superficielles de la peau, du tissu cellulaire de la tête et du tronc et même de blessures plus profondes des muscles sans lésions des os ou de vaisseaux et nerfs importants.

2° De blessures du même genre des membres, sans lésion du larynx, de la trachée ou de la racine de la langue.

3° De contusions ou entorses légères des articulations.

4° De lésions légères de la peau et des os, lorsqu'il n'existe pas de fissure de ces derniers.

5° Des mêmes lésions dans les régions de la tête et du tronc.

6° De luxations de l'épaule, du coude ou de la main, ainsi que des petites articulations ; de fractures des orteils, des doigts, des os de la main, de la clavicule, de l'omoplate, après réduction.

7° De contusions, brûlures, congélations légères, qui permettent de coucher les blessés sans douleur.

8° D'hémorrhagies venant de vaisseaux importants et définitivement arrêtées par des moyens puissants.

9° De hernies que l'on peut exactement contenir.

10° De catarrhes des organes digestifs et respiratoires, de la vessie, des yeux, des oreilles ; de fièvres catarrhales légères.

11° De fièvres chroniques, de rhumatismes musculaires, de lésions inflammatoires de la peau, d'œdèmes ; de maladies internes, en voie de guérison, pendant la convalescence ; de delirium tremens sans accès.

12° De syphilis, de blenorrhagie et autres affections syphilitiques sans phénomènes inflammatoires sérieux.

Götting et Zur Nieden demandent à ce que les blessés ou malades dont le rétablissement est prochain et ceux atteints de lésions graves soient soignés dans des ambulances peu éloignées.

Ils veulent que les blessés de l'armée ennemie, dont le rétablissement ne paraît pas prochain, ne soient pas éloignés, et que, dans le cas où le théâtre de la guerre se trouve en pays ennemi, ils soient adressés aux autorités locales.

Ils recommandent de ne pas confier à un médecin civil les syphilitiques ou les soldats soupçonnés de simulation.

D'après ces auteurs, les trains d'ambulance doivent transporter les blessés gravement atteints : A et ceux cités dans la catégorie B de 1 à 11.

Les trains d'ambulance *auxiliaires* transporteront les malades moins gravement atteints, ceux compris dans la catégorie B de 1 à 11 et ceux de la catégorie C 1, lorsque les blessures siègent à la partie postérieure de la tête, du dos, au siège et ne permettent qu'une position sur le ventre ou les côtés; les malades C 2; ceux cités sous C 3 et 4, s'ils n'ont pas de lésions aux membres inférieurs; ceux C 5, s'ils n'ont pas de lésions à la partie postérieure du tronc; ceux C 6, et ceux avec des lésions du coccyx et des os et articulations de pied; ceux C 8, avec des lésions des extrémités inférieures; ceux cités sous C 10 et 11, ayant des lésions graves.

Les mêmes trains transporteront les blessés légèrement atteints et cités sous B 2 et 5; les cas moins graves de lésions des extrémités supérieures cités sous D 6, B 9, C 1, 2, 3 et 4, exceptés les cas concernant les extrémités inférieures; C 6, exceptés les cas concernant le coccyx et les plaies des pieds; C 7, lorsque en s'asseyant le malade n'éprouve pas de douleurs; C 8, exceptés les cas concernant les extrémités inférieures; C 9, 10 et 11, mais seulement les cas peu graves.

Le nouveau Règlement français pour le service de santé en campagne (1884) contient les indications suivantes :

Classement des hommes à évacuer.

Art. 107. — Les malades et blessés, destinés à être évacués par les voies ferrées, sont classés dans l'une des trois catégories suivantes, en tenant compte des indications déjà fournies sur leur état.

a. Malades et blessés ne pouvant être transportés que dans les *trains sanitaires permanents* ;

b. Malades et blessés pouvant être transportés dans les *trains improvisés* ;

c. Malades et blessés pouvant être transportés dans les *trains ordinaires*.

Les malades et blessés de cette dernière catégorie sont évacués journellement dans des voitures à voyageurs réservées à cet effet dans un certain nombre de marches de trains.

Les deux premières catégories comprennent des hommes qui sont ordinairement dirigés sur les hôpitaux du territoire.

Les hommes atteints de maladies contagieuses et dirigés sur les hôpitaux mentionnés à l'article 101, hôpitaux à destination spéciale, sont l'objet de mesures spéciales, ordonnées par le médecin en chef de l'hôpital d'évacuation.

Les aliénés sont accompagnés d'un nombre suffisant d'infirmiers.

Les hommes soupçonnés de simulation sont toujours envoyés dans des établissements dirigés par un médecin militaire.

CHAPITRE IX

Ventilation. — Chauffage. — Éclairage. — Désinfection.

Ventilation. — Le wagon à blessés doit être convenablement ventilé.

L'air des wagons dans lesquels séjournent pendant un certain temps des blessés s'altère et se vicie rapidement, surtout en hiver, il se charge de mauvaises odeurs et souvent de produits septiques éminemment nuisibles.

La ventilation doit par conséquent être rapide, vigoureuse.

« Une ventilation suffisante, dit Schmidt, est difficile a obtenir, notamment lorsque le train est arrêté. Jusqu'à présent on n'a pas trouvé de moyens satisfaisants pour obtenir une ventilation automatique et énergique, on est forcé d'y suppléer par l'ouverture des fenêtres suivant la direction du train et du vent. Les châssis mobiles des portes de bout et les volants ouverts des portes à coulisse des côtés fournissent bien cette ventilation naturelle en été et lorsque le temps est doux, mais, par une température froide, l'ouverture des fenêtres est pleine d'inconvénients pour les malades. La ventilation sera toujours imparfaite, surtout la nuit, lorsque les trains sont arrêtés ; lorsqu'au contraire le train est en marche, l'air pénètre dans le wagon en quantité suffisante par les ouvertures inévitables. »

« On ne peut affirmer, dit Peltzer, que la ventilation ait été bonne dans tous les trains sanitaires pendant la guerre de 1870-1871. »

D'après Bœrner, pendant la campagne 1870-1871, la ventilation dans les trains sanitaires prussiens était assez satisfaisante.

Sigel affirme que l'ouverture, à certains moments, des portes et fenêtres, suffit pour donner une ventilation convenable, sans grands inconvénients pour les blessés.

Heller se plaint que la ventilation dans les trains prussiens, loin d'être insuffisante, était au contraire trop considérable.

Un grand nombre de systèmes ont été proposés pour obtenir une ventilation convenable dans les wagons destinés au transport des blessés.

On a proposé de percer des fenêtres soit sur les parois latérales, soit sur les portes du bout. L'expérience a démontré les inconvénients d'une semblable disposition, la pluie, la poussière entrent en effet avec une trop grande facilité ; les blessés placés près des fenêtres sont soumis à un courant d'air froid qui en hiver devient intolérable et très nuisible.

Billroth pense que la ventilation par les portes du bout, ou par des fenêtres placées dans ces portes, n'est pas praticable et pleine d'inconvénients pour les blessés exposés aux refroidissements, à la pluie, au vent et à la poussière ; il recommande le système dit « à lanterneaux. »

Des expériences pratiquées en 1876, en Autriche, avec une rigueur toute scientifique, prouvent que la *ventilation naturelle* qui s'effectue par les portes, les fenêtres, les rainures, les interstices des parois est suffisante. Les expérimentateurs ont noté qu'il s'établit un échange si rapide et si efficace de l'air que les appareils spéciaux deviennent inutiles. Ces appareils ne font que soutirer de l'air pur.

Cette ventilation naturelle est surtout efficace en hiver.

Contrairement à ces expériences, Lang et Wolfhügel ont trouvé que la ventilation par les portes et les fentes des parois ne donnait pas la moitié du chiffre de 21 centimètres cubes nécessaires par heure et par homme.

D'après ces auteurs, l'emploi des jalousies suffit à la ventilation, mais a l'inconvénient d'exposer à des courants d'air désagréables.

Ils pensent que deux cheminées, de 11,4 de diamètre, suffisent avec la ventilation naturelle pour donner les 231 centimètres cubes nécessaires par heure pour onze hommes.

On a adopté aujourd'hui d'une façon presque générale le système de ventilation par le toit du wagon, dit américain ou *à lanterneaux :*

Dans les trains sanitaires réglementaires Allemands, la ventilation, ainsi que l'indique le Kriegs-Sanitäts-Ordnung, se fait au moyen de lanterneaux ou de deux cheminées d'appel placées au milieu du toit, et en outre au moyen des vasistas mobiles qui se trouvent au-dessus des portes et des fenêtres. (Voir page 21.)

D'après Rose, Billroth, ce système ne serait pas suffisant.

Bien supérieur est le système qui consiste en une lanterne de 1 mètre environ de largeur sur 25 centimètres de hauteur, allant d'une extrémité du toit à l'entrée, fermée sur les côtés par des vitres épaisses et blanches, mobiles sur leur bord inférieur, de façon à pouvoir être disposées en divers sens ; on peut ainsi obtenir un échange d'air continuel et éviter la pluie et les poussières.

Les lanterneaux du wagon de la Société de secours aux blessés, que nous avons décrit (voir pages 85 et Pl. XV), n'ont des lanterneaux que sur certaines sections.

D'après Billroth, Perrès, Mundy, « ce sont les meilleurs appareils ventilateurs qui aient été construits jusqu'à ce jour. »

On pourrait, suivant le conseil de Billroth, placer un certain nombre de ces lanternes sur des wagons. Elles seraient en temps de paix fermées avec une plaque de tôle. Les plafonds seraient disposés de telle façon que les lanternes puissent être fixées en peu de temps au moment de la guerre.

C'est là le système que nous avons adopté.

Le système de ventilation par des *aspirateurs* et des *propulseurs* a été récemment mis à l'épreuve.

Les aspirateurs sont généralement placés sur le toit du wagon et se terminent à environ 10 centimètres du plancher, le plan du tuyau uni qui les forme doit se trouver exactement dans la direction du vent (Wolpert). On a calculé que la vitesse de l'air sortant des wagons, comparée à la vitesse du vent, est de 70 p. 0/0.

Pour empêcher l'entrée de la pluie et de la poussière, Wolpert recommande un manteau en tôle qu'il appelle récipient d'aspiration. La pluie peut ainsi s'écouler le long de ce manteau sans entrer dans le tuyau d'aspiration. Wolpert a calculé que lorsque l'aspirateur était entouré de ce manteau la vitesse de l'air n'était plus que de 52 à 55 p. 0/0.

L'appareil de Wolpert est très utile à adapter au tuyau du poêle, les gaz délétères (acide carbonique et oxyde de carbone) ne pouvant être refoulés par le vent.

R. Schmidt recommande le système suivant :

Pour la ventilation *pendant l'hiver*, il se sert de quatre aspirateurs de Wolpert ; à la partie supérieure des tuyaux d'aspirateurs se trouvent de petits ventilateurs.

L'air est introduit, en partie, dans le wagon au moyen d'un tuyau qui traverse le plancher et qui s'ouvre entre le manteau du poêle Meidinger et le poêle lui-même. Le bout inférieur de ce tuyau s'ouvre des deux côtés et a la forme du ⊥ ; avec cette disposition l'air n'entre pas froid dans le wagon.

Deux propulseurs placés dans le plafond du wagon servent aussi à faire pénétrer de l'air.

Dans plusieurs expériences, R. Schmidt obtint d'excellents résultats de cette disposition. Il existait à peine une différence de 1° entre la température de l'air près du plancher et celle près du plafond. Il y avait un renouvellement d'air de près de 700 mètres cubes par heure. (L'air du wagon était donc renouvelé vingt-quatre fois dans une heure.)

Dans une expérience, la ventilation ne fut pas aussi parfaite, ce qui tenait à ce que, la température extérieure étant assez élevée, le poêle fonctionnait imparfaitement et l'air était introduit en moins grande quantité.

Dans le but d'éviter cette imperfection, Schmidt recommande, pour des wagons contenant dix à douze blessés, l'emploi de quatre aspirateurs de Wolpert d'un diamètre de 130 à 150 millimètres, de deux propulseurs de 200 millimètres et de plus un tuyau de poêle de 250 sur 150 millimètres de diamètre.

Avec ces dimensions on aura dans certains cas un renouvellement d'air trop élevé. On peut alors régler la ventilation, soit en fermant la clef de tirage du poêle ou en rétrécissant les ouvertures des propulseurs.

Pour la ventilation *pendant l'été*, on place sur le toit du wagon quatre aspirateurs d'un diamètre de 150 millimètres à égale distance et sur une ligne qui partage le toit en deux parties égales. Ces aspirateurs doivent être munis de ventilateurs que l'on peut ouvrir et fermer à volonté.

Quatre propulseurs de 170 millimètres de diamètre sont appliqués aux tuyaux de 150 millimètres de diamètre qui produisent l'aspiration en hiver.

Leurs bouts inférieurs s'enfoncent dans de petits réservoirs d'eau suspendus au plancher du wagon. Ces réservoirs sont destinés à retenir les poussières et les petits morceaux de charbon. Il doit exister un espace d'environ 50 millimètres entre le bout des tuyaux et la surface de l'eau.

Cet appareil à servi, en 1877, dans les trains d'ambulance du Comité central russe des Sociétés de secours.

La disposition des propulseurs et des aspirateurs peut être variée. Schmidt place quatre aspirateurs aux coins du toit du plafond, le propulseur étant disposé au milieu.

On peut, si l'on cherche à obtenir une ventilation plus efficace, disposer deux propulseurs en diagonale aux coins opposés du wagon et deux aspirateurs dans les deux autres coins; on place en outre au milieu du wagon un troisième aspirateur.

La méthode de R. Schmidt a été adoptée pour les trains de voyageurs par les Chemins de fer de l'Est allemands.

Hibsch qui a expérimenté ce système le recommande. D'après cet auteur, l'air se renouvelle facilement, il n'y a pas de courant d'air et la température reste uniforme. La quantité d'air sortant du wagon convenablement chauffé dépasse de 2/5 l'arrivée (500 centimètres cubes contre 325 par homme) : pendant la marche, la quantité d'air amenée est de 63 centimètres cubes par tête et par heure, et au repos de 18 seulement.

Dans leurs expériences avec cet appareil, Lang et Wolfhügel n'arrivèrent jamais à un appel d'air de plus de 21 centimètres cubes par tête.

D'après ces mêmes auteurs, l'air qui contient 1/1000 d'acide carbonique est excellent et peut être supporté avec 1,5/1000, d'où il résulte que la ventilation doit amener 38 centimètres cubes d'air par tête et par heure, et au minimum 21 centimètres cubes.

En résumé, de tous les procédés de ventilation recommandés, ceux qui nous paraissent les meilleurs sont les systèmes dits à lanterneaux et celui récemment recommandé par R. Schmidt.

On peut aussi avec grands avantages se servir de cheminées de 10 à 12 centimètres de diamètre qui, avec la ventilation naturelle, suffisent à amener dans le wagon le nombre de centimètres cubes suffisants par heure et par homme.

Nous pensons qu'il y aurait utilité à pratiquer des nouvelles expériences qui renseigneraient d'une façon définitive sur la valeur de ces principales méthodes de ventilation.

Chauffage. — La difficulté de maintenir une température à peu près uniforme de 12° environ dans un wagon de blessés, tout en ayant une ventilation suffisante, est très grande, les causes de refroidissement par les ouvertures naturelles pendant les arrêts, la marche du train, étant multiples.

Le système le plus souvent adopté est le chauffage par un ou plusieurs *poêles*. Ces poêles présentent cependant un assez grand nombre d'inconvénients.

« Dans la plupart des trains sanitaires, dit Schmidt, les poêles ne suffisaient pas : ils contribuaient à vicier l'air, ils ne pouvaient être chauffés avec toute espèce de combustible, ils nécessitaient une surveillance constante. Bien que les poêles des trains prussiens fussent enduits de terre réfractaire, ils retenaient très mal la chaleur. »

« On connaît les inconvénients des poêles en fer, dit Peltzer, ils se chauffent vite et se refroidissent de même ; leur chaleur rayonnante se répand dans l'espace sans le chauffer d'une façon durable. Pour éviter ces inconvénients, les Prussiens se servaient dans leurs trains sanitaires de poêles en fer, doublés intérieurement de briques ou de terre réfractaires. Ils employaient la houille comme combustible. Les tuyaux du poêle montaient verticalement et traversaient le plafond ; les parties voisines des parois étaient protégées contre l'incendie par des couches de cendres introduites dans le poêle. Lorsque le train était en marche, le tirage était vif et d'autant plus fort que la locomotive marchait plus rapidement, de là une grande dépense de combustible ; quand le train s'arrêtait, les poêles fumaient souvent. »

« Les poêles en fer des trains sanitaires, dit Wasserfurh, cylindriques à l'extérieur, doublés de briques réfractaires à l'intérieur, se rétrécissant vers le bas du foyer, chauffaient suffisamment.... Je n'ai jamais entendu une plainte pour cause de froid de la part des blessés.... Je ne doute pas que l'on puisse trouver des appareils de chauffage plus convenables et moins encombrants, mais il faut remarquer cependant qu'il a été possible, grâce à un combustible de choix (houille et bois de pin) et à une surveillance soutenue, de produire et de maintenir dans nos wagons par un froid très rigoureux une température de 8 à 10°. — Pendant les voyages de février et de mars, je n'avais toujours à combattre que le chauffage trop grand des wagons et jamais le contraire. Les poêles ne laissaient jamais échapper de fumée à l'intérieur. Le seul vice dans leur construction que je dois signaler, c'est le mauvais arrangement des grilles du foyer et la difficulté du nettoyage du poêle qui en résulte. »

Pour remédier à cet inconvénient, Wasserfurh propose de remplacer les grilles mobiles par des grilles fixes.

D'après Hirschberg, les poêles des wagons d'ambulance étaient très imparfaits. Le personnel de service ne savait qu'imparfaitement les faire fonctionner; ils produisaient souvent une chaleur trop intense.

D'après Heyfelder, on emploie sur les chemins de fer Russes des poêles en faïence qui donnent d'assez bons résultats.

Dans le wagon à blessés de la Société française de secours aux blessés, le chauffage se fait au moyen d'un poêle en fonte (voir Pl. XV). Grâce à la ventilation par les lanterneaux et les doubles parois, la température se maintient uniforme et ne baisse jamais au-dessous de + 10° R. On peut la faire monter facilement à 15° R., et même 20° R.

« On peut obtenir d'une façon satisfaisante, dit Billroth, le chauffage des wagons à blessés, avec les températures ordinaires de l'hiver de l'Europe centrale, au moyen de poêles, mais jusqu'à présent on n'a pas de poêles fonctionnant longtemps sans dérangement avec le combustible que l'on peut se procurer partout avec facilité et à bon marché. Il y a lieu de faire dans ce sens des essais ultérieurs, notamment avec des wagons à lanterneaux ventilateurs occupés par dix à quinze hommes. »

Parmi les calorifères proposés conservant pendant longtemps le combustible et aidant à la ventilation, il faut citer le poêle Meidinger.

R. Scmith décrit ainsi ce poêle : Il consiste en un récipient de combustible, auquel sont adaptés des côtés, pour augmenter la surface chauffante. Il est entouré de deux chemises en tôle qui interceptent complètement la chaleur rayonnante. L'air amené par le bas dans l'intervalle de ces cheminées s'échauffe et pénètre dans le wagon à travers le couvercle percé de trous. D'après ce système, on peut, en prenant l'air à chauffer au dehors au moyen du courant naturel, ou mieux encore au moyen d'un appareil de prise d'air, obtenir dans le wagon un air pur, en même temps qu'une ventilation énergique.

La force du courant est réglée par une soupape fixée à la partie inférieure du poêle. La cheminée qui sort perpendiculairement du wagon est munie d'un ventilateur par lequel l'air vicié est vivement entraîné hors du wagon.

Pour augmenter la force du chauffage, il faut faire monter les chemises jusqu'au couvercle et remplir l'intervalle de matières mauvaises conductrices de la chaleur (paille hachée, sciure de bois).

Ce poêle rempli de combustible doit être allumé par un bout, il suffit alors de régler l'arrivée de l'air et de remuer le combustible de temps en temps à travers le réchaud jusqu'à ce que tout soit brûlé.

Peu d'essais ont été faits jusqu'à présent avec d'autres systèmes de chauffage. Nous devons signaler cependant le *chauffage par la vapeur*, employé dès 1870 dans les trains sanitaires Bavarois.

Hirschberg décrit ainsi ce système :

« Le wagon contenant l'appareil destiné au chauffage par la vapeur est un wagon à marchandises, avec une cloison le partageant en deux parties inégales. La partie la plus petite contient une machine à vapeur de la force de deux chevaux. L'espace le plus grand sert au chauffeur, au conducteur, et contient deux lits complets, outils et autres ustensiles nécessaires.

« La vapeur passe dans les wagons à voyageurs au moyen de tuyaux en fonte tordus en serpent et passant sous les sièges. Ils communiquent d'un wagon à l'autre au moyen de tubes en caoutchouc vissés sur leurs extrémités. La vapeur s'échappant de la machine peut ainsi circuler dans tous les wagons et jusqu'au dernier siège. A l'arrière de chaque wagon se trouve devant le tuyau de caoutchouc un robinet avec lequel on peut fermer l'entrée de la vapeur aux wagons que l'on ne veut pas chauffer. Les wagons à chauffer étant réunis sans intermédiaire au wagon-chauffeur, on peut à volonté envoyer de la vapeur dans le premier wagon seul, ou dans les deux premiers, ou dans les trois premiers, etc. »

D'après Stor, ce système donne de bons résultats.

D'après Herz, Peltzer, le chauffage par la vapeur présente un certain nombre d'inconvénients : l'appareil a besoin de perfectionnements afin d'éviter les fuites et l'écoulement de la vapeur condensée à travers les orifices des tuyaux.

On a encore reproché à cette méthode d'exiger un appareil assez coûteux, un chauffeur éprouvé, de ne pouvoir chauffer d'une façon convenable que six à huit voitures.

Nous ne ferons que citer le système de chauffage par la vapeur de Michaelis et Pereira qui exige un appareil trop compliqué, des tuyaux de grandes dimensions et très lourds.

Le chauffage à l'eau proposé par M. Bonnefond présente comme inconvénient d'exiger dans chaque wagon un poêle entouré d'une chemise contenant de l'eau que l'on fait passer de là dans les tuyaux placés dans les voitures suivant le besoin.

Le chauffage à l'air que l'on à expérimenté sur les chemins de fer du Nord-Autrichien présente les mêmes inconvénients que le système de chauffage par la vapeur.

Dans le but d'éviter la trop grande chaleur du soleil, devenant en été insupportable aux malades placés près du toit du wagon, on a recommandé les lanterneaux munis de jalousies ou de rideaux.

Virchow a proposé de doubler le plafond du wagon en laissant un interstice entre les deux parois.

Sanders à enfin proposé un système de rafraîchissement des wagons au moyen de l'évaporation de l'eau. Ce système est très coûteux et peu pratique.

Éclairage. — L'éclairage des wagons peut être fait au moyen de fortes lampes à huile placées sur les côtés ou le plafond du wagon. On peut aussi se servir avec avantages des lampes mobiles qui doivent exister réglementairement dans les wagons à marchandises français disposés pour le transport des troupes. Les wagons sanitaires allemands sont éclairés au moyen de bougies placées dans des lanternes fixées à l'intérieur ; chaque wagon possède en plus une lanterne portative.

Désinfection. — La désinfection des wagons ayant servi au transport des malades et blessés a une importance capitale. Si l'on ne recourt en effet à un moyen de désinfection efficace, on s'expose à la contagion de la septicémie, de l'infection purulente, de l'érysipèle, de la pourriture d'hôpital, etc., maladies terribles qui sévissent avec une grande intensité en temps de guerre.

Les moyens actuellement proposés pour la désinfection des wagons nous paraissent absolument insuffisants. Nous appuyant sur de nombreuses expériences, nous pensons que l'action des désinfectants chimiques (acide phénique, chlorure de zinc, soufre, etc.) est nulle.

La vapeur prise sur une locomotive, recommandée en Allemagne et en Russie, n'a pas une action suffisante, la température de cette vapeur ne dépassant pas 90°.

C'est à la vapeur *surchauffée* à au moins 110° qu'il faut s'adresser. — On obtient cette vapeur par le procédé que nous décrivons dans un ouvrage sous presse traitant de la désinfection des wagons à bestiaux. — Ce procédé peut très facilement s'appliquer à la désinfection des wagons ayant servi au transport des malades et blessés militaires.

Nous avons donné dans le cours de cet ouvrage des détails suffisants sur le service des évacuations des blessés, sur la mobilisation, le service et la marche des trains sanitaires.

Nous renvoyons aux traductions que nous avons données des Règlements étrangers.

TROISIÈME PARTIE

CHAPITRE X

Transformation et aménagement des wagons à marchandises. — Système de MM. P. Redard et L. Chevallier.

Dans le modèle de wagon à marchandises transformé pour le transport des blessés que nous présentons, nous avons cherché à remplir les conditions suivantes :

Prix peu élevé pour l'aménagement.

Facilité et rapidité des transformations. Les moyens de transformation étant simples et se trouvant facilement sous la main.

Accès facile des wagons par leur quatre faces.

Communication de wagons à wagons au moyen de plates-formes.

Couloir assez large dans le sens de la longueur du train à l'usage du personnel.

Suspension des brancards en nombre convenable, sans gêne pour les blessés.

Installation confortable des blessés couchés.

Suspension parfaite au moyen de ressorts, dans le but d'éviter les secousses, les chocs, etc.

Immobilisation des brancards au moyen de cordes d'amarres.

Ventilation et éclairage suffisants.

Disposition des pièces pour la transformation, ne gênant en rien le service ordinaire du transport des marchandises.

Absence de saillie des pièces ajoutées (anneaux, fenêtres, etc.)

Possibilité de placer des bancs pour les blessés assis ou les infirmiers.

Dans la pratique, nous avons résolu le problème de la façon suivante :

Description du modèle.

(Voir Pl. XXVIII.)

Le wagon de marchandises que nous avons choisi est le type de wagon couvert 6 de l'État dont les dimensions intérieures sont :

Longueur : $5^m\ 930$
Largeur : $2^m\ 520$

$$\text{Hauteur} : \left\{ \begin{array}{l} 1^m\ 900 \\ 2^m\ 180 \end{array} \right\} = \frac{4^m\ 080}{2} = 2^m\ 040$$

Il cube donc $5^m\ 930 \times 2^m\ 520 \times 2^m\ 040 = 30^m\ 585$.

Portes. — Plate-forme. — Communication de wagon à wagon.

Notre wagon présente des portes latérales et des portes aux extrémités.

Les portes latérales sont celles qui existent dans tous les wagons à marchandises; elles sont d'une grande largeur, glissent sur rails au moyen de galets et assurent une fermeture assez parfaite.

Nous avons pratiqué en outre, dans chacune des parois des extrémités, des ouvertures avec portes à un battant s'ouvrant de dedans en dehors. (Voir Pl. XXIX.)

Ces portes ont une hauteur de $1^m\ 90$ et une largeur de $0^m\ 55$. Une barre de fer (Pl. XXIX) ferme solidement la porte, lorsque le wagon sert au transport des marchandises.

Des plates-formes mobiles en tôle strié, très solides, de 55 centimètres de long sur 58 centimètres de large, forment en se réunissant des passerelles qui permettent d'établir la communication de wagon à wagon. Des consoles en fer (Pl. XXX, fig. 1 et 2) donnent un appui à ces plates-formes, lorsqu'elles sont abaissées.

Des ferrures spéciales (Pl. XXX, fig. 1) servent de gardefou.

Les plates-formes peuvent se relever et se placer ainsi que l'indique le dessin (Pl. XXIX), elles sont maintenues perpendiculairement au moyen d'un loquet et ne gênent pas l'accrochement des wagons.

On peut, par la disposition que nous venons de décrire, obtenir une communication de wagon à wagon, permettant sans dangers la circulation dans toute l'étendue du train. Lorsque le wagon sert au transport des marchandises, en temps de paix, les portes

PLANCHE XXVIII

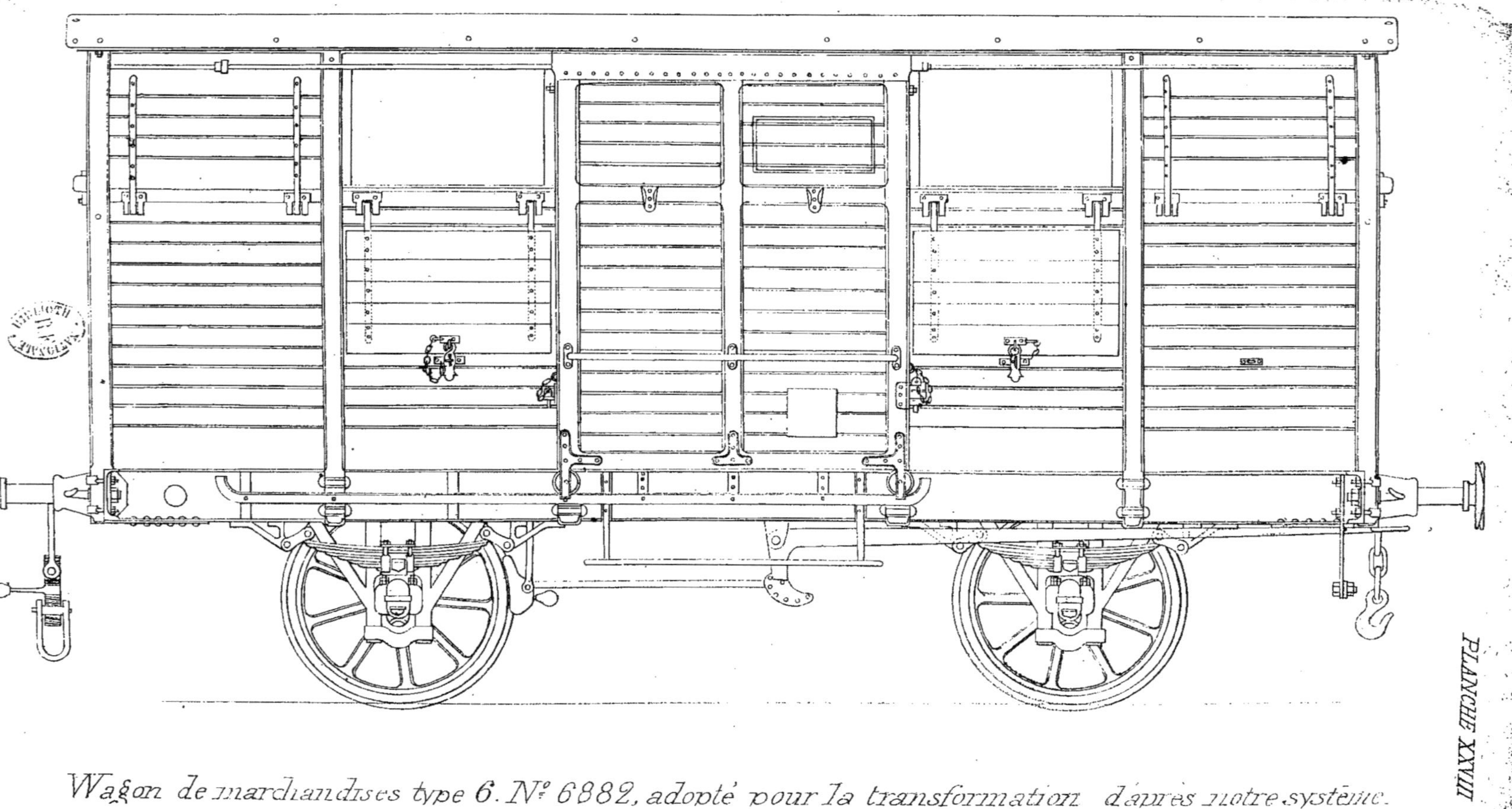

Wagon de marchandises type 6. N° 6882, adopté pour la transformation d'après notre système.

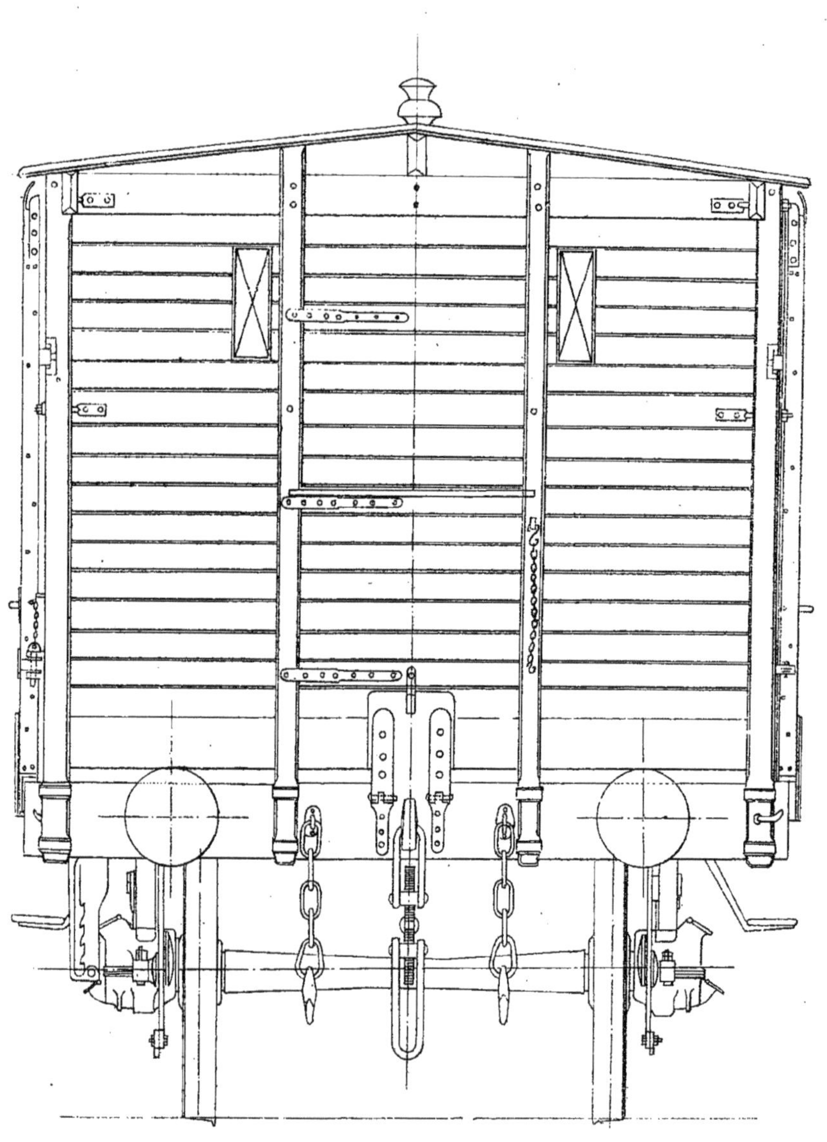

Porte et plateforme d'après notre système
Élévation — Vue de derrière — La porte fermée avec le marchepied relevé.

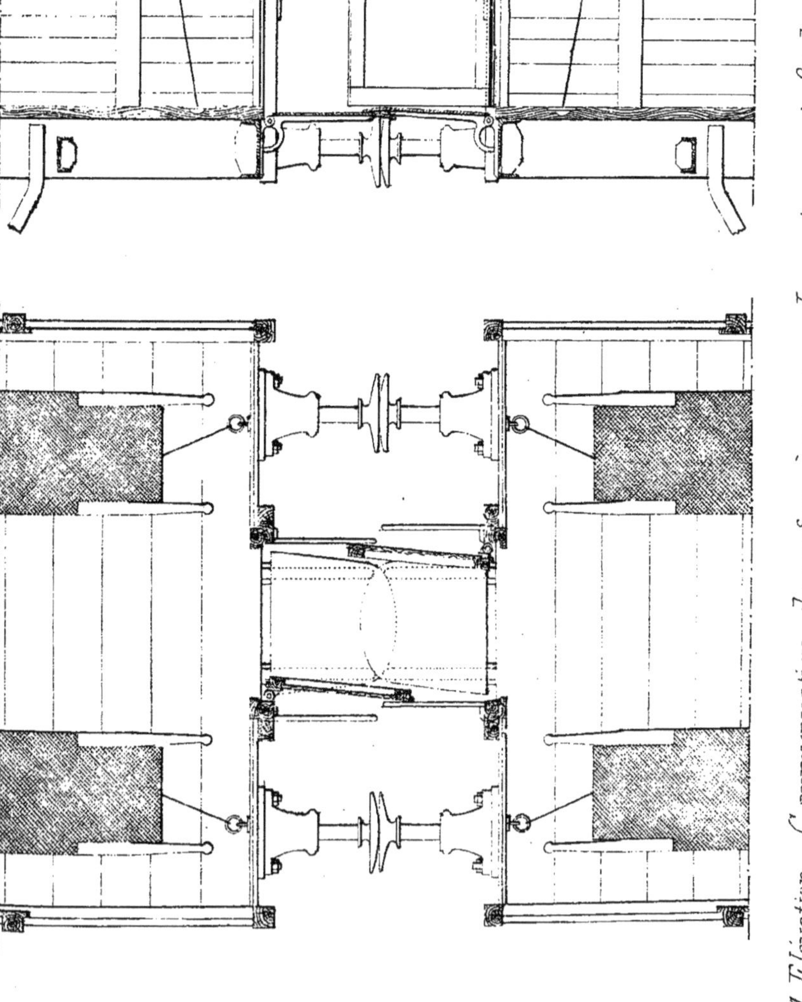

sont fermées, les plates-formes relevées et rien ne peut gêner le service ordinaire.

Suspension des brancards.

Les brancards que nous employons sont les brancards réglementaires de l'armée, que l'administration de la guerre peut fournir en grand nombre et qui se trouvent dans tous les dépôts, dans toutes les ambulances. Ils permettent une installation convenable des blessés; les hampes sont suffisamment résistantes; ils doivent être munis de couvertures et autres parties accessoires.

Dans un *premier projet* (voir Pl. XXXI, fig. 1), nous disposons trois brancards superposés dans chacun des angles du wagon qui peut ainsi contenir douze blessés couchés.

Les brancards sont suspendus de la façon suivante : quatre anneaux (voir Pl. XXXI, fig. 1, et Pl. XXXIII) solidement fixés au plafond du wagon servent à recevoir des ressorts à boudin avec tiges en fer recourbées en forme de crochets qui viennent s'attacher pour les brancards du haut, d'un côté au plafond, de l'autre à la poignée des brancards.

Les crochets des brancards du bas s'attachent, du côté de la paroi latérale, à des anneaux disposés sur cette paroi ; de l'autre côté, des poignées des brancards supérieurs aux poignées des brancards inférieurs.

Les brancards sont espacés de 55 à 58 centimètres selon la flexibilité des ressorts déterminée par le poids variable du blessé. Le brancard inférieur reste à 15 centimètres du plancher.

Lorsqu'ils sont vides, les brancards sont disposés de telle sorte, grâce aux longueurs que nous avons données aux tiges de fer qui relient les ressorts, qu'ils ont une direction oblique de haut en bas vers la paroi du wagon, mais lorsqu'ils sont chargés, ils prennent une direction horizontale.

La disposition des ressorts des brancards du milieu et du bas opposés à la paroi latérale, qui s'attachent des poignées des brancards du haut à celles des brancards inférieurs, et qui sont par conséquent *solidaires* (le ressort supérieur, lorsque les brancards sont chargés, supportant un effort triple de celui du côté opposé), bien que n'étant pas régulière au point de vue mécanique, a été adoptée par nous dans le but de laisser un espace suffisant pour le passage au centre du wagon. Si, en effet, nous avions accroché, de même que nous l'avons fait du côté de la paroi latérale, chaque crochet avec son ressort *isolément* au plafond en lui donnant la direction oblique voulue, nous retrécissions l'espace central du wagon et les manœuvres des amarres seraient devenues difficiles. Les expériences que nous avons pratiquées nous ont prouvé du reste que les ressorts supérieurs ont une force suffisante pour supporter sans inconvénient les poids auxquels ils sont soumis. On pourrait aussi se servir de ressorts plus forts pour la suspension des brancards du côté du passage central. Nous ne proposons pas cette disposition qui nuirait à l'uniformité des pièces proposées pour la transformation. Nous avons pensé qu'il fallait que les ressorts et autres pièces nécessaires puissent s'appliquer vite et indistinctement d'un côté ou de l'autre.

Le plafond du wagon qui doit supporter un poids assez notable est renforcé aux endroits des attaches par les attaches elles-mêmes. Il n'y a ainsi aucun accident de rupture à craindre.

Dans un *deuxième projet*, nous ne plaçons que deux brancards superposés, le wagon contient alors huit blessés couchés. La disposition que nous avons adoptée est la suivante (voir Pl. XXXII et XXXIII) :

Chaque brancard est espacé de 80 centimètres.

Le brancard du bas est à 50 centimètres du plancher.

Les attaches et la suspension des brancards se font de la façon indiquée plus haut. Nous pensons que cette réduction à deux du nombre des brancards superposés doit être adoptée. Si, en effet, on superpose trois brancards, les blessés n'auront pas assez d'espace pour se mouvoir et le chirurgien éprouvera une certaine difficulté à pratiquer les pansements, principalement pour le brancard du haut.

Nous nous rapprochons du reste par cette disposition de la conclusion de la Conférence de Vienne : chaque wagon ne doit pas contenir plus de dix blessés.

Au point de vue du cubage atmosphérique, on ne doit pas dépasser le nombre de huit à dix blessés par wagons.

On remarquera en outre que dans la plupart des systèmes que nous avons cités (systèmes Allemands, Autrichiens, Américains), il n'existe que deux brancards superposés.

Ressorts double spirale pour la suspension des brancards adoptés dans notre système.

Les ressorts que je propose pour la suspension des brancards ont été construits, d'après mes indications, par M. Montigny,

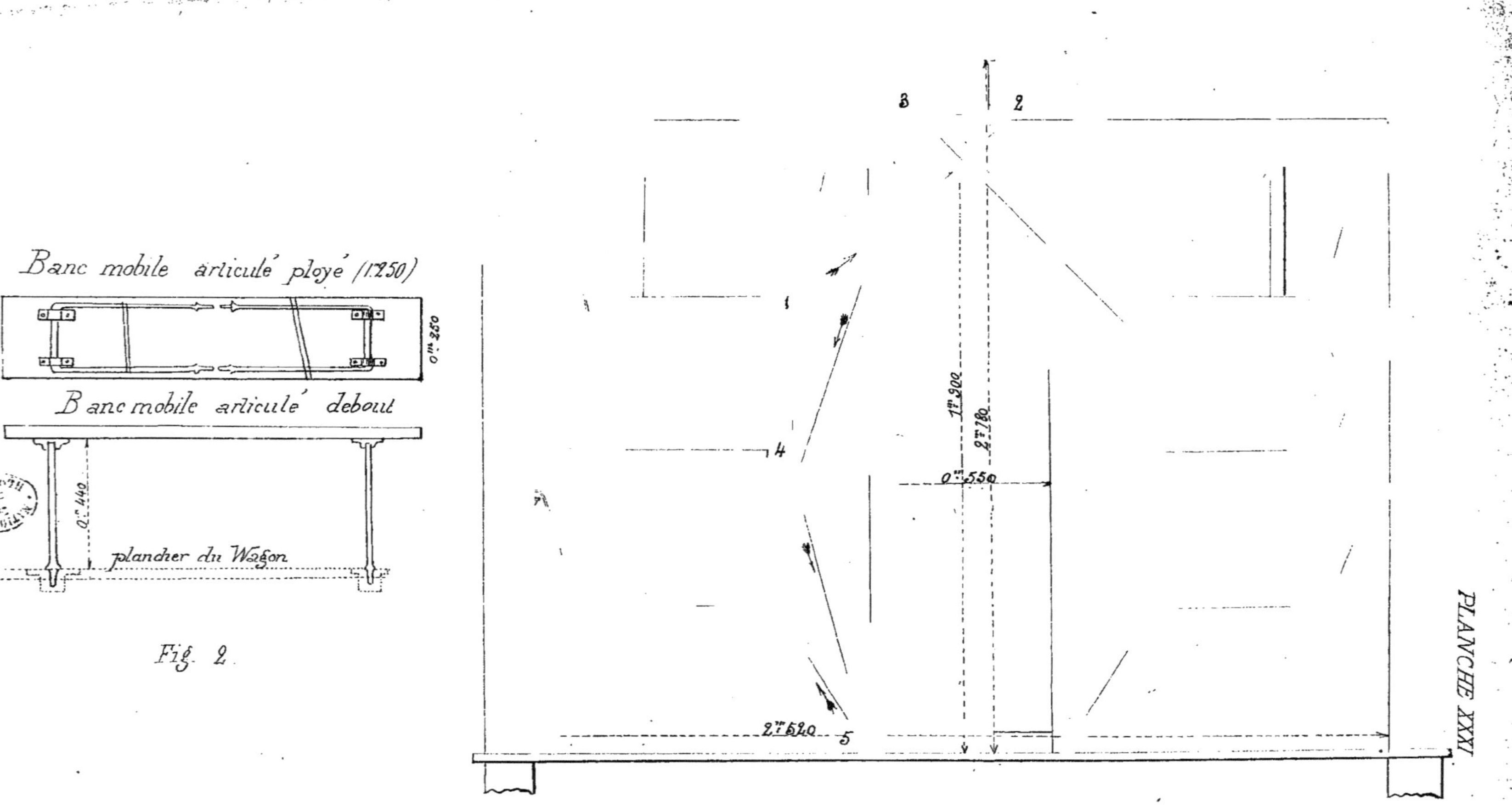

Fig. 2.

PLANCHE XXXI

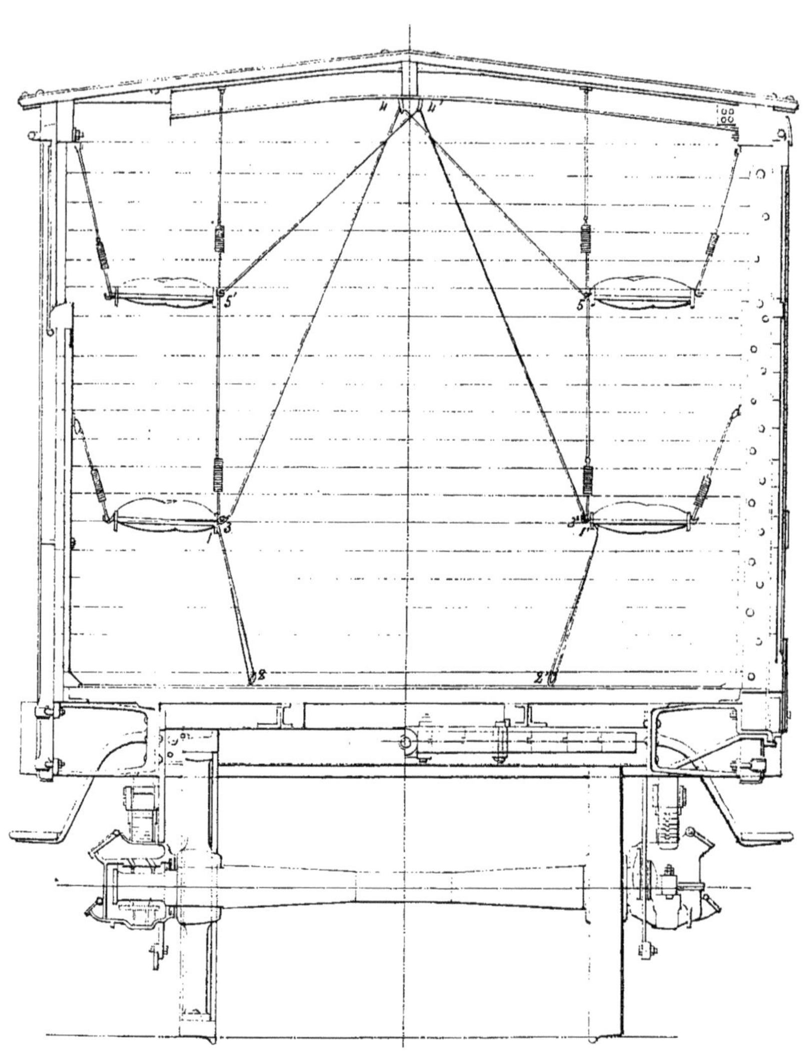

Coupe avec deux brancards superposés

Disposition des amarres {1.2.3.4.5 / 1'2'3'4'5'}

PLANCHE XX

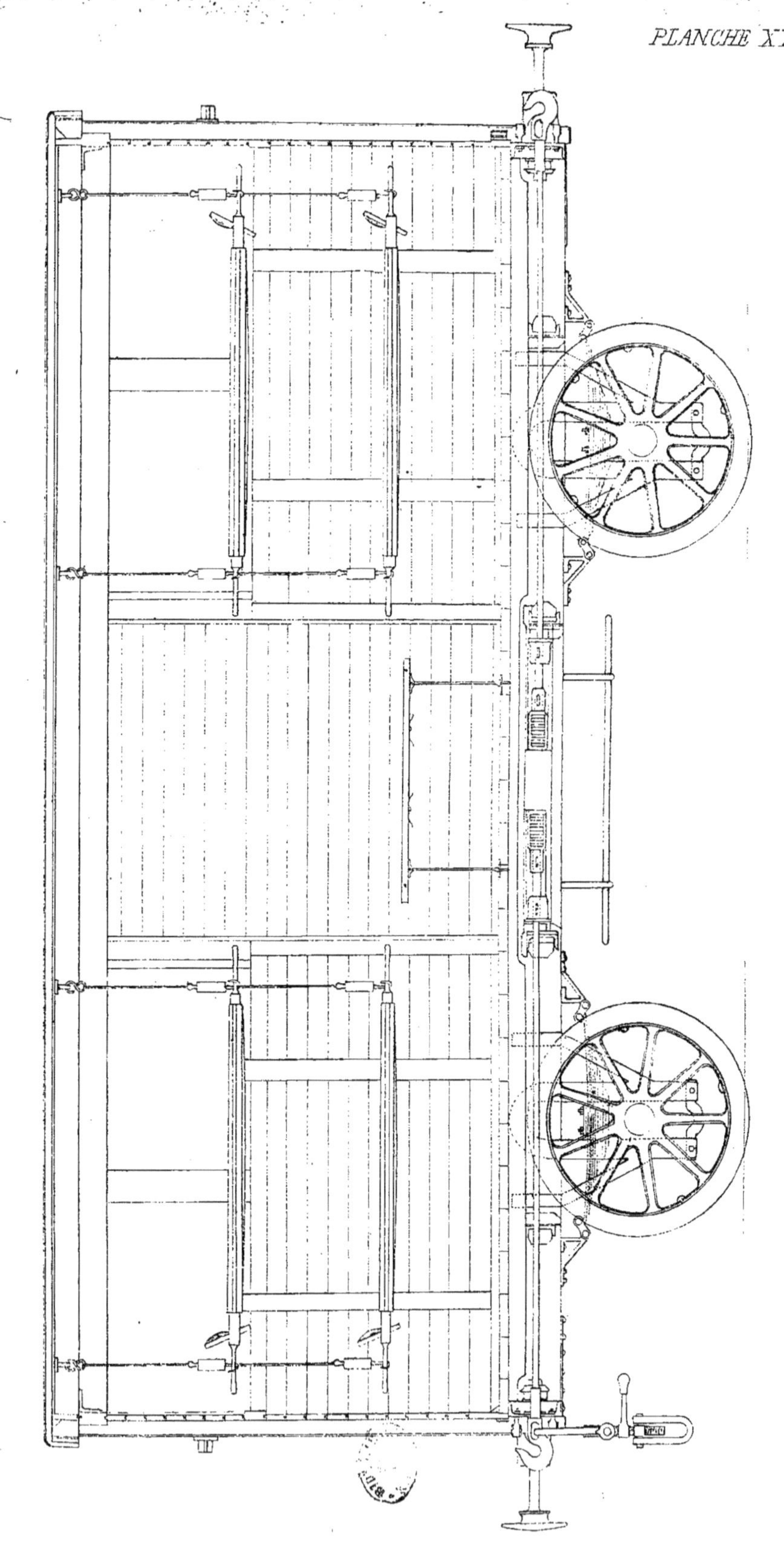

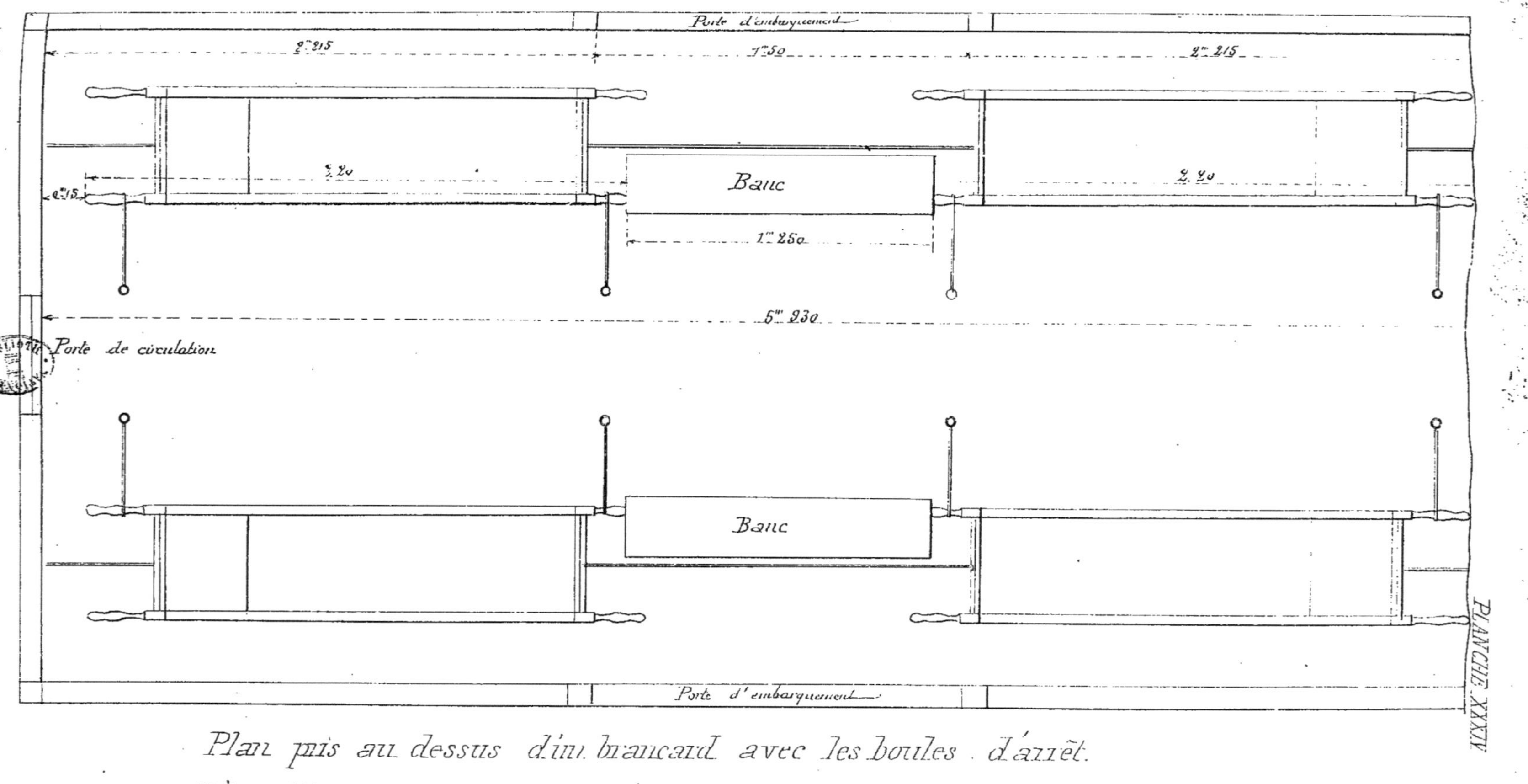

PLANCHE XXXIV

Plan pris au dessus d'un brancard avec les boules d'arrêt.

PLANCHE XXXV

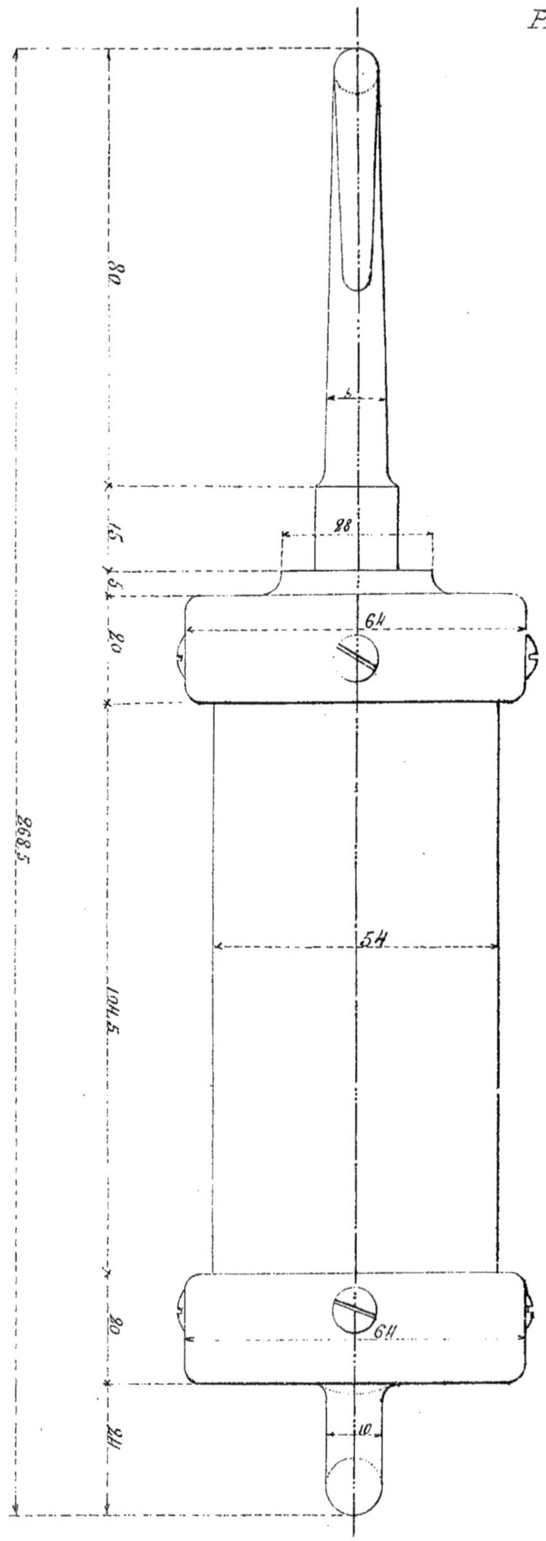

Ressort double spirale — Système de l'auteur.

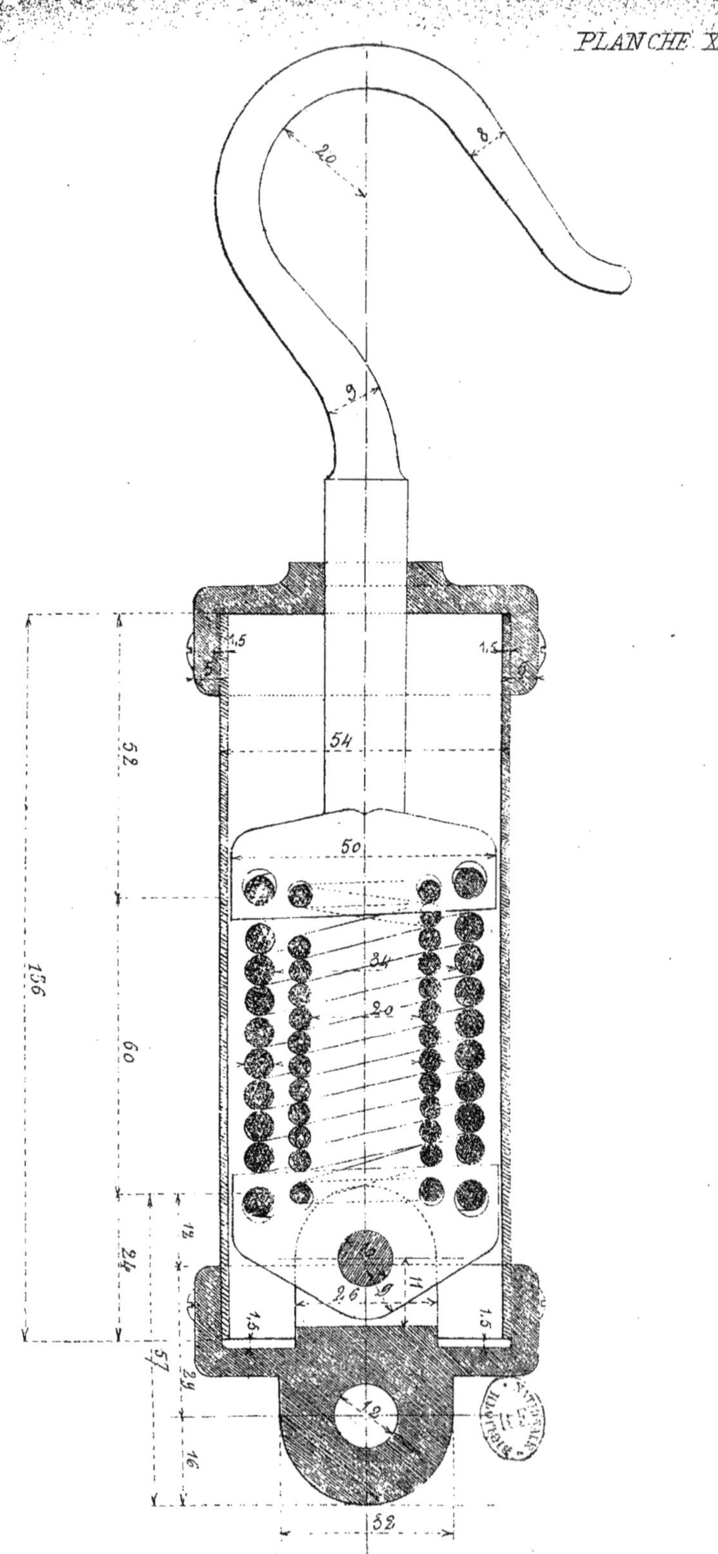

Coupe montrant la disposition du ressort double spirale.

Système de l'Auteur.

mécanicien à Paris, qui a bien voulu me prêter son concours et me faire bénéficier de sa grande expérience sur ce sujet.

Ces ressorts (voir Pl. XXXV et XXXVI) peuvent supporter soixante kilogrammes chacun et ont une flexibilité de 25 à 30 millimètres.

Dans le but d'obtenir une grande résistance en même temps qu'une flexibilité suffisante, ces ressorts sont *doubles.* Un premier ressort en acier trempé de 5 millimètres est extérieur, un deuxième d'un diamètre moindre (3 millimètres et demi) est contenu dans ce premier ressort.

Les deux ressorts-spirales viennent s'attacher solidement à des ferrures qui se relient elles-mêmes à des tringles de fer destinées à supporter d'un côté les brancards et à s'attacher de l'autre aux parois du wagon.

Cette disposition a une importance capitale, elle permet, en effet, d'avoir des ressorts parfaits pour la suspension des brancards (puissance, flexibilité et élasticité très grandes, déformation nulle). Les planches XXXV et XXXVI représentent exactement la disposition de ces ressorts.

L'expérience nous a prouvé que nos ressorts avaient une supériorité très marquée sur les autres systèmes, et particulièrement sur les ressorts à *un seul fil* spirale, tels que ceux employés en Allemagne et en France par M. Lefort.

Les ressorts à un seul fil spirale, le plus souvent en laiton, travaillent *à la compression*, ils se déforment au bout d'un certain temps sous l'influence d'un poids peu considérable, ils peuvent se casser et n'ont pas une force suffisante. Nos ressorts doubles travaillent, au contraire, *à la traction*, ce qui permet d'éviter la plupart des inconvénients des autres systèmes. Nous avons remarqué, dans nos expériences, que lorsque nos ressorts supportaient un poids considérable, ils présentaient non seulement une élasticité très grande et amortissaient tous les chocs, mais encore pendant les secousses imprimées aux brancards par les wagons en marche, ils ne revenaient pas brusquement sur eux-mêmes, comme les ressorts à un seul fil spirale, et permettaient d'obtenir ainsi une immobilité presque parfaite des hommes placés sur les brancards.

Cordes et amarres destinées à assujettir les brancards.

Dans le but d'assujettir les brancards, d'éviter les oscillations, les mouvements de lacet dans les courbes, la projection des blessés lors de la marche du train et pendant les arrêts subits et brusques, nous avons d'abord disposé des cordes s'attachant à des anneaux qui permettent d'amarrer solidement ces brancards à 15 centimètres de la paroi des extrémités du wagon. (Voir Pl. XXXIV.) Une autre corde d'amarre relie entre eux les brancards de la même ligne dans le sens longitudinal et empêche tout mouvement dans ce sens. (Voir Pl. XXXIV.)

Des cordes obliques s'attachant au plancher du wagon et passant dans un anneau du plafond relient entre eux très solidement les brancards dans le sens de la hauteur. On peut suivre très facilement sur le dessin (Pl. XXXI) la disposition de ces cordages obliques. — La corde 1 s'attache au brancard supérieur, passe dans un anneau du plafond en 2, puis en 3 dans un deuxième anneau et se fixe au brancard du milieu en 4, elle passe ensuite dans un anneau du plancher en 5 pour remonter et s'attacher au brancard inférieur en 6. De même pour la corde du côté opposé 1'.

La planche XXXII indique la disposition des amarres avec deux brancards superposés. La corde 1 s'attache en 5 au brancard supérieur, passe en 4 dans un anneau du plafond, s'attache au brancard inférieur du côté opposé en 3, passe dans l'anneau du plancher en 2 et se fixe de nouveau au brancard inférieur en 1. De même pour la corde 1'.

Ce système d'amarres, faciles à placer, peu compliqué, soumis à l'expérience a donné de très bons résultats. Il n'entrave en rien la circulation et laisse au chirurgien la possibilité de soigner ses blessés.

En cas de rupture d'un crochet de suspension, les cordes obliques servent de retraite et préviennent la chute du blessé ; nous en avons acquis la preuve lors de nos voyages d'expérience (28 décembre 1881).

Éclairage. — Ventilation.

Quatre châssis placés, deux à chaque extrémité (Pl. XXIX), donnent accès à la lumière par des verres de $0^m 50$ sur $0^m 30$. En temps ordinaire, ces châssis sont fermés au moyen de plaques de tôle.

Pendant la nuit, deux lampes disposées diagonalement donnent un éclairage suffisant.

La lampe militaire, qui se trouve réglementairement dans les wagons à marchandises au moment du transport des troupes, rendra d'utiles services.

Les lanterneaux d'aérage (Pl. XXIX et XXXI) dégagent assez, en raison de la vitesse du train, pour qu'il n'y ait pas lieu d'avoir recours aux volets de côté.

Les wagons à marchandises étant généralement pourvus d'un plancher non ajusté qui permet à l'air de se renouveler, il n'y a pas lieu de craindre que le cubage atmosphérique soit défectueux, à la condition que le nombre des blessés ne dépasse pas dix. (Voir chapitre IX, *Ventilation*, page 148.)

Bancs pour les blessés assis et les infirmiers.

Les brancards étant en place, on peut disposer deux bancs mobiles près des portes latérales d'embarquement. Ces bancs mobiles, articulés (Pl. XXXI, fig. 2, et Pl. XXXIV), pénètrent dans des platines en fer percées d'un trou et incrustées dans le plancher du wagon.

Les tiges de fer peuvent se replier (Pl. XXXI, fig. 2) et les bancs sont alors facilement transportables, n'occupant que l'espace de la planche de bois qui les constitue (3 centimètres environ).

Les deux bancs peuvent recevoir six hommes, quatre blessés et deux infirmiers.

Embarquement. — Débarquement des blessés.

L'embarquement se fait par la large porte latérale faisant face au quai.

On place d'abord le brancard supérieur avec les crochets et les ressorts-spirales, on amarre le côté de la tête à 15 centimètres de la cloison du fond du wagon; il en est de même pour l'autre ou les autres brancards.

On procède de la même façon pour le groupe des brancards placés dans l'angle qui fait face. Ceci fait pour le côté de l'entre-voie, on réunit ensuite les brancards deux à deux au moyen des cordages disposés dans le sens longitudinal et en leur donnant la plus forte tension possible.

L'embarquement des blessés du côté opposé se fait en suivant identiquement ces indications, puis on dispose les cordes obliques selon le mode indiqué dans le dessin en les ramenant vers le milieu du wagon de façon à laisser toujours 15 centimètres entre les brancards et la paroi latérale.

Le débarquement s'opère en sens opposé de celui de l'embarquement. On commence par retirer les cordages obliques, puis ensuite et un par un seulement ceux qui relient les brancards dans le sens longitudinal. On déplace d'abord l'un des brancards inférieurs (côté du quai), puis le brancard supérieur, et ainsi de suite.

Le wagon peut très facilement être remis en état et servir au transport des marchandises. Il suffit de fermer les portes au moyen d'une barre boulonnée aux montants. Des plaques de tôle ou de bois ferment les châssis qui servent à l'éclairage. Les plates-formes sont relevées et maintenues par un loquet.

Ainsi que nous l'avons fait remarquer, aucune des parties qui servent à l'aménagement ne font saillie et ne gênent le service ordinaire du transport des marchandises.

Prix de la transformation des wagons à marchandises.

Le prix de la transformation effectuée sur des wagons neufs construits dans les ateliers des Compagnies de chemins de fer ne dépassera pas 250 francs par wagon. D'après notre projet, les Compagnies de chemins de fer seraient chargées de construire sur le nouveau modèle de transformation tous les wagons à marchandises qui sortiraient de leurs ateliers. On posséderait ainsi au bout de quelques années un matériel considérable bien aménagé pouvant servir en temps de guerre au transport des blessés.

L'Administration de la guerre n'aurait à fournir que les ressorts avec leurs crochets et les brancards, qui seraient déposés par ses soins en suffisante quantité dans des endroits déterminés. La dépense de ce côté serait *très peu considérable* si on considère que cette administration possède déjà en grand nombre les brancards réglementaires que nous utilisons dans notre système. Les ressorts seuls avec leurs crochets, les cordes d'un prix peu élevé, nécessiteraient une légère dépense.

VOYAGES D'EXPÉRIENCES

(28 décembre 1881 et janvier 1882.)

Plusieurs voyages d'expérience, sur un parcours assez long (75 kilomètres environ), ont été faits avec notre modèle de wagon.

M. Parent, ingénieur chef des services techniques aux Chemins de fer de l'État;

M. Bazin, inspecteur principal des chemins de fer de l'État;

M. Delorme, président du comité de la Société de secours aux blessés d'Orléans, etc.;

M. le capitaine Charroy, trésorier du Comité d'Orléans de la Société de Secours aux blessés ont bien voulu assister à ces essais.

Les expériences de chargement et de déchargement des blessés se font très facilement. On peut, grâce aux larges ouvertures des parois latérales du wagon, faire monter les brancards chargés et les accrocher sans aucune difficulté. La manœuvre est très facile, dans le cas où l'on ne place que deux brancards superposés.

Les exercices d'amarre ne sont pas compliquées et les hommes inexpérimentés qui les pratiquaient ont été très vite au courant.

Sous l'influence du poids, les brancards qui, vides ont une direction oblique de haut en bas vers la paroi, prennent une position horizontale qu'ils conservent pendant toute la durée du voyage. Les cordes ne s'allongent pas ; les ressorts très solides ne cèdent pas et ne se rompent pas.

Le plafond des wagons supporte très bien le poids des brancards chargés.

Effets de la vitesse. — Pendant la marche, avec une vitesse moyenne de 55 kilomètres, les brancards ne subissent aucun déplacement, les hommes couchés n'éprouvent aucune secousse, il n'y a pas de projection contre les parois.

Les ressorts à boudin employés donnent une suspension parfaite ; le jeu de ces ressorts n'est pas considérable, mais leur élasticité est suffisante pour amoindrir toute secousse.

Les hommes placés sur les bancs se trouvent assez commodément assis.

Avec une vitesse de 55 à 60 kilomètres, les brancards ne subissent aucun déplacement ; à certains moments, un léger mouvement de bas en haut, mais qui n'incommode nullement les hommes placés sur les brancards.

Pendant les arrêts ordinaires, les brancards ne subissent aucun déplacement. Dans un arrêt brusque, au sifflet, vingt-cinq secondes après le signal, le train est promptement arrêté, les brancards restent immobiles, les crochets, les amarres ne bougent pas, les personnes couchées n'éprouvent aucun inconvénient, il n'y a aucune projection.

L'éclairage et la ventilation sont très suffisants.

Effet des chocs. — Dans une première épreuve, le wagon est lancé contre un wagon à frein serré à bloc à la vitesse du pas accéléré, soit 6 kilomètres. Les hommes placés sur les brancards ne subissent aucun déplacement. Les amarres maintiennent très exactement en place les brancards.

L'expérience est recommencée au pas gymnastique avec une vitesse acquise d'environ 10 kilomètres.

Le choc ne produit aucun déplacement ; la personne placée sur le brancard supérieur n'a éprouvé aucune commotion, elle n'a subi aucune projection contre le plafond ou les parois du wagon. Les crochets et les amarres n'ont pas bougé.

A la suite du choc, la voiture a reculé de 15 mètres, ce qui démontre bien la violence du choc.

CHAPITRE XI

I. — PROJET DE RÈGLEMENT

CONCERNANT L'AMÉNAGEMENT DES WAGONS A MARCHANDISES POUR LE TRANSPORT DES BLESSÉS ET MALADES MILITAIRES.

1° Les Compagnies de chemins de fer devront construire leurs wagons à marchandises d'après le modèle indiqué, de façon à permettre la transformation pour le transport des blessés et malades.

2° Dans ce but, ces wagons présenteront certaines dispositions spéciales, ne devant pas gêner, en temps ordinaire, le service du transport des marchandises :

Portes de communication de wagon à wagon avec plates-formes, lanterneaux d'aérage, anneaux en des points déterminés, platines pour sièges.

3° L'aménagement des wagons à marchandises consistera :

a. A enlever les barres qui ferment les portes de communication; à abaisser les plates-formes, à enlever les plaques de tôle qui ferment les fenêtres, à placer des lanternes pour l'éclairage et au besoin des appareils de chauffage;

b. A installer les crochets avec les ressorts, à suspendre les brancards, à les amarrer au moyen de cordes et à placer les sièges.

Les frais de la première partie de l'aménagement incomberont en partie aux administrations de chemins de fer.

L'administration de la guerre devra fournir les brancards, les crochets avec ressorts, les cordes et autres accessoires (couvertures, matelas, vases, etc.)

II. — ORDONNANCE POUR L'ÉQUIPEMENT

DES TRAINS SANITAIRES.

Brancards. — Les brancards employés sont les brancards réglementaires du service de santé. Ils doivent être au nombre de huit par wagon, deux brancards étant superposés dans chaque angle du wagon.

Crochets avec ressorts décrits plus haut. — (Voir pages 160 et 161, Pl. XXXV et XXXVI.)

Amarres. — (Voir pages 161 et 162.)

Matériel nécessaire pour l'aménagement d'un wagon à marchandises transformé.

Brancards	8
Crochets avec ressorts	32
Cordes	8
Coussins	8
Couvertures	8
Bancs pour blessés assis	2
Verres, vases, urinoirs	10
Lanterne à main	1

Règlement pour l'aménagement.

La voiture étant vide, et après avoir établi la communication de wagon à wagon, on procède à l'embarquement et au débarquement de la façon suivante (voir page 163) :

L'embarquement se fait par la large porte latérale faisant face au quai. On place d'abord les ressorts et le brancard du haut dans un angle du wagon, du côté opposé au quai, on amarre sa tête à 15 centimètres de la cloison du fond du wagon, de même pour le brancard inférieur. On procède de la même façon pour le groupe des brancards que l'on place dans l'angle qui fait face. On réunit ensuite, dans le sens longitudinal, les brancards deux à deux au moyen de cordages en leur donnant la plus forte tension possible. L'embarquement des autres brancards se fait en suivant identiquement les mêmes indications, puis les huit blessés étant installés, on dispose les cordes obliques suivant la façon indiquée (voir page 162), de façon à toujours laisser 15 centimètres entre les brancards et la paroi latérale.

Le débarquement s'opère en suivant un ordre inverse, on commence par enlever les cordages obliques et un par un seulement ceux d'amarre et d'entre-toise; on déplace d'abord l'un des brancards inférieurs du côté du quai, puis le supérieur et ainsi de suite pour les autres brancards.

Les infirmiers devront être exercés à cette manœuvre.

Équipement d'un train sanitaire.

Un train sanitaire doit pouvoir servir au transport de 96 à 114 blessés couchés et 72 à 84 blessés assis.

D'après le tableau que nous donnons plus haut (voir page 138), ce train devra se composer de la façon suivante :

1 wagon à marchandises pour approvisionnement, pharmacie, objets de pansements, lingerie ;

1 wagon à voyageurs avec portes de communication, ou un wagon à portes frontales et plates-formes de la Compagnie des wagons-lits, aménagé pour les médecins ;

1 wagon avec portes de communication aux extrémités pour le personnel, pour le serrurier, etc., avec brancards devant servir de lits ;

12 à 14 wagons à marchandises aménagés d'après notre système pour blessés assis et couchés ;

1 wagon-cuisine (wagon à marchandises aménagé dans ce but ou mieux, ainsi que nous le proposons page 108), un wagon préparé à l'avance ;

1 wagon à marchandises pour bagages et approvisionnements, outils pour serrurier, provisions de brancards, crochets et ressorts de rechange ;

12 à 14 wagons à marchandises aménagés d'après notre système.

FIN.

BIBLIOGRAPHIE

H. Larrey. — Rapport sur l'état sanitaire du camp de Châlons, sur le Service de santé de la Garde Impériale et sur l'hygiène des camps, adressé à son Exc. le Maréchal Ministre de la Guerre. *Recueil des mémoires de Médecine Militaire.* T. XXI. Paris, 1858.

Gurlt (E.). — Ueber den Transport Schwerverwundeter und Kranker im Kriege, nebst Vorschlägen über die Benutzung der Eisenbahnen dabei. *Medicinische Zeitung des Vereins für Heilkunde in Preussen.* Berlin, 1859.

Löffler. — Der transport Schwerverwundeter auf Eisenbahnen. *Preussiche Militärärtliche Zeitung,* 1860.

Preussisches Kriegs-Ministerium. — Anleitung zur Ausführung der Beförderung Verwundeter und Kranker Militairs auf Eisenbahnen. Berlin, 1861.

Larrey (H.). — Discussion sur la salubrité des hôpitaux. *Bulletin de l'Académie de Médecine.* T. XXVII. 1861-1862.

Oswiecinsky. — Ueber Militärtransport, insbesondere der Schwerverwundeten auf den Eisenbahnen und von den Schlachtfeldern. Frankfurt. a. M., 1864.

The Sanitary Commission of the United States army, a succent narrative of its works and purposes. New-York, 1864.

Circular n° 6. S. G. O., Washington, 1865. Report on the Extent and Nature of the Materials available for the Preparation of a Medical and Surgical History of the Rebellion.

Hastings Hamilton (F.-H.). — A Treatise on Military Surgery and Hygiene. New-York, 1865, p. 168.

Haurowitz (H.-V.). — Das Militärsanitätswesen der Vereinigten Staaten von Nord-Amerika während des letzten Krieges. Stuttgart, 1866.

Landa (D. Nicasio y Alvarez de Carvallo). — Transporte de Heridos y enfermos por vias ferreas y navegables. Madrid, 1866.

Lettermann (J.). — Medical recollections of the army of the Potomac. New-York, 1866.

Stille (C.-J.). — History of the United States sanitary Commission. Philadelphia, 1866.

Evans (T.-W.). — La Commission sanitaire des États-Unis. Paris, 1867. 5e édition.

H. Fischer. — Verletzungen durch Kriegswaffen (Allgemeine Kriegs-Chirurgie). *Handbuch d. allg. u. spez. Chirurgie, redigirt. Von v. Pitha und Billroth.* Bd. 1. Abth. II. Heft. p. 309. 1867.

F. Fischer et Co. — Catolog sämmtlicher Apparate und Geräthschaften zu Heilzwecken. Heidelberg, 1867.

Neudörfer (J.). — Handbuch der Kriegs-Chirurgie. *Allgemeiner Theil.* Leipzig, 1867. B. I. *Anhang*, S., 353.

Das Krankenzerstreuungssytem im Feldc. *Militäräzt*, 1868, n° 13-17.

Esmach (F.). — Verbandplatz und Feldlazareth. Berlin, 1868. S. 34.

Gurlt (E.). — Abbildungen zur Krankenpflege im Felde auf Gründ der internationalen Ausstellung der Hilfs-Vereine für Verwundete. Berlin, zu Paris im Jahre, 1868.

Gauvin. — Transport des blessés, *Conférences internationales des Sociétés de secours aux blessés militaires des armées de terre et de mer.* Paris, 1867. T. II, p. 266, 1868, p. 99 et passim.

Hoffmann-Merian (Th.) — Die Eisenbahnen zum Truppentransport und für den Krieg in Hinblick auf die Schweiz. Basel, 1868.

Longmore (T.). — A Treatise on the transport of sick and wounded Troops. London, 1868.

Rose (E.). — Das Krankenzerstreuungs-System im Felde Verbandplatz und Feldlazareth. Berlin, 1868.

Roth (W.). — Militairärztliche Studien-Berlin, 1868.

Hammond. — A Treatise on hygiene with special reference to the military service. 2e édition. Philadelphia, 1869.

Loeffler (F.). — Das preussische Militär Sanitätswesen, und seine Reform nach der Kriegserfahrung von 1866. Berlin, 1869, B. II.

Preussisches Kriegs-ministerium. — Instruction über das Sanitätswesen der Armee im Felde. Berlin, 29 avril 1869.

Gray. (C.-C.). — Report of services at the First Battle of Bull Run. *Appendix to Med. and Surg. History of the Rebellion.* Washington, 1870.

Pirogoff (N.). — Bericht über die Besichtigung der Militair-Sanitäts Anstalten. *Deutschland, Lothringen und Elsass im Jahre 1870.*

Ranke. — Memorandum über Spitalzüge. *Allgemeine Militärärtzliche Zeitung*, 1870. N° 44-45.

Schiller (Carl.). — Verband und Transportlehre für Sanitäts-Truppen, Würzburg, 1870.

Van Dommelen. — Essai sur les moyens de transport et de secours en général aux blessés et malades en temps de guerre. La Haye, 1870.

Virchow (R.). — Der Erste Sanitätszug des Berliner Hilfs-Vereins für die deutschen Armeen im Felde. Berlin, 1870.

Vollum (E.-P.). — Report on the Transportation of the Wounded after the battle of Gettysburg. *Appendix to Part I. Med. and Surg. History of the War of the Rebellion.* Washington, 1870, p. 143.

Zur Verbesserung des Eisenbahntransports Verwundeter im Kriege nach Dr V. Fichte und Dr Gurlt nebst Gutachten der Münchener Generalversammlung der Techniker der deutschen Eisenbahnverwaltungen. *Zeitung des Vereins deutscher Eisenbahnverwaltungen.* 1870. Nr. 30. *Der Aufsatz findet sich abgedruckt im Kriegerheil*, 1870. N° 10, p. 112.

Engel. — Beiträge zur Statistik des Krieges. Berlin, 1870-1871.

O. Von Hoenika. — Beitrag zur Beurtheilung der Thätigkeit der freiwilligen Krankenpflege, 1870-1871.

Bernard (H.). — Premiers secours aux blessés sur le champ de bataille et les ambulances. Paris, 1871.

V. Czerny. — Aus den Kriegslazarethen. Anno 1870. *Wiener Medizinische Wochenschrift*, 1881. *Separatabdruck*, p. 5.

De l'évacuation des malades et des blessés. *Annales d'hygiène publique et de médecine légale*, 2e *sér*. Paris, 1871. T. XXXVI, p. 190.

Devilliers. — Note sur l'organisation et le fonctionnement des secours aux malades et blessés des armées sur le réseau des chemins de fer de Paris à Lyon et à la Méditerranée. *Bull. de l'Acad. de Méd.*, 1871. T. XXXVI, no 7.

Die Sanitätszüge der württembergischen Staats-Eisenbahn. *Bremer Handelsblatt*, 1871. B. XX.

Der Hamburger Lazarethzug nach dem Hennickeschen System. *Kriegerheil*. Ertstes Beicheft, 1871.

Die Coustructions-Veranderung wurde zuerst angegeben von dem Obermaschinenmeister Brockmann in Stuttgard. *Organ für die Fortschritte des Eisenbahnwesens. Jahrgan*, 1871.

Esmarch (Von). — Verbandplatz und Feldlazareth. 2e édition. Berlin, 1871.

Froelich. — Die Ausstellung dreier Modelle verschiedener Eisenbahnwagen. *Mailand Mil-Zeits*, 1871.

Hans Simon. — Die Württembergischen Sanitätszüge, 1871.

Hirschberg. — Die Bayerischen Spitalzüge, 1871.

Hasenkampf. — Vorträge über das Militair-Sanitäts-wesen im Fall eines Krieges, in den Armeen Russland's, Deutschland's, Oesterreich's, Amerika's, Frankreich's, Petersburg, 1870-1871. Berlin, 1871.

Hoenika (O.-V.). — Ein Beitrag zur Beurtheilung der Thätigkeit der freiwilligen Krankenpflege während des deutsch-französischen Krieges 1870 und 1871. Berlin, 1881.

Lazarethwagen-System E. Meyer in Hannover. *Lithographirte Tafel nebst Beschreibung* (Manuskript), 1871.

Ministère de la guerre français. — *Circulaire du 25 décembre 1870, 10, 12 et 15 janvier 1871*, sur l'organisation du service des évacuations en arrière de l'armée. *Annales d'hygiène et de médecine légale*, 1871. *Journal militaire officiel*, 1871.

Moll. — Die Sanitätszüge, ihr Werth und ihre Uebelstände. *Berliner klin Wochenschrift*, 1871. No 6.

Muehlbauer. — Erfahrungen aus dem Feldzuge 1870 und 1871-1872.

Mueller. — Sanitätszüge. *Klinische Wochenschrift*. Berlin, 1871. B, VII. S. 48.

Peltzer. — Die Deutschen Sanitätszüge im Kriege gegen Frankreich und der Dienst als Etappenartz, 1871.

Ranke. — Memorandum über Spitalzüge un den Transport Verwundeter. *Bayer. ärztl. Intel. Blatt*. T. XVIII, no 36. 1871.

Rose (E.). — Der Züricher Hülfszug zum Schlachtfelde bei Belfort, 1871.

Roth (W.). — Beiträge zu den Fragen der Militair-Gesundheitspflege aus den gegenwärtigen Feldzuge. *Deustche Vierteljahrsschrift für offentliche Gesundheitspflege*, 1871. B. III.

Transport Verwundeter auf Eisenbahnen, in *Leipziger Illustrirte Zeitung*, 1871. B. XL, S. 1420.

Ueber den Einfluss der Reise des Prof. Pirogoff auf die russische medizin-Kriegerheil. Erstes Beiheft, 1871.

Verhandlungen des ersten deutschen Vereinstages der deutschen Vereine zur Pflege im Felde verwundeter und erkrankter Krieger und der deutschen Frauenvereine zu Nürnberg am 23, *bis* 25. Oktober 1871, *Kriegerheil. Zweites Beiheft*, p. 121, p. 143, u. f.

Bericht des Central-Comite's der deutschen Vereins zur Pflege im Felde verwundeter und erkrankter Krieger über seine Thätigkeit und die Wirksamkeit der mit ihm verbundenen Vereine während des Krieges von 1870-1871. Berlin, 1872, p. 44.

Beck (C.-H.). — Studien über das Etappen-Wesen, Nordlingen, 1872.

Billroth (Th.). — Chir. Briefe aus den Kriegs-Lazarethen in Weissenburg und Mannheim, 1870. Berlin, 1872. S. 71.

Boerner (Paul). — Ein Preussischer Sanitätszug an der Loire, etc. Berlin, 1872.

Eugenio Bellina. — I Treni Ospedali della Germania nella guerra de 1870-1871. Firenze, 1872.

Francesco Cortese. — Reminiscenze d'un viaggio in Germania per missione ufficiale nel, 1871. Venezia, 1872.

Die freiwillige Hilfsthätigkeit im Grossherzogthum Baden im Kriege 1870-1871. Rechenschaftsbericht des vereiniggten Hilfs-Comites des Badischen Frauenvereins unter den Protcktorate Ihrer königlichen Hoheit der Grossherzoginn Louise von Baden und des Männerhilfsvereins zu Karlsruhe. *Karlsruhe*, 1872, p. 62.

Die Freiwillige Hilfsthätigkeit im Konigreiche Baiern in den Jahren 1870-1871. Gemeinschaftlicher Rechenschaftsbericht des Baierischen Vereins zur Pflege und Unterstützung im Felde verwundeter und erkrankter Krieger und des Baierischen Frauenvereins, p. 166, 1872.

Reinold Hirschberg. — Die Baierischen Spitalzüge im Deutsch-Französichen Kriege, 1870-1871. München, 1872.

Friedrich. — Die deutschen Sanitätszüge im Feldzuge gegen Frankreich. *Jahresbericht der Gesellschaft fur Natur und Heilkunde in Dresden*, September 1871-1872.

Friedrich. — Der Eisenbahn Unfall des Sanitätzüges des XII (Sächsischen) Armee-Corps, 1872.

Hausser. — Transport Verwundeter mittelst Eisenbahnen, in *Der Militärärzt*, 1872.

Hirschberg (R.). — Die Bayerischen Spitalzüge im Deutsche-Französischen Kriege, 1870-1871.

Instruction betreffend das Etappen und Eisenbahnwesen. Berlin, 1872.

F. Jacqmin. — Les chemins de fer pendant la guerre de 1870-1871. Paris, 1872, p. 235.

Lefort (Léon). — La Chirurgie Militaire et les Sociétés de secours en France et à l'étranger. Paris, 1872, p. 148.

Legouest (L.). — Traité de Chirurgie d'Armée. Paris, 1872, p. 770.

Löwer. — Der Feldärztliche Dienst by der Landes Etappe. *Deutsche Militärärztliche Zeitschrift*, 1872. S. 355, etc.

Löwer. — Uber den Werth der Hamburger Sanitätszüge, *Deutsche Militärärztliche Zeitschrift*, 1872. B. I. S. 143.

Morache. — Les trains sanitaires, étude sur l'emploi des chemins de fer pour l'évacuation des blessés et malades. Paris, 1872.

Muelhvenzel. — Demonstration einer Feld-Trage-Bahre und eines Ambulanz-Wagons. *Verhandlungen der Deutschen Gesellschaft für Chirurgie*, 1872. S. 37.

Muehlvenzel. — Offener Brief betreffend die Blessirten Wägen. *Deutsche Militärärztliche Zeitschrift*, 1872. B. I. S. 557.

Peltzer. — Ueber Evacuation, Krankentransport und Krankenzüge. *Deutsche militärärztliche Zeitschrift*, 1872. Heft, 8.

Pundschuh. — Die Blessirten-Wägen und ihre Einrichtung. *Deutsche Militärärztliche Zeitschrift*, 1872, B. I. S. 409.

Règlement pour les transports militaires par chemins de fer dans l'empire austro-hongrois, 1870. *Traduit et publié par les soins de la Compagnie des chemins de fer de l'Est*, 1872.

W. Roth. — Ueber Evacuation und Etappen-wesen im Kriege. *Deutsche militärärztliche Zeitschrift.* Heft, 7, 1872.

Th. Ruhl. — Ueber provisorische Feldspitalanlagen, pag. 58. Fahrende Feldspitäler Wien, k. k. Staatsdruckerei, 1872.

Riegert. — Des Wagons-Ambulances. *Rec. de mém. de méd. de chir. et de phar. mil.* Paris, 1872, 3e sér., 1872. T. XXVIII, p. 192.

Robert (Ch.). — Difficultés que rencontre en France l'administration des grandes armées, et moyens pratiques d'y remédier. *Journ. des Sc. mil.* 8e *sér.* T. II, juin 1872.

Rothmund (A.). — Aphorismen über das Bayerische Militärsanitäswesen. *Aerztliche Intelligenzblatt*, 1872. N° 5.

Ruepp. — Die Entwicklung des Verwundeter and Kankentransportwesens auf Eisenbahnen in *der Correspondanzblatt für Schweizer Aerzte*, 1872. N° 20.

A. Siegel. — Die Württembergischen Sanitätszuge im Deutsch-franzœsichen Kriege, 1870-1871. Stuttgart bei Julius Maier, 1872.

Steinberg. — Die Kriegslazareth und Bavaken von Berlin nebst einem Vorschlage zur Reform des Spitalwesens. Berlin, 1872. S. 11.

Württembergischen Sanitäts-Vereins über seine Thätigkeit während des Krieges, 1870-1871. Stuttgard, 1872.

Bonnefond. — Modèle d'un train sanitaire de la Société française de secours aux blessés militaires. Paris, 1873.

Die deutschen Sanitätszüge 1870 und 1871. Bericht an das schweizerische Militardepartement von Dr Orismann, Oberstabsarzt im eidgenössischen Sanitätsstab 1873 (Manuscript).

Die Internationale Privat Conférenz. *Militaerarzt*, 1873.

Die Sanitätszüge der Preussischen Armee im Feldzuge gegen Frankreich, 1870-1871. Zur Erlaüterung der durch die Königl. Direction der niederschlesmärk. Eisenbahn auf der Wiener Weltausstellung ausgestellten Modelle 1873 (Manuskript).

Fontès. — Le train de la Société française de secours aux blessés militaires. *Monde illustré*, 1873. No 846.

Heyfelder (O.). — Kriegschirurgisches Vademecum. Petersburg. Leipzig, 1873. S. 71.

M. W.-C. Gori. — Het Roode Kruis op de Wereldtentoonstelling te Weenen 1873. Amsterdam, 1874.

W.-C. Gori. — La chirurgie militaire et les Sociétés de secours à l'Exposition universelle de Vienne, 1873.

J. Mundy. — Vortrag über roulante Hospitäler gehalten im Sanitätspavillon der Wiener Veltausstellung im Sommersemester 1873 (Manuskript).

N.-H. Plambeck. — Catalog. der auf der Wiener Weltausstellung 1873. Ausgestellten Sanitäts Gegenstände. Hamburg, 1873, p. 12.

Roth (W.). — Einige Notizen über die Internationale Privat Conferenz zu Wien, vom 6 *bis* 9 oktober 1873. *Deutsche Militärärztliche Zeitschrift*, 1873. *Heft und* 12, p. 655.

Schmidt. — Ueber Lazarethzüge aus Güterwagen. *Deutsche Vierteljahreschift*. 1873. BV. Heft 3.

Wittelschöfer (L.). — Die Freiwillige Hilfe im Kriege und das Militair-Sanitätswesen an der Wiener Weltausstellung, 1873.

Zur Frage der Waggonheizung. *Centralblatt für Eisenbahnen und Dampfschiffahrt der österreichischen Monarchie*. XII. Jahrgang. Nr 139. 1873.

Billroth (Th.) und Mundy. — Historiche und Kritische Studien über den Transport im Felde der Verwundeten und Kranken auf Eisenbahnen Wien, 1874.

Discussion über diesen Vortrag von Mosetig und J. Mundy. *Der Militärärzt Beilage zur Wiener medicinischen Wochenschrift*, 1874, Nr 1, 2, 3.

Kraus und Fillenbaum. — Der Sanitätspavillon auf der Wiener Weltausstellung Streffleurs. *Osterreichische militärische Zeitschrift*. XV. Jahrgang H. Heft (Februar). Wien, 1874.

Legrand (Max.). — Les trains sanitaires. *Union Médicale*, 1874. 4e série. T. XVIII, p. 645, 649.

Muhlvenzel (F.). — Ueber die im Sanitätspavillon der Wiener Weltausslung ausgestellt gewesenen Sanitätszuge in *Allgemeine Militärärztliche Zeitung*. Wien, 1874. BXV. S. 21.

F. Muhlvenzel. — Das Militär-Sanitätswesen und die freiwillige Hilfe im Kriege auf der Wiener Weltausstellung, 1873. *Organ des Wiener militär-wissenschaftlichen Vereines*. VIII. Band, 1. Helft. Wien, 1874.

Morache. — *Traité d'hygiène militaire*, 1874.

P. Niemeyer. — Ueber Theorie und Praxis von Ventilation und Heizung im Allgemeinen, sowie über Heizung und Lüftung der Eisenbahnwagen und Wartesäle im Besonderen. *Monatsblatt für medizinische Statistik und offentliche Gesundheitspflege. Beilage zu Göschen's Deutsche Klinik*, 24 Januar 1874. Nr 1.

Études sur le service de santé dans l'armée allemande. Une commission d'évacuation pendant la guerre de 1870-1871. *Revue militaire de l'Étranger*. T. II, 1874.

Rabl-Rueckhard. — Gedanken über Kranken Evacuation auf Eisenbahnen im Felde. *Deutsche Militärärztliche Zeitschrift*, 1874. B. III. S. 465.

Rabl Rueckhard. — Die Evacuations. Commission zu Weissenburg in Elsass, während des Feldzuges 1870-1871. *Deutsche Militärärztliche Zeitschrift*, 1874. B. III, S. 402.

J. Mundy. — Studien über den Umbau und die Einrichtung von Güterwaggons zu Sanitätswagons. *Als. manuscripter gedruckt*. Wien, 1875.

Michaelis Mundy. — Studien über den Umbau und die Einrichtung von Güterwagon zu Sanitätswagons. *Allgemeine Militärärztliche Zeitung*, 1875.

Meyerhofer. — Das rothe Kreuse auf Eisenbahnen München, 1875.

Nieden. — Der Transport verwundeter und erkrankter Krieger auf Eisenbahnen. *Vortrag, gehalten im Verein für Eisenbahnkunde zu Berlin am.* 12 mai 1875, *abgedruckt im Militär Wochenblatt*, 1875. 5 ; 1647, 1663, 1715 et 1730.

Otis (G.). — A Report on a plan for transporting wounded soldiers by railway in time of war. Washington, 1872.

Perres (Hartur). — Ueber die Verwend. Von Güter wagons zum Verwundetentransport. *Militärärzt* IV, 13, 15, 16. *Allg. milartl. Ztg.* 33.

Le service des évacuations par voies ferrées. *Revue militaire de l'Étranger*, 1875.

Werdnig. — Ueber transport mittel. f. Verwundeter im Gebirgskriege *Wien Seidel Sohn. Lex.* 8, 33, 5. *Allg. mil. Arztl. Zt.* II u. 12, 1873.

Braun. — Akande sjukkus. Tidskrift i militär helsovard. Stockholm, 1876.

Congrès international d'Hygiène et de sauvetage. 2 volumes. Bruxelles, 1876.

Girardin. — Ventilation des voitures circulant sur les voies ferrées. *Annales d'hygiène publique*. Mars, 1876, p. 273.

Dauvé. — Résumé du Rapport adressé au Ministre de la guerre sur l'Exposition internationale à Bruxelles. *Recueil de mém. de méd. milit.*, XXXII, p. 608. Nov. et déc. 1876.

Eisenbahn Sanitätszüge. *Wien. med. Presse* XVIII. 32. *Allg. mil. arztl. Ztg.* p. 1073. 1876.

Helbig (Carl-Ernst). — Heusinger's Eisenbahn Personenwagen als fahrendes Lazareth. *Dresden. Conrad Weiske*. 8. 60. S. *Mit. eingedr.* Holzschn, 1876.

Hohnbaum-Hornschuch. — Eisenbahn Transport Verwundeter auf Sanitätzügen. *Inaugural Diss.* Berlin, 1876.

HEBSCH. — Bericht über eine Probefahrt mit dem Rudolf Schmidt's-chen Lazarethäsenbahl wagen. *Deutsche militärärztliche Zeitschrift*, 1876. 383.

HELLRESL. — Heusinger's Eisenbahn Personenwagen oder fahrendes Lazareth. Dresden, 1876.

HERMANT. — Faire connaître les meilleurs moyens de transport du lieu du combat. *Rapport de M. Hermant, médecin militaire à Gand*, 1876.

Congrès international d'hygiène et de sauvetage. Bruxelles, 1876, p. 252.

Internationale Ausstellung f. Gesundheitspflege u. Rettungswesen zu Brüssel. 1876. Eisenbahn personenwagen II. Classe (Heusinger von Waldegg's system mil. Lazaretheinrichtung).

LARREY. — Note sur le Rapport de M. G. Otis. *Comptes rendus de l'Académie*. LXXXII, 1876.

MYRDACZ (P.). — Das preussische Krankentransportwesen im Kriege. *Wien. med. Presse*, XVII, 27,79 (*Allg. mil. Aerztl. Ztg.*) p. 937, 994. 1876.

MYRDACZ. — Das preussische Krankentransportwesen im Kriege. *Ebendas*, 1876. Nos 18, 19, 21, 23, 27 et 29.

PELTZER. — Von der Brüsseler Ausstellung für Gesundheitspflege und Rettungswesen. *Wiener medicinische Wochenschrift*. No 31 *und Fortsetzung*, 1876.

SERTA, chef de station à Tirlemont. — Mémoire sur le chauffage et la ventilation des voitures à voyageurs. *Cong. Internat. d'hygiène et de sauvetage*. Bruxelles, 1871. T. I, p. 253.

SCHMIDT (R.). — Der Eisenbahntransport Verwundeter u. Kranker. *Deutsche Vjhrsch. f. öf. Geshpfl.* 1876. T. V, p. 686.

SCHMIDT. — Bemerkungen über ventilation der Lazarethwagen. *Deutsche Vierteljahrschrift für öffentliche Gesundheitspflege*, 7. *Band*. 4. *Heft*. 5, 558. 1876-1877.

TREUTLER. — Ueber Transportmittel für Verwundete Kriege. *Prag. med. Vochnsch.* 1, 21, p. 403, 1876.

Ventilationsversuche in Eisenbahn-Krankenwagen. *Wien. med. Presse*. (*Militärärztl. Ztg.* 40, p. 1293. *Militärärzt* X, 1876.

WOODWARD. — Description of the models of hospital cars. Philadelphie, 1876.

ZIPPERLING. — Technische Beschreibung des ersten œsterreichischen Sanitaets Schulzuges des Souverænen Malteser-Ritterordens. Wien, 1876.

BIEFEL (R.). — Reminiscenzen an d. Krankenevacuation Strasse von Paris, 1870-1872, nebst all. gem. Betrachtungen über Grundlage, Ausführung u. Vorbereitung der Krankenevacuation im Kriege. *Breslau. Maruschke u. Ztsch.* VI, 7, p. 317. 1877.

Die Evacuation von Kranken und verwundeten Soldaten wæhrend dem letzten russisch-türkischen Kriege. *All. milit. Zeit.* No 43-46.

Die Sanitaetszüge und ihre Thäetigkeit Während des Krieges, 1877-1878. *Herausgegeben*.

AUTRICHE. — Dispositions organiques au sujet des établissements hospitaliers. Vienne, 1877.

Ferry. — Essai sur l'organisation des convois sanitaires en campagne. *Thèse.* Paris, 1877.

Leuthold. — Quel est le meilleur système de ventilation des wagons? Congrès international d'hygiène. Bruxelles, p. 247, u. 259.

Kirchenberger. — Militärärztliche Beiträge zur Frage der Kranken-zerstreuung im Kriege. *Prager med. Wochenschrift.* N° 30, 33, 35. 1877. Bespricht die Arbeiten von Michaelis und Biefel.

Le service de santé dans les armées russes en campagne. Analyse in *Revue militaire de l'Étranger.* 1877. N° 377-379.

Lang ünd Wolffuhgel. — Ueber Lüftung und Heizung von Eisenba-wagen. *Zeitschrift für Biologie.* XII, IV. *Heft.* 1877.

Lieferung. — *Wien. Militärärzt,* 1877.

Meyerhofer. — Das rothe Kreuz auf Eisenbahnen. München, 1877.

Michaelis. — Zur Geschichte und Kritik der Kranken-Zerstreuungs Systeme. *Streffleur's österr. Militärische Zeitschr.* Wien. 2, B. S. 145. 1877.

Normale für Eisenbahn-Sanitätszuge. *Handbuch für das K. K. Sanitäts-wesen* 9, u.

Muhlvenzel. — Vom Feld-Spital in die Heimat-Studie über das Kran-ken-Zerstreuungs System und die mittel zu seiner Durchführung. *Organ der Militärwissenschaftlichen Vereine.* XII. Bd. 1876. S. 32.

Muhlwenzel. — Improvisirte Kranken-Transportmittel. *Deutsche mil. ärztl. Ztschr.* VI. 8 u. 9, p. 435. 1877.

Russie. — Nouveau Règlement sur le service de santé en Campagne. 1877.

Richter. — Allgemeine Chirurgie der Schussverletzungen im Kriege. 1877.

Sklifossowsky. — Der Transport d. Verwundeten im Kriege. *Petersb. med. Wochnsch.* II. 51. p. 435, 1877.

Smith Christen. — Neue Transportmittel für Verwundete. *Militä-rärzt.* XI. 9-12, 13-14. 1877.

Verwundeter-Transport im russich-türkischen. *Militärärzt.* XI. 16, 1877.

Roth. — Die militärärztliche Thaetigkeit und die freiwillige Kran-kenpflege auf dem Kriegstheater in Bulgarien und im Rücken der operirenden Armee, 1877-1878, von H. Pirogoff.

Congrès international sur le service de santé. *Gazette hebdomadaire.* 1878.

Congress internationaler über den Sanitätsdienst bei der Armee im Felde. *Militärärzt.* XII. 19-20. 1878.

Die Evacuationen im jahre 1878 während der Occupation Bosnien's und der Herzegovina mit 4 Tabeln. Uebersichten und 7 Formilaren (Als Anhang zu n° 4, 1878.

Études sur le service de santé dans l'armée allemande. Le nouveau règlement sur le service de campagnes. *Revue militaire de l'Étranger,* 22 juin 1878, n° 408, et 13 juillet, n° 411.

Exposition universelle internationale de 1878 à Paris. *Congrès international sur le service médical des armées en campagne,* tenu les 12, 13 et 14 avril 1878.

Gruby. — Rapport sur l'Exposition universelle de 1878. Appareils et instruments de l'art médical. Matériel de secours à donner aux blessés sur le champ de bataille. *Extrait des études sur l'Exposition de* 1878, par E. Lacroix, p. 495.

Fahrende Lazarethe. *Wiener med. Presse.* N° 37, u. 38. 1878. *Auszug aus Kirchner : Handbuch der Militairhygiene.*

ALLEMAGNE. — Kriegs-Sanitäts Ordnung von 10 janvier 1878. Berlin, 1878.

RUSSIE. — Le service de santé en campagne dans l'armée Russe. Instruction aux commandants des trains sanitaires.

Mesures sanitaires prises lors du rapatriement des troupes russes. Saint-Pétersbourg, 1878.

MINISTÈRE DE LA GUERRE (France). — Règlement général du 1er juillet 1874, modifié par décret du 27 janvier 1877 pour les transports militaires par chemin de fer. Guerre et Marine. Extrait du *Journal militaire*, partie règlementaire, 2e semestre 1877, n° 62. Paris, librairie Dumaine, rue et passage Dauphine, 30. 1878.

Normale für die Schiffsambulancen Circular-Verordnung des K. K. osterreichisden Reichs-Kreigsministeriums von 11 mai, n° 1821. 1878.

AUTRICHE. — Règlement sur les Transports militaires. Vienne, 1878.

REVUE MILITAIRE DE L'ÉTRANGER, 1878. — Nouveau Règlement du service de santé allemand, p. 415, 396, 408 et 411.

RIANT. — Le matériel de la Société française de Secours à l'Exposition de 1878. Paris, 1878.

SUISSE. — Règlement concernant l'aménagement des voitures de chemins de fer pour transport des militaires malades, et ordonnance sur l'équipement des trains sanitaires. Berne, 27 avril 1878.

SUISSE. — Regulativ über die Einrichtung des Eisenbahnwagons zum Militarkrankentransport und Ordonnanz für die Ausrüstung ter Sanitäts, züge von 27 August 1878. Bern.

Vorschrift für den Militaer-Transport auf Eisenbahnen. 1878.

C. BAUM. — Les Trains sanitaires en Russie et Autriche-Hongrie. *Journal des Sciences militaires.* Janvier 1879.

DI FEDE. — La Dispersione dei malati e feriti in guerra ed i treni ospedali. Giorn. di med. mil. XXVII, p. 524, 622, 735, 857, 974 et 1098. — 1879.

GOTTARDI. — Sulla composizione dei Convogli spedali. Genova, 1879.

HYDER. — Krankentransport per Dampfer, Tscherkaskmed. Beilagen des Marin-Archiv. 19, Lief (Russich). Vergl Russich - Turkischen Krieg, 1879.

PANLOW. — Ueber den Transport Verwundeter auf der Donau. Med. Westnik, 1878. N° 20 und Chir. Centralblat VI.

PELTZER. — Ueber Huell's Lazaretzüge und das zu ihrer Einrichtung erforderliche Material. Deutsche Militärärztliche Zeitschrift, 1879.

General-Bericht über die Evacuationen von Kranken und Verwundeten der K. K. Armee während der Occupation Bosniens und der Herzegowina in den Monaten August, September, October, 1878. Wien, 1879.

Des Souveränen Malteser-Ritterordens von Bœhmen freiwilliger Sanitætsdienst im Kriege. Wien, 1879.

Les Transports pendant la guerre Russo-Turque. Les transports des blessés en Autriche-Hongrie. *Journal des Sciences militaires*, 1879.

Autriche. — Nouveau Règlement sur le service de santé en campagne dans l'Empire Austro-Hongrois, 1879.

Autriche. — Reglement für den Sanitætsdienst im Felde. Vienne, 1879.

Snethlage. — Het Zickentransportship-Sindoron. en het vervær van zieken en gekwesten met dren bodem. *Nederlandsch. milit. geneesk. Arch.* III. 1879.

Sillen. — Les Trains Sanitaires en Russie. *Extrait du Journal des Sciences militaires*, 1879.

Des convois sanitaires et de leur emploi pendant la guerre de 1877-1878. Saint-Pétersbourg, 1880.

Die Evacuation von Kranken und Verwundeten Soldaten während des letzten russisch-turkischen Krieges. *All. Mil. Ztg.* N° 43, 46. 1880. 1878. S. 50.

Die Sanitatszüge und ihre Thätigkeit während des Krieges. 1877-1878. Heraugegeben vom russ. grossen Geneneralstabe (en russe). 103. Ss. I, *Tabelle und 7 lithographirte Tafeln*, 1880.

Le Nouveau Règlement Austro-Hongrois. Voir *Analyse in Revue militaire de l'étranger*. 1880. N° 500-501.

Myrdach. — Die Krankentransporte während des Occupations-Feldzüges. *Oesterr, und. Wehrztg.* N° 47. 1880.

J. Mundy. — Die freiwillige Unterstützung der Militær-Sanitætspflege durch die Ritter-Orden. *Militärarzt*. 1880.

Normale für Eisenbahn-Sanitätszüge. II. Aufl. Wien, 1880.

Société française de secours aux blessés. *Conférences de. mai* 1880, p. 23.

Beaufort (De). — Chemins de fer et Ambulances. Essai sur les appareils de transport pour les blessés et les malades militaires. Paris, 1881.

Mosino. — Das Russische rothe Kreuz 1877-1878, in Rumæniennach dem amtlichen russichen Bericht, *et par Richter. Milit. Zeitschr.* 1881.

Mundy. — Ueber d. Material d. militar-Sanitätswesens (Transportmittelf). *Militärärzt*, t. XV. 12. 1881. 13, 14, 15, 17.

Picqué. — Du Transport des blessés en wagons. *Revue d'hygiène*. 1881.

Question des transports sanitaires. *Revue militaire de l'étranger*. 1881. N° 522, p. 151.

Treno-Ospedale. — *Societa Veneta per Impresse e costruzioni publiche.* Padova, 1881.

Julius zur Nieden. — Der Eisenbahn-Transport verwundeter und erkrankter Krieger. Berlin, 1882 und 1883.

TABLE DES MATIÈRES

PREMIÈRE PARTIE

CHAPITRE Ier

EMPLOI DES CHEMINS DE FER POUR LE TRANSPORT DES BLESSÉS ET MALADES MILITAIRES

HISTORIQUE. — MESURES ET RÈGLEMENTS ADOPTÉS EN EUROPE.

DEUXIÈME PARTIE

CHAPITRE II

UTILISATION DU MATÉRIEL ORDINAIRE DES CHEMINS DE FER SANS LUI FAIRE SUBIR AUCUN AMÉNAGEMENT ANTÉRIEUR. — MOYENS DE TRANSFORMATION IMMÉDIATE DES WAGONS.

CHAPITRE III

MATÉRIEL SPÉCIAL. — TRAINS SANITAIRES SPÉCIAUX.

CHAPITRE IV

CHAPITRE V

TRANSFORMATION RAPIDE DU MATÉRIEL EXISTANT
EN WAGONS-AMBULANCES.

CHAPITRE VI

CHAPITRE VII

CHAPITRE VIII

CHAPITRE IX

TROISIÈME PARTIE

CHAPITRE X

CHAPITRE XI

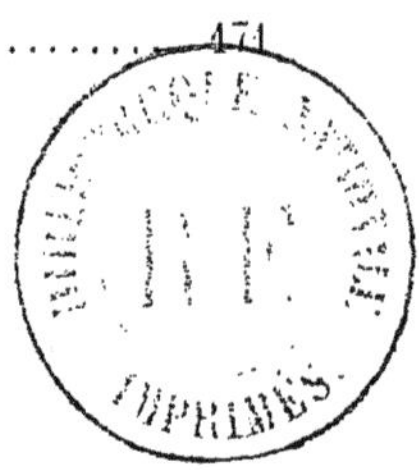

FIN DE LA TABLE

Tours, typographie et lithographie Juliot.

www.ingramcontent.com/pod-product-compliance
Ingram Content Group UK Ltd.
Pitfield, Milton Keynes, MK11 3LW, UK
UKHW020206250726
13967UKWH00003B/1292